Les grands problèmes sanitaires et sociaux contemporains

2e édition

Dans la collection « Pour réussir les concours paramédicaux », dirigée par E. Michez

L'entrée en IFSI, par B. Aubert, M.-F. Fournier-Lacroix, S. Matusalem, E. Michez, E. Noël-Hureaux et S. Plissier

Pour réussir l'épreuve de culture générale, par M.-F. Fournier-Lacroix

L'épreuve de français, le résumé de texte. Jury de validation des acquis, par M.-F. Fournier-Lacroix

Dans la collection « Pour réussir le DEI », dirigée par E. Michez

La préparation à la mise en situation professionnelle. Méthodologie, par E. Laroche-Rogez et F. Lacour

Soins infirmiers et santé publique, par F. Ribière

Mise en situation professionnelle. Cas concrets. Annales et corrigés, par E. Michez

Douleur : soins préventifs et prise en charge, par B. Fergane et C. Jeanmougin

Soins infirmiers, prises en charge et approches conceptuelles du vieillissement, par E. Laroche-Rogez et F. Lacour

Calculs de doses médicamenteuses. Débits de perfusion, par E. Michez

Soins infirmiers en psychiatrie, par D. Guérinet

Dans la collection « Pour les infirmiers », dirigée par E. Michez

L'infirmier de bloc opératoire, par C. Banneel

L'infirmier anesthésiste, par M. Nicolet

Chez le même éditeur

La petite encyclopédie médicale Hamburger, par M. Leporrier

Principes de médecine interne Harrison, par E. Braunwald, A.S. Fauci, D.L. Kasper, S.L. Hauser, D.L. Longo et J.L. Jameson

Traité de médecine, par P. Godeau, S. Herson et J.-C. Piette

Traité de médecine interne Cecil, par J.C. Bennett et F. Plum

Dictionnaire de médecine, par S. Kernbaum

Dictionnaire français-anglais, anglais-français des termes médicaux et des médicaments, par G.S. Hill

L'anglais médical, par C. Coudé et F.-X. Coudé

Guide du bon usage du médicament, par G. Bouvenot et C. Caulin

Le Flammarion médical, par M. Leporrier

POUR RÉUSSIR LES CONCOURS PARAMÉDICAUX
Collection dirigée par Edwige Michez

Les grands problèmes sanitaires et sociaux contemporains

2e édition

Gérard Léonard
Arnaud Garnier
Edwige Michez

Médecine-Sciences
Flammarion
87, quai Panhard et Levassor, 75013 Paris
http://www.medecine.flammarion.com

LES AUTEURS

Gérard Léonard, diplômé en Santé publique, Cadre de Santé, est formateur à l'Institut de Formation Interhospitalier Théodore Simon, Neuilly-sur-Marne.

Arnaud Garnier, diplômé en Sciences économiques, est intervenant à l'Institut de Formation Interhospitalier Théodore Simon, Neuilly-sur-Marne.

Edwige Michez, qui dirige également cette collection, est ancienne conseillère technique et pédagogique régionale pour les professions paramédicales à la DRASS Île-de-France.

1re édition 1999
2e tirage 2000
2e édition 2006

Direction éditoriale : Andrée Piekarski
Secrétariat d'édition : Brigitte Peyrot
Fabrication : Philippe Deleu et Michel Perrin
Couverture : Studio de création Flammarion

Pour recevoir le catalogue Flammarion Médecine-Sciences,
il suffit d'envoyer vos nom et adresse à

Flammarion Médecine-Sciences

87, quai Panhard et Levassor
75013 Paris
Vous pouvez aussi consulter notre site internet :
www.medecine.flammarion.fr

ISBN : 2-257-11962-2

SOMMAIRE

AVANT-PROPOS

Cet ouvrage est destiné à la préparation du concours d'entrée en IFSI (Institut de formation en soins infirmiers), mais aussi à celle d'autres concours paramédicaux et du secteur social.

Il regroupe l'essentiel des informations relatives à l'actualité sanitaire et sociale, en perpétuelle mutation. Cette nouvelle édition fait le point sur les grands problèmes de société contemporaine.

La liste n'en est pas exhaustive tant les situations que nous vivons évoluent de façon incessante. Les thèmes abordés permettent de répondre à des questions simples et précises.

Ces questions laissent aussi au lecteur la possibilité d'exprimer sa propre opinion en s'appuyant sur une argumentation étayée.

Il est en effet nécessaire que le futur candidat se tienne constamment au courant de l'actualité par la fréquentation quotidienne des médias, en privilégiant celle de la presse écrite.

Outre l'apport de connaissances nouvelles, se tenir régulièrement informé de l'actualité pemet d'éviter un éventuel léger décalage dans le temps, toujours possible entre la date de conception d'un livre et la date de sa parution, ce que l'on ne saurait imputer aux auteurs.

Indispensable pour la préparation des examens et concours, cet ouvrage constitue également une base de connaissances utile aussi bien aux infirmiers* en activité qu'à tout lecteur averti s'intéressant à l'évolution et à la réalité des grands problèmes sanitaires et sociaux contemporains.

Edwige MICHEZ

* Dans le texte, le terme générique d'« infirmier » sera utilisé pour parler d'infirmier ou d'infirmière.

INFORMATIONS GÉNÉRALES SUR LE CONCOURS D'ENTRÉE DANS LES INSTITUTS DE FORMATION EN SOINS INFIRMIERS (IFSI)

Et d'abord quelques informations sur les études préparatoires au DEI.
La formation d'une durée de ***37 mois et demi*** au total est dispensée en sein d'IFSI (*voir* Annexe 1) agréés par le ministère de la Santé. Elle se fait à temps complet ce qui exclut toute possibilité d'exercer simultanément une activité professionnelle.
L'ensemble de la formation se déroule sur 132 semaines ou 4 620 heures d'enseignement théorique et d'enseignement clinique, et 4 semaines ou 140 heures de suivi pédagogique, soit un total de 136 semaines ou 4 760 heures.
La formation est organisée en ***modules***. Elle comporte 2 240 heures d'enseignement théorique, 2 380 heures d'enseignement clinique et 140 heures de suivi pédagogique.
Les ***stages cliniques*** s'effectuent sur la base de 35 heures par semaine en milieu hospitalier, en milieu extra-hospitalier et en secteur libéral.
La formation aboutit à l'obtention du ***diplôme d'État d'infirmier (DEI)***, qui permet l'exercice de la profession dans tous les secteurs de soins.
Le DEI permet en outre d'exercer dans tous les pays de l'Union Européenne.

CONDITIONS D'ADMISSION DANS LES IFSI

Références :

- **Arrêté du 23 mars 1992 (JO du 25 mars 1992, p. 4123 à 4126).**
- Arrêté du 16 février 1998 (JO du 25 février 1998, p. 2917).

- Arrêté du 31 janvier 2000 (JO du 9 février 2000, p. 2037 et 2038).
- Arrêté du 21 août 2000 (JO du 31 août 2000, p. 13470 et 13471).
- Arrêté du 6 septembre 2001 (JO du 18 septembre 2001, p. 14807).
- Arrêté du 22 mars 2002 (JO du 28 mars 2002, p. 5477).
- Arrêté du 21 mai 2003 (JO du 29 mai 2003, p. 9194).

La liste des textes sus-cités, modifiant l'arrêté du 23 mars 1992, montre combien il convient d'être attentif à l'évolution de la législation en s'informant auprès d'un IFSI, d'une DDASS ou d'une DRASS (*voir* Annexes 2 et 3) dès lors que vous avez pris la décision de préparer le concours d'entrée dans un IFSI. ***En effet entre la conception d'un ouvrage et sa diffusion, un décalage peut éventuellement être observé que les auteurs ne pouvaient évidemment pas prévoir.***

CONDITIONS D'INSCRIPTION AU CONCOURS

Pour être admis à suivre les études menant au DEI, vous devez avoir dix-sept au moins au 31 décembre de l'année des épreuves de sélection : aucune dispense n'est accordée. Il n'est pas prévu d'âge limite supérieur.
Aucune condition de nationalité n'est requise pour pouvoir s'inscrire.
Vous avez la possibilité de vous inscrire dans le centre de votre choix. La liste des lieux où sont organisés les différents concours pourra vous être communiquée soit par un IFSI, soit par une DDASS ou la DRASS de votre région.

Premier cas

- Vous êtes titulaire du baccalauréat français ou d'un titre admis en dispense (*voir* Annexe 4).
- Vous avez passé l'examen spécial d'entrée à l'université (ESEU).
- Vous êtes titulaire d'un diplôme d'accès aux études universitaires.
- Vous avez réussi les épreuves de pré-sélection pour les candidats non bacheliers (liste établie par le Jury de Validation des Acquis, JVA).
- Vous êtes titulaire du diplôme professionnel d'auxiliaire de puériculture, ou du diplôme professionnel d'aide-soignant, ou du certificat d'aptitude aux fonctions d'aide médico-psychologique et justifiez de 3 ans d'exercice professionnel en l'une ou l'autre de ces qualités.
- Vous êtes titulaire d'un titre ou diplôme homologué au minimum au niveau IV.
- Vous êtes élève de terminale : l'admission est alors subordonnée à l'obtention du baccalauréat français l'année du concours (l'attestation de réussite devra être fournie 4 jours après la proclamation des résultats).
- Vous êtes titulaire d'un diplôme étranger d'infirmier en soins généraux qui n'est pas susceptible de bénéficier des dispositions applicables aux

infirmiers ressortissants de l'Union européenne (*voir* Annexe 5, arrêté du 5 janvier 2004).

Deuxième cas

Vous n'êtes pas titulaire du baccalauréat ou d'un titre admis en dispense. Il existe des épreuves qui vous permettent, si vous les réussissez, de vous présenter au concours d'entrée dans un IFSI. Il s'agit des épreuves de pré-sélection du JVA (Jury de Validation des Acquis).

Le JVA

Vous devez justifier au 1er janvier de l'année des épreuves :
- d'un niveau d'enseignement général ;
- de titres et diplômes obtenus ;
- d'une expérience professionnelle de :

– 3 années si vous êtes issu du secteur hospitalier et médico-social,
– 5 années si vous êtes issu d'un autre secteur.

Est assimilée à une activité professionnelle toute activité donnant lieu à cotisation à un régime de protection sociale, la participation à un dispositif de formation professionnelle destinée à la recherche d'un emploi ou d'une qualification (contrats emploi-solidarité...).

Épreuves de pré-sélection (JVA)

Elles consistent en une épreuve de dossier et une épreuve de français.

Épreuve de dossier

Le jury de validation des acquis attribue une note sur 20 points à votre dossier en tenant compte des pièces jointes : copie des titres et diplômes obtenus, certificats de travail de votre employeur (ou des employeurs successifs), notation et appréciation des 3 dernières années, attestations relatives aux cycles de formation professionnelle continue suivis, lettre de candidature exposant vos motivations.
Le dossier à constituer est à demander à la DRASS de votre lieu de résidence.

Épreuve de français

D'une durée de 2 heures, elle consiste en un résumé de texte portant sur un sujet d'ordre général. Elle a pour objet d'évaluer les capacités de compréhension et d'expression écrite. Elle est notée sur 20 points.

Résultats

Vous devez avoir obtenu ***une note totale (dossier + français) égale ou supérieure à 20 sur 40*** pour être autorisé à vous présenter au concours d'entrée en IFSI. Si vous êtes reçu, vous recevrez une attestation de réussite au JVA. Cette attestation reste valable 2 ans.

ÉPREUVES DE SÉLECTION AU CONCOURS D'ENTRÉE EN IFSI

Elles comprennent :
- 2 épreuves d'admissibilité,
- 1 épreuve d'admission.

Les épreuves d'admissibilité

Elles sont au nombre de deux.

Une épreuve de culture générale comportant cinq questions posées à partir de cinq textes de dix à quinze lignes. Cette épreuve a pour objet d'évaluer les capacités d'analyse et de jugement du candidat par rapport aux grandes questions sanitaires et sociales. D'une durée de 2 heures, elle est notée sur 20 points.

Une épreuve de tests psychotechniques d'une durée de 1 heure 30, notée sur 20 points. Cette épreuve a pour objet d'évaluer le candidat sur les capacités suivantes :
- observation et attention,
- aptitude numérique,
- aptitude verbale,
- organisation,
- raisonnement logique.

Ces deux épreuves d'admissibilité sont écrites et anonymes.

Une note inférieure à 7 sur 20 à l'une de ces épreuves est éliminatoire. Pour être admissible, le candidat doit obtenir ***un total de points au moins égal à 20 sur 40 aux deux épreuves***.

L'épreuve d'admission

Les candidats déclarés admissibles par le jury sont autorisés à se présenter à une épreuve d'admission, qui consiste en un entretien avec trois personnes, membres du jury. Cet entretien, relatif à un thème sanitaire et social, est destiné à apprécier l'aptitude du candidat à suivre la formation, ses motivations et son projet professionnel.

L'épreuve, notée sur 20 points, d'une durée de 30 minutes au maximum, consiste en un exposé suivi d'une discussion. Chaque candidat dispose au préalable de 10 minutes de préparation.
Pour pouvoir être admis dans un institut de formation en soins infirmiers, les candidats doivent obtenir ***une note au moins égale à 10 sur 20*** à l'entretien.

Résultats

Les résultats des épreuves de sélection ne sont valables que pour la rentrée au titre de laquelle elles ont été organisées. Une dérogation est accordée de droit en cas de congé de maternité, de rejet du bénéfice de la promotion professionnelle ou sociale, de rejet d'une demande de congé formation, de rejet d'une demande de mise en disponibilité ou pour garde d'un enfant de moins de quatre ans.
En outre, en cas de maladie, d'accident ou si l'étudiant apporte la preuve de tout autre événement grave lui interdisant d'entreprendre ses études au titre de l'année en cours, un ***report*** peut être accordé par le directeur régional des affaires sanitaires et sociales.

ADMISSION DÉFINITIVE DANS UN IFSI

Conditions médicales

L'admission définitive dans un Institut de Formation en Soins Infirmiers est subordonnée à :

- la production, au plus tard le premier jour de la rentrée, d'un certificat médical émanant d'un médecin agréé attestant que le candidat présente les aptitudes physiques et psychologiques nécessaires à l'exercice de la profession ;
- la production, au plus tard le jour de la première rentrée en stage, d'un certificat médical de vaccinations antidiphtérique, antitétanique, antipoliomyélitique et contre l'hépatite B. Ce certificat doit également préciser que le candidat a subi un test tuberculinique et que celui-ci est positif ou que deux tentatives infructueuses de vaccination par le BCG ont été effectuées. En cas de contre-indication temporaire ou définitive à l'une des vaccinations indiquées ci-dessus, il appartient au médecin inspecteur régional de la santé ou son représentant, médecin inspecteur de la santé, d'apprécier la suite à donner à l'admission du candidat.

Report de scolarité

Les résultats des épreuves de sélection ne sont valables que pour la rentrée au titre de laquelle elles ont été organisées.

Des dérogations peuvent être accordées dans certains cas (congé de maternité, refus de promotion sociale, etc.). Le report est valable pour l'IFSI dans lequel le candidat avait été admis.

Droit annuel d'inscription

Vous devez acquitter un droit annuel d'inscription (égal au montant du droit annuel de scolarité dans les universités).

Aides aux étudiants

Il existe sous certaines conditions des possibilités d'aides financières.

Bourses d'études

Les étudiants dont les ressources ne dépassent pas un plafond fixé annuellement peuvent bénéficier de bourses.

Rémunération de formation professionnelle

Cette rémunération peut être accordée sous certaines conditions :
- être admis en première année de formation ;
- justifier de deux années d'ancienneté d'activité professionnelle à temps plein au moment de l'entrée en formation ;
- être à la recherche d'un emploi et justifier de trois mois d'inscription à l'ANPE à la date d'entrée en formation et ne pas être démissionnaire.

Les dossiers de demande de rémunération sont à retirer auprès de votre IFSI.
Pour tous les renseignements concernant les bourses et les rémunérations de formation professionnelle, vous devez vous renseigner auprès de la DDASS de votre domicile dès le dépôt du dossier d'inscription au concours.

Allocations d'études

Les allocations d'études sont proposées par les établissements d'hospitalisation publics qui l'estiment nécessaire sous forme de contrat de pré-recrutement à des étudiants préparant le diplôme d'État, dans les IFSI qui leur sont rattachés. Elles sont assorties d'un engagement de servir fixé à 3 ans.
Le montant de l'allocation est progressif de la première à la troisième année.

Promotion professionnelle

Les agents des établissements hospitaliers publics peuvent conserver leur traitement durant leur scolarité. En contrepartie, ils ont un engagement de servir d'une durée de 5 ans.

Pour tous renseignements, vous devez vous adresser au directeur de l'établissement employeur.

Congé individuel de formation

Pour tous renseignements concernant le congé individuel de formation, vous devez vous adresser au service du personnel de l'employeur, qu'il relève du secteur public ou du secteur privé.

Allocations d'études par la voie de l'apprentissage

Un engagement de servir fixé à 2 ans est réservé aux jeunes de moins de 26 ans à la recherche d'une première qualification professionnelle.
Pour tous renseignements vous devez vous adresser à la DDASS.

Stages

Les stages donnent lieu à une indemnisation et au remboursement des frais de déplacement.

INTRODUCTION

LE CHOIX DU PLAN

Les grands problèmes sanitaires et sociaux que nous allons être amenés à traiter dans cet ouvrage ont pour caractéristique de se recouper les uns les autres ; le choix de notre plan a donc été établi sur la base d'un raisonnement logique, l'idée étant de mettre en évidence, autant que faire se peut, le fil conducteur qui unit les différents thèmes entre eux. L'ensemble des ouvrages disponibles sur le marché traite à peu de chose près du même sujet – les thèmes abordés y sont heureusement les mêmes – c'est la raison pour laquelle nous nous sommes attelés à réfléchir sur la pertinence d'un plan en phase avec une méthodologie qui vise une compréhension d'ensemble et s'apparente plus à un regard global sur les caractéristiques de notre société qu'à une analyse parcellaire des différents thèmes de société, dont l'étude est indispensable à la préparation du concours d'entrée en Institut de Formation en Soins Infirmiers. On retrouve souvent dans les ouvrages déjà parus et pour des raisons de clarté évidente, une dichotomie entre problèmes sanitaires et problèmes sociaux. Pourtant les uns et les autres sont très souvent liés et définis par un caractère de réciprocité. Volontairement nous avons donc évité la scission flagrante entre les deux sphères, sanitaire et sociale, comme nous avons évité l'analyse identique et systématique de chaque sujet qui aurait pu tendre à restreindre l'étude de certains points dont l'importance nous semblait plus grande et nécessitait à nos yeux un regard plus particulier. Nous invitons ainsi les lecteurs à s'intéresser à la méthodologie proposée pour mieux saisir la pertinence désirée du plan sur lequel repose cet ouvrage.

LA MÉTHODOLOGIE

Une logique d'ensemble à saisir

Répondre à une question sur le SIDA en se contentant d'en décrire les caractéristiques cliniques n'a pas de sens. Il est absolument nécessaire de maîtriser les différentes dimensions du problème. La dimension clinique et l'analyse de la pathologie s'avèrent incontournables mais elles ne doivent pas occulter la dimension sociale, comprenant les problèmes liés à la toxicomanie, à l'exclusion ou à la permissivité controversée en matière de mœurs et de pratiques sexuelles. Le SIDA est un exemple parmi d'autres. On ne peut pas parler non plus de chômage sans parler d'exclusion ou des pathologies plus ou moins corollaires issues de pratiques spécifiques telles que les conduites d'alcoolisation, la consommation de psychotropes... Les difficultés rencontrées dans la gestion de la Sécurité sociale ne sauraient être étudiées sans prendre en compte à la fois les caractéristiques démographiques et les comportements des Français en matière de « consommation médicale ». Les exemples ne manquent pas !

Chaque sujet nécessite une compréhension générale de l'ensemble des problèmes. Pour qu'une réponse soit exhaustive, les futurs candidats aux concours paramédicaux et du secteur social doivent s'attacher à comprendre la société dans son ensemble, ils doivent s'efforcer de toujours mettre en évidence un lien logique entre la sphère sociale et la sphère sanitaire. Il sera donc utile de se déplacer d'un thème à l'autre par le biais de renvois entre chapitres que nous avons tenté de rendre les plus évidents possibles.

L'actualisation systématique des informations

Parce qu'il est principalement question d'actualité et que cette dernière est en perpétuelle évolution, cet ouvrage ne peut constituer le seul outil d'apprentissage des connaissances. Sa lecture doit donc impérativement s'accompagner d'une lecture assidue de la presse et d'une pratique régulière des médias – radio, télévision, Internet – afin d'élargir le champ de réflexion, de multiplier le nombre des exemples et éventuellement de corriger ou de préciser des points d'information qui pourraient évoluer entre la date de parution de l'ouvrage et celle des examens. Les futurs candidats aux examens ne doivent pas oublier que l'information n'est pas figée et que cet ouvrage ne peut donc servir que de base de connaissances.

Le contrôle de la maîtrise des connaissances

À la fin de chaque chapitre, le candidat trouvera des « sujets types » avec des propositions de réponse.

Il trouvera également à la fin de l'ouvrage un ensemble de questions lui permettant de vérifier s'il a bien une vision d'ensemble des problèmes et s'il est donc capable d'être le plus complet possible sur chaque sujet. Elles lui seront en l'occurrence très utiles pour la préparation à l'oral. Dans le cadre de la préparation à l'oral nous proposons une petite série de questions dans un chapitre consacré spécifiquement à cette épreuve.

Les réponses proposées tendent vers le plus d'objectivité possible. En fonction de leur éducation, de leurs croyances, de leurs pratiques culturelles, les candidats peuvent avoir – et c'est souhaitable – une idée personnelle sur chaque sujet mais ils devront être capables de formuler des réponses intégrant des idées qui ne sont pas les leurs.
C'est sur la base de l'objectivité que nos questions-réponses ont été étudiées et que les lecteurs de cet ouvrage devront travailler pour être à la fois complets et à même de défendre leurs propres opinions. Dans un esprit de clarté et d'exhaustivité, il sera aussi utile d'apprendre à formuler ses réponses sous forme de dissertation avec chaque fois le schéma classique : introduction-développement-conclusion.

1 ▸ LA FAMILLE

Les préoccupations autour de la famille font l'objet de vives polémiques et de nombreuses études depuis le XIXe siècle. La place de l'État dans la vie familiale, la trop grande importance de la famille, le féminisme et la famille... sont autant de sujets qui ont intéressé hygiénistes, psychanalystes ou courants politiques. Si le thème de la famille a tant passionné et, comme nous l'ont montré les débats autour du pacte civil de solidarité (Pacs), continue de passionner, c'est qu'elle constitue une assise essentielle pour l'individu mais aussi un fondement de l'ordre social.

Au cours des quarante dernières années, la famille a beaucoup changé. On note un resserrement autour d'un ou de deux enfants, une diminution du nombre de mariages, une augmentation des divorces, une montée des familles monoparentales et le développement des familles recomposées.

Il n'est pas étonnant donc d'entendre parler de « la crise de la famille » ou encore de la démission des parents face à la violence de leurs enfants. Le cumul des phénomènes de crise sociale et des évolutions sociologiques depuis le début des années soixante explique la situation d'aujourd'hui et la difficulté qu'il y a à définir le terme de « famille ». Le modèle classique de la famille du début du XXe siècle a laissé la place à une diversité de formes d'organisation de la vie privée, rendant complexe la compréhension des mécanismes qui régissent la famille et les politiques familiales qui jouissent en France, depuis longtemps, d'un statut particulier. D'importantes sommes sont consacrées aux « affaires familiales » qui représentent un enjeu majeur pour l'État ou la collectivité. Cela est d'autant plus vrai que la famille, premier lieu de socialisation, est fortement bouleversée par les problèmes du chômage ou de la montée de la pauvreté.

STRUCTURE DE LA FAMILLE

La famille au début du XXe siècle : la famille souche

Ce type de structure, qui a quasiment disparu, se caractérise principalement par la cohabitation dans le même habitat de plusieurs générations : grands-parents, parents et enfants. C'est un modèle dont la forme hiérarchisée repose en grande partie sur le principe d'autorité du père. Les caractéristiques de ce modèle sont les suivantes :

- le père est le chef de famille ;
- la mère assume la maternité et les tâches domestiques ;
- entre le père et la mère l'affectivité conjugale est peu développée, en tout cas elle n'est pas démonstrative d'autant que les possibilités d'intimité sont restreintes par l'importance de la vie collective ;
- les grands-parents sont respectés en tant qu'anciens et interviennent dans l'éducation des enfants ;
- l'un des fils ou l'une des filles reste avec son conjoint et leurs enfants dans la maison du père alors que les autres enfants se marient à l'extérieur ou demeurent célibataires.

Les principales transformations sociologiques

La famille a connu de nombreux bouleversements. La famille traditionnelle a d'abord laissé la place à un modèle plus réduit, le modèle nucléaire que nous décrirons juste après, mais elle connaît encore, et cela depuis les années soixante-dix, des évolutions avec un recul très net de la nuptialité.
De nombreux phénomènes ont contribué à modifier la structure de la famille :

- ***l'émancipation des femmes*** qui les a conduites à se forger une fonction sociale et économique dans le ménage alors qu'auparavant le mariage avait souvent pour les filles valeur de substitut à un statut professionnel ;
- ***l'industrialisation, l'urbanisation et la plus grande mobilité géographique*** qui ont entraîné l'exode rural et provoqué la séparation d'avec les grands-parents ; la cohabitation de trois générations sous le même toit appartient au passé, d'autant que les structures d'accueil pour personnes âgées se sont fortement développées et que le troisième âge est capable d'une plus grande mobilité (*voir* chapitre 4) ;
- ***la libéralisation des mœurs et une plus grande permissivité dans l'éducation*** qui ont conduit à reformuler les rapports entre les hommes et les femmes et développé pour chaque membre de la famille une plus grande autonomie et une plus grande perméabilité au monde extérieur ;
- ***l'augmentation de l'âge moyen au premier mariage*** ;
- ***la prolongation de la scolarité et l'entrée plus tardive des jeunes sur le marché du travail*** contribuant à ce qu'ils restent plus longtemps au sein du foyer familial.

La famille aujourd'hui

La « famille nucléaire »

C'est le modèle le plus classique auquel un peu plus de 50 % des Français sont assimilables. Il se caractérise par un noyau familial restreint – le père, la mère et les enfants – et se construit autour de valeurs issues des évolutions

de la société. Le père et la mère ont développé une affectivité conjugale consacrée par le mariage qui symbolise une idée du bonheur et la naissance des enfants. La femme travaille et participe aux charges financières du ménage, l'homme effectue des tâches quotidiennes. Les enfants dont la durée des études a été prolongée restent plus tardivement au sein de la cellule familiale dont ils se détachent pour, à leur tour, se marier ou assumer une vie commune.
Souvent le mariage consacre plusieurs années de vie commune. Il n'est donc plus l'étape principale dans l'accès des jeunes à la sexualité. Cependant parce qu'il est très inscrit dans notre culture, au même titre qu'il peut l'être un peu partout dans le monde – si les procédés et les rites qui l'entourent diffèrent –, le couple marié reste le principal modèle que notre société connaisse.
Pourtant d'autres formes de vie commune se sont développées, octroyant au mariage une place moins prépondérante.

L'union libre

Le principe de fonctionnement de ce modèle est peu différent si ce n'est qu'il ne « s'encombre » pas, pour des raisons idéologiques ou économiques, du « protocole » du mariage. C'est une forme d'héritage de l'anarchisme libertaire revendiqué en 1968. On peut parler d'un rejet de l'institution. On peut citer le déclin des croyances religieuses qui conduit à ne plus se marier à l'église ou la volonté d'éviter, pour des raisons financières, la complexité administrative imputable au mariage civil en cas de divorce. Cette anticipation d'un éventuel éclatement familial traduit d'ailleurs bien la situation actuelle dans laquelle se trouvent de plus en plus de familles.

La famille monoparentale

Ce terme qualifie les familles composées d'un parent seul – principalement des femmes (plus de 80 % des cas) – élevant un ou des enfants. Si cette situation peut être la résultante de la mort d'un des conjoints, elle est surtout la conséquence d'un divorce ou d'une séparation hors mariage. C'est à partir des années 1960 qu'on a pu constater une rupture d'avec le modèle conjugal traditionnel et une augmentation du nombre de divorces. Actuellement, les ruptures sont plus nombreuses mais elles sont aussi concentrées sur les premières années de mariage. On compte actuellement un divorce pour trois mariages. Le départ presque systématique du père pose un problème financier auquel la société très investie dans les politiques familiales tente de remédier par le biais d'allocations telles que l'allocation de parent isolé, mais il pose un problème en termes d'éducation avec la perte de l'autorité qu'il entraîne. Cette carence et la plus grande fréquence de ce genre de situation sont souvent mises en cause dans la montée de la délinquance depuis quelques années (un aspect que nous développerons plus loin, dans la section consacrée aux fonctions de la famille).

La famille recomposée ou reconstituée

Ce terme qualifie l'union ou le remariage de deux parents divorcés ou séparés de leur conjoint(e) respectif(ve). Ce type de famille est complexe puisqu'il réunit très souvent sous un même toit, non seulement les protagonistes de cette nouvelle union, mais aussi les enfants issus de leur(s) précédent(s) mariage(s) ou précédente(s) union(s). De telles reconstructions donnent parfois naissance à des familles nombreuses, augmentant les difficultés quotidiennes liées à l'éducation ou à la gestion des tâches ménagères.

Le Pacs

Le pacte civil de solidarité (Pacs) est un contrat passé entre deux personnes de même sexe ou de sexe différent. Signé auprès du greffe du Tribunal d'instance, il donne aux personnes concernées des droits en matière sociale, fiscale et successorale.

Institué par la loi du 15 novembre 1999, il se situe à mi-chemin entre le mariage et l'union libre. Le Pacs est la première institution qui légitime le couple, alors que le mariage légitime avant tout la famille. Le Pacs renforce les engagements du concubinage en instaurant des obligations mutuelles entre les partenaires. Le pacte met un terme au déni juridique des couples homosexuels. Les débats autour du Pacs ont d'ailleurs été particulièrement houleux car la reconnaissance du statut des couples homosexuels rencontrait une vive opposition des parties conservatrices qui voyaient dans ce contrat un péril pour le statut de la famille. Il s'agissait pourtant de remédier à des injustices. De nombreux couples homosexuels, après avoir été écartés de leur famille pour des raisons idéologiques, se voyaient dépossédés de leurs biens au moment du décès de l'un d'eux car ils ne pouvaient réclamer aucun droit en terme d'héritage. ***Nous signalons que le Pacs n'ouvre pas la possibilité pour ces couples d'accéder à l'adoption.***

Le Pacs ouvre droit :

- *aux prestations sociales :* la qualité d'ayant droit est reconnue aux partenaires d'un Pacs, par la Sécurité sociale. Ils peuvent bénéficier du capital décès, des prestations familiales. Les ressources communes du couple sont prises en compte pour les allocations logement, le revenu minimum d'insertion (RMI), l'allocation aux adultes handicapés (AAH) ;
- *aux congés :* les partenaires d'un Pacs ont les mêmes droits qu'un couple marié en matière de législation du travail ; les congés payés peuvent être pris à une même période et les congés pour événements familiaux sont reconnus.

Contrairement aux idées reçues, le Pacs n'a pas reçu un succès qu'auprès de la communauté homosexuelle. En effet de nombreux couples hétérosexuels se sont « pacsés » depuis sa création, bien qu'aucune statistique ne soit disponible dans ce domaine en raison de la confidentialité sur les orientations sexuelles des personnes. Il permet en effet une reconnaissance de droits à ceux qui ne veulent pas se marier et pour lesquels le concubinage est restrictif. Depuis l'entrée en vigueur du Pacs, il a été conclu plus de 200 000 contrats dont plus de 24 000 ont été dissous.

LES FONCTIONS DE LA FAMILLE

Outre le désir que peuvent avoir deux individus de constituer une vie commune, la famille se construit aussi très souvent sur la base d'un besoin de transmission d'un patrimoine génétique, culturel, matériel ou social. Les enfants certes désirés par le biais de mécanismes naturels – on parle souvent de l'irrépressible besoin naturel qu'ont la plupart des femmes d'être mères – le sont aussi pour répondre à une logique de filiation. On laisse ainsi à ses enfants, au-delà des caractéristiques génétiques, un nom, des biens, une propriété, on transmet un système de valeurs culturelles, politiques ou religieuses. Les familles construites autour d'une exploitation agricole, d'un commerce ou d'un artisanat ont souvent poussé cette logique jusqu'à établir une relation étroite entre pérennité de l'activité familiale et désir d'avoir des enfants. Aujourd'hui, avec les évolutions de la société, l'exode rural, l'émancipation des femmes, l'essor de l'individualisme, etc., la construction de la famille ne s'accompagne plus nécessairement d'une volonté flagrante de satisfaire un besoin de reproduction dans le but d'assurer la survie de la famille (en atteste la faible représentation de ce modèle familial en France). Il est à noter que cela est encore très souvent le cas dans les pays en voie de développement moins industrialisés où la logique économique entre en considération dans le désir de procréation, allant même jusqu'à souhaiter un sexe plutôt qu'un autre selon les tâches à accomplir.
Enfin, on peut considérer, et ce d'autant plus dans une période de chute de la nuptialité, que le désir d'avoir des enfants répond à une volonté de consolider l'identité du couple. La recrudescence des familles monoparentales prouve bien que la consolidation de l'identité du couple ne garantit plus nécessairement la stabilité du couple. Il n'est pas étonnant, cependant, de voir que les familles reconstituées, malgré des enfants d'un premier mariage, éprouvent le désir d'avoir des enfants.
Comme on peut le constater, le désir de construction d'une famille est essentiellement légitimé par le désir d'enfants et les principales fonctions attribuables à la famille résident dans les « méthodes » employées pour élever les enfants selon des critères d'ordre affectif, moral, social, économique, délimitées par un cadre juridique (droits de l'enfant, obligations parentales...).

La socialisation

La famille représente le premier lieu de socialisation de l'enfant. Il y apprend des normes de comportement, de pensée et de langage qui peuvent différer d'une société à l'autre mais qui, au sein d'une même société, peuvent différer d'un milieu à l'autre.

L'enfant va acquérir sa personnalité grâce à des processus de structuration variables selon le groupe social et le modèle culturel d'appartenance. Mais on peut considérer de manière générale certains mécanismes de socialisation incontournables et presque universels :

- la découverte de son identité sexuelle et la compréhension de la distinction entre le rôle du père et le rôle de la mère ;
- l'apprentissage du langage oral, scriptural ou gestuel ;
- l'apprentissage des règles de la vie quotidienne (les règles d'hygiène ou de santé, les règles alimentaires, les règles de politesse…) ;
- l'apprentissage des règles de vie en société (sens civique, notions de l'autorité, des droits et des interdits…) ;
- la détermination d'un capital culturel qui conditionnera en grande partie le parcours à venir de l'enfant (assimilation à un milieu social, acquisition d'un type plus ou moins dense et spécifique de connaissances…).

La première fonction de la famille est de ***remplir un rôle éducatif***. Il est bien évident que cette fonction n'est pas imputable seulement à la famille mais à l'ensemble des institutions qui ont la charge de l'enfant : crêches, écoles maternelles et primaires, collèges, lycées… Cependant ces institutions ne sauraient, dans un modèle de société tel que le nôtre, se soustraire au rôle de la famille considéré comme influant dans les problèmes de violence à l'école ou d'échec scolaire. On parle aujourd'hui de la démission des parents, des difficultés rencontrées par les familles monoparentales face aux tâches éducatives. Une circulaire de l'Éducation nationale du 13 avril 1994 précise les prérogatives des parents, quelle que soit leur situation, en matière de contrôle de scolarité pour optimiser l'intérêt des enfants : « l'autorité parentale est l'ensemble des droits et devoirs conférés aux parents sur la personne de l'enfant mineur et sur ses biens ». Cette circulaire définit les responsabilités du ou des parents en fonction de la spécificité du modèle familial (parents mariés, parents divorcés, parents naturels…).

La protection

La position de l'enfant dans la famille a beaucoup évolué, comme nous le verrons dans le chapitre 2 consacré à l'enfance. Sous sa forme actuelle, la protection de l'enfance de plus en plus revendiquée – dans les textes en tout cas – apparaît comme un fondement essentiel du rôle des parents. ***La famille doit assurer l'entretien et la protection des enfants, subvenir à leurs besoins élémentaires, garantir un équilibre physique et psychologique.***

Les maltraitances dont sont victimes de nombreux enfants en France et ailleurs tendent à faire douter que ce rôle soit pleinement rempli par tous, mais il est certain que le statut de l'enfant est aujourd'hui plus clairement défini par le cadre juridique, législatif et que la fonction de protection de la famille se trouve renforcée (*voir* chapitre 2).

Elle ne s'adresse pas seulement à la petite enfance mais elle se prolonge souvent jusqu'à la sortie de l'enfance au sens large, c'est-à-dire au début de l'émancipation. La prolongation des études, les difficultés face au chômage ont retardé le départ des « enfants ». Face à la crise et à la nécessité d'obtenir des diplômes, les parents soutiennent financièrement de plus en plus longtemps leurs enfants, la solidarité familiale étend souvent la fonction de protection de l'enfant jusqu'à l'entrée dans la vie active. C'est du moins le cas pour les parents qui peuvent supporter la charge financière supplémentaire engendrée par les départs de plus en plus tardifs de leurs enfants.

La fonction économique

La famille représente une ***sphère de consommation essentielle***. Le logement, la voiture, l'ensemble de l'électroménager sont autant d'exemples de biens qui constituent une part importante du budget des familles. C'est un public consommateur essentiel et la place prépondérante que l'enfant a prise dans la famille moderne a eu tendance à conforter largement ce phénomène. Le monde de la publicité a considérablement développé les logiques de marketing dirigées vers la famille et l'enfant.

La famille, dans son souci de ***transmettre un capital, un patrimoine***, s'est construit des mécanismes financiers qui vont dans le sens de la solidarité : on remplit le plan épargne-logement des enfants, on contracte une assurance-vie, on effectue des donations, on prépare les héritages… La logique qui consiste à assurer le transfert du patrimoine des parents aux enfants constitue une des préoccupations majeures des familles, elle aide à justifier le travail effectué durant de nombreuses années, les charges de la fiscalisation et les efforts fournis pour constituer un patrimoine qu'on ne veut pas voir partir en fumée. Parce que l'espérance de vie est plus grande aujourd'hui et que les problèmes de frais de succession sont souvent problématiques, les familles ont de plus en plus souvent recours aux donations de leur vivant.

LES POLITIQUES FAMILIALES

Les politiques familiales sont apparues à la fin du XIXe siècle au sein d'entreprises dirigées par des patrons chrétiens. Elles se sont répandues dans les années 1930 à l'ensemble des salariés et se sont généralisées après la Seconde

Guerre mondiale avec l'établissement de la Sécurité sociale et l'extension des systèmes de solidarité à l'ensemble des familles.

Le principe de solidarité

Les charges de famille, en réduisant les revenus des couples qui ont des enfants, constituent en comparaison des couples qui n'en ont pas une forme d'inégalité. Dans la mesure où les contrôles de la fécondité ont été renforcés par l'utilisation massive des méthodes de contraception, la naissance des enfants est devenue la résultante d'une volonté et ne peut plus être considérée comme un aléa accidentel de la vie de couple. Bien que soient désirés les enfants, le principe des politiques familiales au nom de la solidarité n'est pas remis en cause. ***L'idée dominante est celle d'une solidarité entre les générations*** : aider les familles qui ont des enfants et supportent donc des charges plus importantes, pour faciliter le travail d'éducation et l'épanouissement de ceux qui plus tard paieront les retraites. On peut dire qu'on alloue à l'individu un capital de subsistance à la naissance et tout le long de son enfance qui le rend redevable vis-à-vis de la société et qu'il devra à son tour redistribuer au cours de sa vie d'adulte et d'actif.

La lutte contre la pauvreté

Avec les phénomènes de crise, de chômage, il est devenu de plus en plus difficile de supporter la charge de plusieurs enfants ; cela a même engendré une baisse de la natalité. Les politiques d'aide à la famille peuvent permettre de pallier les situations de précarité que peut susciter l'éducation des enfants. Elles visent :

- les familles nombreuses ;
- les familles monoparentales qui sont fortement représentées dans les groupes à faible revenu dans la mesure où ce sont souvent des femmes, dont la capacité de gains est moins forte que celle des hommes. Il est à noter qu'il est en plus difficile pour une femme seule d'assumer un emploi, les tâches ménagères et la charge éducative.

Les allocations familiales sont versées sans condition de ressources.

> Actualité
>
> Dans les récents débats sur la lutte contre la délinquance et l'absentéisme scolaire, certains courants de pensée préconisaient la suppression des allocations ou leur mise sous tutelle, voire l'institution d'amendes pour rétablir le rôle parental en matière d'éducation et lutter contre la « démission des parents ». D'autres rappellent que ces allocations, dans les cas les plus sensibles, représentent l'une des dernières

ressources de la famille et qu'une telle mesure serait à la fois injuste et dramatique tout en ne résolvant pas pour autant le problème de la délinquance (c'est le cas par exemple pour les femmes seules qui doivent élever des adolescents confrontés à la violence et qui ne parviennent plus à remplir le rôle d'autorité dévolu traditionnellement au père). Il importe de rappeler aux parents leur rôle en matière d'éducation des enfants. Cependant, on rencontre de plus en plus de situations où les familles sont déstructurées et les adultes eux-mêmes sont en perte de repères. Le chômage, la précarité contribuent à la dégradation du tissu social et nombre de parents se retrouvent dans des situations de détresse – dépression, alcoolisme, consommation abusive d'anxiolytiques... – qui entravent considérablement leurs démarches éducatives.

L'aspect démographique

On attribue souvent aux politiques familiales un rôle dans la relance de la natalité. S'il est certain que l'État peut intervenir pour faciliter la pérennité de la communauté, il n'est pas évident de dire qu'il a réellement le pouvoir de provoquer directement une hausse de la natalité. Le principe des « parents qui font des enfants pour obtenir des allocations familiales » ne peut être appliqué à l'ensemble de la population. Les relances démographiques ont plus souvent été conduites par des appels à l'immigration.

La sauvegarde de la famille en tant que modèle d'équilibre

Même si la famille connaît depuis quelques années une crise, elle reste, par rapport aux rôles que nous lui avons définis précédemment, le modèle de référence et la garantie d'un certain équilibre de la société. Comme le montre l'éventail très large des prestations familiales (*voir* chapitre 9), tout est mis en œuvre pour favoriser l'éducation au sein de la famille mais aussi au sein du dispositif éducatif. Certaines garanties sont aussi apportées en matière de logement, de lutte contre la précarité afin de renforcer la famille en tant que ***lieu de socialisation et d'épanouissement des individus.***

LES FACTEURS QUI DÉSTABILISENT LA FAMILLE

Malgré les aides qui lui sont apportées, la famille, même unie, traverse parfois des crises importantes qui remettent en cause l'équilibre affectif et éducatif. Parfois cela se solde par un divorce, une séparation, parfois non mais de manière quasi systématique ces crises déstabilisent l'équilibre des membres de la famille, les affectent physiquement et psychologiquement. Certains facteurs qui n'écartent aucune exception semblent révéler une plus grande influence dans les dégradations que peut subir la cellule familiale. Pour ne pas les rendre systématiques nous dirons qu'ils fragilisent la famille. En effet, si la précarité par exemple, citée comme premier facteur, semble un élément de déstabilisation de l'univers familial, on ne peut cependant pas généraliser ce cas à la totalité des familles en difficulté sociale. On peut, au prix de grands efforts, forger une harmonie et un équilibre dans des milieux défavorisés et trouver dans un univers plus aisé des difficultés à gérer les relations familiales. Mais on ne peut pas non plus contester l'influence de certains facteurs.

La précarité

Les contraintes budgétaires qui pèsent sur la famille (charges quotidiennes, charges d'éducation, coût des loisirs...) atteignent parfois l'équilibre pourtant indispensable du noyau familial. La précarité de l'emploi, le chômage peuvent provoquer à des degrés plus ou moins forts des dysfonctionnements divers :

- ***la courte durée du cursus scolaire des enfants***, une plus forte propension à l'échec scolaire, rendent l'entrée sur le marché du travail plus difficile alors que les parents ne peuvent pas toujours assumer à long terme les charges financières imputables à la présence prolongée des enfants au domicile familial ;
- ***le manque de loisirs, de mobilité ou de vacances*** peut limiter l'éveil des enfants et les conduire à se tourner vers des activités illégales, sombrer dans la délinquance, connaître des problèmes de drogue...
- ***le chômage d'un ou des parents*** peut induire des comportements dangereux pour l'équilibre ou la sécurité familiale (les dépressions, l'alcoolisme ou la toxicomanie, les violences familiales...) ;
- ***des problèmes de santé liés à des paramètres de précarité*** peuvent survenir : une alimentation déséquilibrée ou une sous-alimentation, des maladies en rapport avec la précarité de l'environnement quotidien comme le saturnisme, le manque de soins par absence de mutuelle, une surconsommation d'antidépresseurs. La précarité entrave, dans ces cas-là, le rôle de protection.

La précarité présente la caractéristique d'avoir un aspect reproductif. L'échec scolaire plus important dans les milieux défavorisés, les risques plus grands de confrontation à la délinquance, l'absence de repères familiaux stables, limitent souvent l'horizon des jeunes qui à leur tour connaissent des situations de précarité et reproduisent des comportements dont ils ont été spectateurs ou victimes (*voir* ci-dessous la violence familiale).

On peut, en exemple, citer les familles de milieu ouvrier plus sensibles aux restructurations économiques et à la précarité de l'environnement urbain, les familles d'immigrés ou d'étrangers qui subissent, et plus fortement encore en période de crise (*voir* chapitres 6 et 7), des problèmes discriminatoires tant dans le logement que sur le marché du travail.

La maladie ou le handicap

Même si la maladie n'entraîne pas toujours la mort, elle perturbe parfois l'univers familial en alourdissant les charges quotidiennes, financières, ménagères ou « affectives ». Elle peut constituer, malgré les aides de la protection sociale ou de l'État, un « fardeau lourd à porter » dans une société de plus en plus marquée par le principe de mobilité et de vitesse d'exécution des tâches. C'est d'autant plus vrai si l'un des parents est malade ou diminué au point de ne pouvoir travailler, car cela équivaut à une absence de gain pourtant nécessaire dans ce type de situation.

La violence familiale

Les sévices psychologiques ou corporels comme l'inceste existent dans notre société et mettent sans conteste l'équilibre de la famille en péril. Depuis quelques années déjà, la société s'est mobilisée autour de ces problèmes et a fait apparaître la gravité de la situation (femmes battues, enfants maltraités...). Outre les problèmes immédiats qu'une telle violence peut entraîner, elle est souvent à l'origine de troubles irréversibles qui parfois s'étendent aux générations suivantes. Les enfants battus reproduisent à leur tour dans les familles qu'ils constituent des schémas identiques (*voir* chapitre 2). Il est à noter qu'aucune couche de la population n'échappe à ce phénomène. Le fait est que certains facteurs socio-économiques sont influants pour certaines formes de violence, en l'occurrence lorsque les difficultés d'ordre professionnel suscitent chez les parents des troubles psychologiques graves (dépression, névroses...), d'autant que les consommations de drogues, licites ou non, qui accompagnent souvent ces périodes de crise intensifient ce risque. Il est vrai aussi que les familles connaissant des structurations complexes (familles nombreuses, père incarcéré dans l'enfance, familles reconstituées dans les cas ou les rapports avec le beau-père par exemple sont problématiques) présentent une plus grande propension à la violence.
Cependant, il est primordial de se rappeler qu'en la matière rien n'est systématique, il faut se protéger de vouloir stigmatiser des populations particulières, au risque de développer des préjugés. ***Le fléau que représentent les violences familiales concerne l'ensemble de la société.*** C'est la raison pour laquelle sur

un sujet comme celui-ci, mais aussi sur l'ensemble des thèmes traitant de la société que nous aborderons dans cet ouvrage, il importe d'utiliser un vocabulaire adapté. Nous parlerons donc de ***facteurs de risque***.

SUJET TYPE

> ***En France, un million d'enfants vivent sous le seuil de pauvreté*** (extrait)
> Pour comprendre le dénuement des jeunes de moins de 18 ans, un facteur mérite, par-dessus tout, d'être rappelé : les difficultés d'emploi de leurs parents. Le « risque de pauvreté » est, en effet, plus fort pour les familles où les conjoints ont « des espérances de rémunérations » peu élevées « du fait de leur faible niveau de formation », insiste le Conseil de l'emploi des revenus et de la cohésion sociale. Ces adultes ont, de surcroît, de la peine à occuper un poste à temps complet sur une longue période.
> La présence d'enfants – surtout lorsqu'ils sont en bas âge – complique également l'accès au marché du travail. Du coup, bien des mères de famille cessent toute activité professionnelle, faute de trouver ou de pouvoir financer un système de garde de leurs enfants.
> C'est pour cette raison que la proportion d'enfants pauvres est particulièrement élevée au sein des familles monoparentales et des ménages d'au moins quatre enfants.
>
> *Bertrand Bissuel, Le Monde, 18 février 2004*

▲ ***Sur la base de cet extrait, dites en quoi le rôle des politiques familiales est important.***

Propositions de réponse

- Le principe de solidarité est un principe de base du système de protection sociale en France.
- La jeunesse représente l'avenir de demain, il importe de lui garantir les conditions d'une vie meilleure.
- La famille est un pôle fondamental pour la protection et l'éducation des enfants : les politiques familiales peuvent donc renforcer le lien social et compenser des situations de détresse.
- Ne rien faire maintenant revient à devoir gérer des situations plus dramatiques demain : délinquance, échec scolaire, suicides, toxicomanie.
- La lutte contre la pauvreté est une priorité nationale et s'inscrit dans les principes constitutionnels de la République.

2 ▸ L'ENFANT

LE STATUT DE L'ENFANT

La place de l'enfant dans la famille

Il aurait été intéressant de traiter de l'historique de l'enfant dans la société française en particulier et dans l'ensemble des sociétés en général, mais l'ampleur de l'actualité concernant l'enfance nous contraint à devoir centrer ce chapitre sur l'essentiel de ce sur quoi les futurs candidats pourront être interrogés. Il importe cependant de bien comprendre que la place que nous attribuons à l'enfant dans la famille et dans la société a beaucoup évolué avec le temps, et d'autant plus depuis ces cinquante dernières années. Cela est en grande partie dû aux fortes évolutions sociologiques qu'a connues notre société. Même si l'enfant est encore très souvent confronté à un ensemble de problèmes graves, exploitation, maltraitances..., il a pris une place prépondérante dans notre société en bénéficiant des droits à la protection et à l'éducation. S'est développée aussi l'idée d'une responsabilité des adultes vis-à-vis des enfants, on parle parfois de « l'enfant-roi » et plus récemment « d'enfant dictateur » dans la mesure où leurs demandes de consommation auprès de leurs parents aboutissent dans leur grande majorité. En devenant l'une des cibles privilégiées de la publicité et donc un acteur incontestable de la société de consommation, l'enfant s'est vu attribué un rôle prépondérant dans la famille. Plusieurs paramètres permettent d'expliquer ce phénomène :

- ***le recours à la contraception*** qui, en permettant un contrôle de la fécondité, renforce la part du désir et de l'affectif dans la naissance des enfants, devenue, pour la majorité des cas, un choix. Si les méthodes contraceptives ont sans conteste entraîné une chute de la natalité, elles ont aussi permis d'accorder une plus grande attention à l'enfant. Il est plus facile de concentrer son temps, son affection sur deux enfants que sur quatre, cinq ou six ;
- ***le déclin du motif de production*** qui conduisait les parents à faire des enfants pour assurer une relève dans l'entreprise familiale, exploitation agricole, artisanat... (*voir* chapitre 1) ;
- ***le développement de l'idée de la famille en tant que lieu d'épanouissement des enfants*** : comme nous l'avons vu dans le chapitre précédent, le rôle de

la famille en matière de protection et d'éducation est devenu un élément incontournable dans les processus de structuration de l'identité des enfants ;

- ***la plus grande place de la politique familiale, l'établissement des droits de l'enfant*** et la précision d'un cadre juridique pour guider les adultes – parents ou non – dans leurs conduites envers les enfants.

L'enfant et l'école

Nous n'aborderons pas ici le rôle de l'école puisque celui-ci est développé dans le chapitre qui lui est consacré (chapitre 8). Nous donnerons cependant un ensemble d'informations qui nécessairement nous conduira à rappeler les fonctions qui sont les siennes.

Être élève est un statut social qui dure au minimum 10 ans, de 6 ans à 16 ans. Sachant que 99 % des enfants de 3 ans sont scolarisés et que la durée des études a été prolongée, on peut étendre cette période de scolarité à près de 17 ans, soit entre un quart et un cinquième de l'espérance de vie ; c'est dire l'importance de l'école dans une vie. ***L'éveil, la découverte, la transmission des savoirs, l'apprentissage des codifications sociales, l'intégration*** sont les nombreuses fonctions du système scolaire. Il est évident que ces fonctions ne sont pas toujours remplies et en particulier dans les périodes de crise qui, en endommageant la cellule familiale, complexifient le rôle des institutions scolaires dont certains fondements tels que l'égalité des chances se trouvent ébranlés.

L'échec scolaire

Globalement on peut dire que les inégalités à l'école se sont aggravées depuis quelques années. L'échec scolaire concerne plus généralement – et cela n'est pas nouveau – les élèves issus des familles ouvrières, mais aussi, depuis l'apparition des nouvelles formes de pauvreté et en l'occurrence celle du quart-monde, les élèves issus de familles très défavorisées pour lesquels l'école n'est plus en phase avec leurs réalités sociales. On peut aussi parler des enfants issus de l'immigration qui sont proportionnellement plus touchés par l'échec scolaire que les Français de souche.

L'illettrisme

L'illettrisme de définit comme l'état de personnes qui ont appris à lire et à écrire mais sont incapables de lire correctement et de comprendre un texte simple.

Si nous n'en sommes plus à la situation du début du XXe siècle où la France comptait des millions d'analphabètes (près de 15 % en 1914), de nombreux enfants sortent encore du système scolaire sans maîtriser suffisamment la langue française et on peut dire pour certains qu'ils sont illettrés. Une étude

de 1998 montrait qu'en France 1 % des adultes était analphabète (n'avait jamais appris à lire ni à écrire), 8 % anciennement scolarisés dans le primaire ne pouvaient pas lire ou comprendre une phrase simple et 20 % ne comprenaient pas un texte de 70 mots. L'accent mis par l'Éducation nationale sur l'apprentissage des savoirs fondamentaux ne doit rien au hasard : près de 6,5 % des jeunes sont désormais en voie d'illettrisme à 17 ans. Ce constat a été établi en 2003 lors des journées d'appel et de préparation à la défense (JAPD) : sur les 600 000 jeunes invités à lire un texte, 8,4 % des garçons et 4 % des filles ont éprouvé des difficultés à déchiffrer.
En France, on estime que près de 3 millions de Français sont dans des situations d'illettrisme. Mais les illettrés sont encore plus difficiles à quantifier. Un forum organisé à Lyon par l'Agence nationale de lutte contre l'illettrisme (ANLCI) a permis de montrer que les différentes enquêtes effectuées depuis vingt ans ne concernaient que des populations spécifiques – détenus, jeunes...

L'ascenseur social

Plus on est diplômé, plus l'entrée sur le marché du travail se trouve facilitée. Cependant cette relation n'est pas systématique et le principe de l'ascenseur social s'est fortement ralenti. Il est courant aujourd'hui de voir des jeunes au chômage alors qu'ils détiennent un bagage scolaire et universitaire important. Deux indices permettent d'expliquer ce phénomène : la montée du chômage et l'augmentation du nombre de diplômés.
On estime que, chaque année, 100 000 jeunes sortent du cursus scolaire sans diplôme et donc présentent un haut risque d'être confrontés au chômage et à l'ensemble des difficultés sociales qui lui sont inhérentes.
Bien que l'école connaisse des difficultés liées à la crise sociale et économique que traverse la France, elle reste avec la famille l'outil privilégié de socialisation des enfants, même si, en ne pouvant pallier les inégalités sociales dont sont victimes les élèves qu'elle accueille, elle ne peut garantir l'égalité des chances.

L'enfant et les loisirs

La fin du XXe siècle aura été, en partie, marquée sociologiquement par l'avènement de la ***société de loisirs***. Les évolutions des modes de vie dans une culture très axée sur la consommation, mais aussi les réflexions entourant le chômage et l'idée du partage du temps de travail ont largement contribué à cette évolution. Il n'est donc pas étonnant de voir aujourd'hui que l'accès aux loisirs constitue lui aussi un paramètre indispensable dans la socialisation des enfants. Le temps libre disponible en dehors du temps passé à l'école est occupé par des loisirs (activités sportives, ludiques, culturelles) ou occupé à

regarder la télévision, à passer des moments en famille. L'éventail des choix d'activités dépend très souvent de la capacité financière des parents. La faiblesse des revenus dans certaines familles limite logiquement les loisirs. Il y a donc une distinction en quantité et en qualité dans la consommation de loisirs en fonction de la catégorie sociale. Selon le milieu auquel l'enfant appartient, il ira plus couramment à la fête foraine, assister à un match de foot ou au théâtre, sans compter qu'une seconde distinction peut être faite selon le sexe. Les filles sortent moins que les garçons, mais elles lisent plus qu'eux et se tournent plus souvent vers les activités artistiques.
Enfin, on distinguera les loisirs pratiqués par les jeunes du milieu rural et ceux du milieu urbain qui bénéficient d'un plus grand choix d'activités.

Les vacances

On estime que près de quatre enfants sur dix n'ont pas la possibilité de partir pendant les vacances. Plus on appartient à un milieu aisé plus les chances de partir sont grandes. Les populations les plus concernées par un accès moindre aux vacances sont :

- les jeunes du milieu rural ;
- les jeunes des banlieues.

L'absence de vacances en restreignant l'univers des enfants, en accentuant la différence entre ceux qui en bénéficient et les autres, participe souvent à la dégradation des conditions d'épanouissement de l'enfant et augmente les risques inhérents à l'ennui et au manque de moyens : la délinquance, la toxicomanie, la violence...
Les familles peuvent bénéficier d'aides pour envoyer leurs enfants en colonie ou en centre de vacances :

- les bons-vacances des allocations familiales ;
- les aides des municipalités et des conseils généraux ;
- la participation des comités d'entreprise ;
- les associations, principales structures organisatrices.

Les centres de loisirs

Ces structures associatives accueillent les jeunes enfants à proximité de leur domicile. Elles ont un rôle important puisqu'elles assurent la prise en charge des enfants en journée ou le soir, besoin indispensable quand on sait que les femmes travaillent et que la garde d'enfant est problématique.
La gestion de ces centres est confiée le plus souvent à des associations éducatives complémentaires de l'enseignement public (AECEP), comme les Centres de loisirs associés à l'école (CLAE). La gestion est parfois assurée par les mairies.
Le financement est assuré par :

- les collectivités locales (les communes et, dans une moindre mesure, les départements) ;
- les familles ;
- les caisses d'allocations familiales.

Les accueils de proximité

Ils ont pour but d'offrir aux adolescents des loisirs ponctuels afin de les détourner du risque de délinquance. Ils sont mis en place par les communes en partenariat avec l'État et depuis peu avec les caisses nationales d'allocations familiales. Le but est « d'éviter que les périodes de loisirs se transforment pour les familles en difficulté en temps subi, vide, dévalorisant, augmentant le sentiment d'exclusion ».

L'ENFANT ET LA SANTÉ

Qu'il s'agisse de la famille, du système éducatif ou des structures de garde d'enfants, la protection et la santé de l'enfance sont au centre des préoccupations.

La mortalité et la morbidité

Elles n'ont cessé de diminuer depuis le début du XXe siècle pour différentes raisons :
- l'amélioration du système de santé ;
- l'apprentissage des règles d'hygiène ;
- la pratique du suivi médical ;
- l'apparition des antibiotiques ;
- l'évolution de la nutrition ;
- la législation sur la protection de l'enfance ;
- les vaccinations à destination des enfants. On citera : le BCG (bacille Calmette et Guérin), vaccin contre la tuberculose ; le DTCP (diphtérie, tétanos, coqueluche, polio) ; le HIB (*Haemophilus influenza* B), vaccin contre la méningite infectieuse ; le ROR (rougeole, oreillons, rubéole) ; le vaccin contre l'hépatite B (rendue systématique dans les écoles, la vaccination a ensuite été retirée en 1998 du programme des vaccinations obligatoires par rapport au risque de troubles neurologiques qu'elle pouvait engendrer et en l'occurrence la sclérose en plaques). Tous ces vaccins font l'objet d'une première injection dans la petite enfance et plus tard de rappels qui pourront, pour certains, se prolonger tout au long de la vie (tétanos, polio,

hépatite B). Le détail du calendrier vaccinal est donné dans les carnets de santé ou dans des brochures distribuées par les médecins de famille ou les PMI (protection maternelle et infantile).

État de la mortalité infantile

Deux âges sont plus vulnérables, les nourrissons de moins de 1 an et les adolescents et jeunes adultes entre 15 et 24 ans. Les causes de la mortalité sont :

- la mort subite du nourrisson ;
- les accidents : les chutes (chute d'un lit superposé, défenestration...) ; les empoisonnements et intoxications (produits ménagers, médicaments, intoxication alimentaire) ; les accidents de la route ; les asphyxies mécaniques par strangulation (cordon de rideau, cordelette de tétine...), par étouffement (oreiller, sac plastique...), par obstruction du pharynx ou du larynx (cacahuètes, bonbons...) ; les noyades en milieu domestique (baignoire, piscines), les noyades en milieu naturel (mers, lacs, rivières et étangs) ;
- les suicides : c'est la deuxième cause de mortalité après les accidents ; 40 000 jeunes tenteraient de se suicider chaque année dont 37 % seraient des récidivistes. Le suicide des jeunes a baissé de 15 % depuis 1985 mais les tentatives de suicides ont, quant à elles, augmenté.

État de la morbidité infantile (maladies dont souffrent les enfants)

On peut distinguer deux groupes d'âge, avant et après 15 ans. Les principaux problèmes du premier sont les maladies de l'appareil respiratoire, les troubles de la vue (10 % entre 3 et 6 ans), les affections de la sphère bucco-dentaire, la surcharge pondérale chez l'enfant dès 6 ans qui peut entraîner des troubles artériels, de l'hypertension artérielle... Dans le second groupe on trouve les troubles de la vue comme la myopie, une nette recrudescence des affections bucco-dentaires mais aussi des problèmes de colonne vertébrale.

Les jeunes sont aussi victimes de troubles psychologiques tels que la dépression ou l'anxiété qui entraînent douleurs, fatigue et troubles du sommeil. Dans les cas les plus extrêmes, cela peut conduire au suicide.

La consommation de tabac et la consommation d'alcool restent en France, et ce malgré les campagnes de prévention, un phénomène de société chez les jeunes parce qu'elles sont encore considérées comme des processus d'initiation au monde adulte.

La consommation de drogues est un phénomène croissant en période de crise, parce qu'elle se substitue à l'ennui, à la précarité sociale et à l'absence de loisirs. On estime que 20 % des 11-19 ans en ont consommé au moins une fois et près de 5 % plus de 10 fois. La drogue la plus courante est le haschich. La consommation de drogues dures est plus rare chez les adolescents. Cependant on constate une hausse de la polytoxicomanie, c'est-à-dire de l'association de plusieurs produits. La plus courante est l'association d'alcool et de médicaments.

La protection maternelle et infantile (PMI)

Ce système de protection assure des mesures de prévention médicale, psychologique et sociale pour la santé de la future mère, de la mère et de ses enfants jusqu'à l'âge de 6 ans. Les PMI sont des services départementaux qui dépendent du conseil général. Un de ses objectifs premiers est la diminution du taux de mortalité infantile.

L'éventail des missions des PMI est vaste :

- ***pour les futurs parents :*** des consultations prénuptiales sont organisées afin d'obtenir un certificat au moins deux mois avant le mariage. Ce certificat sera obtenu après un entretien, des examens cliniques et sérologiques qui permettent à un médecin de détecter d'éventuels problèmes de santé, d'informer les futurs parents sur les risques inhérents à une maternité et de les orienter, si nécessaire, vers des structures spécialisées ;
- ***pour la femme enceinte :*** lors de sa grossesse, du troisième mois jusqu'à son terme, la femme passe des examens prénatals pris en charge à 100 % par la Sécurité sociale, permettant une surveillance clinique et échographique. Ces examens, au nombre de sept, sont obligatoires pour la perception de l'allocation pour jeune enfant (APJE). Dans les cas de grossesses à risque ou de familles en difficulté sociale, la mère bénéficiera de visites médico-sociales préventives (sage-femme, assistante sociale) ;
- ***pour la mère :*** dans les deux mois suivant l'accouchement, la mère bénéficie d'examens postnatals pris en charge à 100 % ;
- ***pour les enfants jusqu'à l'âge de 6 ans :*** des examens postnatals obligatoires sont organisés afin de surveiller le développement physique, psychomoteur et affectif de l'enfant. On s'assure de la réalisation des vaccinations obligatoires, on détermine d'éventuels handicaps et on consigne l'ensemble de ces informations dans le carnet de santé, obtenu dès la déclaration de naissance à la mairie. L'établissement du certificat de santé est indispensable pour percevoir d'APJE.

Les PMI ont aussi un rôle de détection des mauvais traitements, en conséquence de quoi elles peuvent faire intervenir le service d'Aide sociale à l'enfance.

Le service de promotion de la santé en faveur des élèves

Il s'inscrit dans la logique des objectifs du système scolaire, en assurant le développement physique et mental des jeunes, en luttant au nom de l'égalité des

chances, principe fondateur de l'école, contre l'échec scolaire des plus défavorisés.
Sont mis en place tout au long de la scolarité des jeunes des bilans de santé, des actions d'éducation sanitaire à caractère préventif [mise en évidence des dangers liés au SIDA, aux infections sexuellement transmissibles (IST), à l'alcoolisme, au tabagisme et aux toxicomanies], des actions sociales en direction des jeunes en difficulté sociale, des actions de détection des problèmes liés à la maltraitance. Toutes ces actions sont assurées par des équipes de santé scolaire composées de médecins, d'infirmières et d'assistantes sociales.

L'enfant face au handicap

Le handicap physique ou mental chez l'enfant soulève des problématiques particulières dans les familles concernées. Selon le degré de handicap, les difficultés rencontrées dans la vie quotidienne ou dans le milieu scolaire peuvent devenir insurmontables sans une aide des institutions d'État.
Pour gérer ce genre de situation, on trouve :

- les commissions départementales d'éducation spéciale (CDES) qui jugent le degré de handicap, déterminent les mesures à prendre et attribuent les cartes d'invalidité qui donnent droit à des allocations d'éducation spéciale ;
- les instituts spécialisés qui reçoivent un public d'enfants handicapés.

Autant que faire se peut, on s'efforce de préserver l'environnement familial de ces enfants et on met en place des services d'aide à domicile.

L'AIDE SOCIALE À L'ENFANCE

Les services d'Aide sociale à l'enfance (ASE) sont des services de département qui dépendent des conseils généraux. Ils travaillent en coopération avec le secteur judiciaire et en l'occurrence les juges pour enfants.
Alors que la justice a la responsabilité de la répression et des décisions de placement, les acteurs sociaux des services de l'ASE, parmi lesquels on trouve les assistantes sociales, les éducateurs, les enseignants qui travaillent en milieu spécialisé, les médecins et les infirmières opérant en milieu scolaire, etc., ont la charge du traitement des cas signalés d'enfants « en danger ». Il est à noter que les signalements de maltraitance sur enfant relèvent de l'assistance à personne en danger et que les médecins ne sont plus contraints, dans ces cas-là, au secret professionnel.
L'ASE a des missions variées :

- la détection des cas d'enfants en danger ;

- la protection des femmes enceintes et des femmes seules ayant des enfants âgés de moins de 3 ans ;
- le versement d'allocation mensuelle au titre de l'aide à l'éducation des enfants ;
- la mise sous tutelle des prestations sociales : lorsqu'un contact est établi entre l'Éducation nationale et les caisses d'allocations familiales, il est possible de mettre sous tutelle les prestations familiales si le rôle des parents est remis en cause par rapport à l'éducation de leurs enfants (renvois des établissements scolaires, absentéisme fréquent ou prolongé sans justification) ;
- les mesures d'action éducative en milieu ouvert (AEMO) dont l'objectif est d'entreprendre un travail social et psychologique ;
- les interventions des aides ménagères à domicile ;
- les interventions des assistantes maternelles ;
- les placements en famille d'accueil et en foyer.

L'action de l'ASE n'est pas isolée, elle intervient en accord avec la Protection judiciaire de la jeunesse (PJJ). Le tribunal pour enfants, par la voix du juge, prononce, pour les mineurs âgés de moins de 16 ans, les condamnations pénales : peines de prison ferme ou avec sursis à partir de l'âge de 13 ans dans des établissements réservés aux mineurs, condamnation à un travail d'intérêt général (TIG) ou à une réparation directement envers la victime pour éviter l'emprisonnement lorsque celui-ci est de courte durée. Il prend les mesures éducatives : le juge convoque l'enfant et rappelle la loi (on parle couramment de l'admonestation), ordonne les placements et décide de la mise en place d'aides éducatives ou sociales (l'AEMO par exemple). Les mineurs de plus de 16 ans passent devant la cour d'assise des mineurs.

LES PROBLÈMES MAJEURS DE L'ENFANT

La maltraitance

On distingue trois catégories de mauvais traitements infligés aux enfants :

- ***les violences physiques :*** l'éventail des violences physiques dont peuvent être victimes les enfants est vaste, de l'ecchymose à la fracture en passant par la brûlure de cigarette dans les cas extrêmes ou le syndrome de l'enfant secoué provoquant des lésions neurologiques graves voire le décès ;
- ***les négligences lourdes et la cruauté mentale :*** l'absence ou le manque de soins élémentaires d'hygiène, les problèmes de sous-alimentation peuvent causer des dommages graves : rachitisme, troubles de la croissance, fragilisation de la santé. Cette forme de négligence s'accompagne souvent de troubles psychologiques : angoisses, dépression, renfermement sur soi, etc. La cruauté mentale englobe toutes les maltraitances d'ordre psychologique

que peut subir l'enfant : insultes, harcèlement psychologique, humiliation mais aussi indifférence extrême, abandon des tâches éducatives, absence totale d'affection parentale, participation de l'enfant aux conflits conjugaux...
- ***les abus sexuels :*** dans la plupart des cas ils se déroulent au sein du milieu familial, on parle alors d'inceste. Ils surviennent aussi dans les institutions et lieux d'activité que fréquentent les enfants et dans lesquels ils sont en contact avec des adultes : les écoles, les centres de loisirs, les centres de vacances, les associations sportives, etc. Les abus sexuels englobent aussi bien les attouchements que les viols. On note depuis ces dernières années, comme l'attestent l'affaire Dutroux en Belgique en 1996, l'affaire de Côsne-sur-Loire en 1997, le procès de Saint-Omer pour l'affaire d'Outreau en 2004, le procès d'Angers en 2005 et les démantèlements réguliers de réseaux pédophiles, une accélération du phénomène des révélations des abus sexuels.

Les violences dont sont victimes les enfants sont d'autant plus difficiles à estimer que la révélation des cas de maltraitance subit souvent la « loi du silence ».

> La révélation est difficile pour l'enfant car elle est empreinte d'un sentiment de culpabilité, de honte, parce que l'enfant craint des représailles de l'abuseur, a peur de ne pas être cru ou de détruire l'intérêt que lui portent ses parents.

La révélation est rendue possible par :
- une situation de conflit direct entre l'enfant et l'abuseur ;
- une situation de conflit indirect au niveau familial ;
- l'éloignement de la victime du milieu familial ;
- l'intervention d'une personne extérieure à la famille.

La « loi du silence » a longtemps empêché les révélations, on ne veut ou on n'ose pas s'occuper des problèmes des autres, on ferme les yeux sur les agissements de son entourage proche, familial ou professionnel, de peur du scandale ou de déstructurer l'environnement social, on ne sait pas comment réagir face à des situations particulières. Depuis 1990 et la mise en place du numéro vert national *Allo enfance maltraitée*, le nombre de révélations – parce qu'elles peuvent rester anonymes – a considérablement augmenté. Cependant les témoignages extérieurs restent plus nombreux que les révélations des victimes elles-mêmes.

La détection des cas de maltraitance appartient donc à la vigilance de ceux qui sont en contact avec les enfants, à l'hôpital, à l'école, dans les centres de loisirs, les centres de PMI : pédiatres, médecins, instituteurs, professeurs...

Certains indices permettent d'attirer l'attention :
- des marques corporelles ;
- la particularité de certains comportements ;

- le renfermement sur soi ;
- des tremblements sans cause physiologique provoqués par des situations nouvelles ;
- une grande passivité ;
- une agitation régulière ;
- une forte agressivité ;
- les fugues ;
- les tentatives de suicide ;
- la psychose, la dépression ;
- des perturbations graves de la vie affective et sexuelle.

Si l'ensemble des milieux sociaux est concerné par les problèmes de maltraitance, on peut cependant distinguer des milieux à risque et identifier des facteurs influants dans les diverses violences dont peuvent être victimes les enfants.

Les familles à risque :

- les parents connaissant un conflit conjugal : la séparation, le divorce influencent des comportements psychologiques qui peuvent endommager les relations avec l'enfant ;
- les foyers de familles nombreuses dans lesquels l'intérêt affectif porté sur chaque enfant est rendu difficile ;
- les familles dont certains parents ont eux-mêmes subi des violences dans leur enfance et qui reproduisent ce qu'ils ont vécu ;
- les familles recomposées qui peuvent engendrer des problèmes relationnels fille–beau-père et plus rarement fils–belle-mère ;
- les familles dont un des parents a connu le milieu carcéral ;
- les parents souffrant de problèmes psychologiques graves ou de maladie mentale ;
- l'alcoolisme ou la toxicomanie d'un ou des parents qui est souvent à l'origine de comportements violents.

Certains facteurs socio-économiques tendent à fragiliser le tissu familial et à augmenter les phénomènes de maltraitance induits par la désespérance matérielle et financière :

- la précarité de l'emploi ;
- le chômage ;
- la pauvreté ;
- la promiscuité.

Les troubles psychologiques (dépressions, névroses...) qu'entraînent les difficultés de la vie quotidienne chez les parents, contribuent à faire naître des tensions familiales qui peuvent se transformer en violences. Cela est d'autant plus vrai que ces situations s'accompagnent souvent de problèmes d'alcoolisme et de toxicomanie qui accentuent les risques de maltraitance.

Les institutions à risque : si les établissements publics ou privés qui ont la charge d'enfants ont une responsabilité et des devoirs en termes de protection de l'enfance, c'est parfois dans ces lieux-mêmes que se trouvent les acteurs de maltraitances. C'est le cas pour les pédophiles par exemple dont les déviances sexuelles les conduisent souvent à se diriger vers des activités professionnelles ou de loisirs, les mettant en contact avec des enfants (écoles, centres de vacances, associations sportives...). On peut aussi parler de certaines tendances à développer, au nom de vertus éducatives, des pratiques punitives ou « paramilitaires » (humiliation, marches forcées, discipline de fer...) qui peuvent avoir des conséquences physiques ou psychologiques graves pour l'enfant.

L'enfant face à la délinquance

La délinquance des jeunes est un problème d'actualité majeur et cela est d'autant plus vrai que le sentiment d'insécurité est croissant (c'est l'une des préoccupations majeures des Français après le chômage). Les manifestations de violence qu'ont connues ces dernières années certains quartiers qualifiés de difficiles, notamment les émeutes urbaines de décembre 2005, et dont les médias se sont largement nourris montrent un aspect particulier de la délinquance des jeunes. Il ne faut pas omettre cependant la responsabilité de la société et de ses évolutions dans la montée des phénomènes de délinquance : l'urbanisation, le chômage, les phénomènes d'exclusion, l'inadaptation des structures institutionnelles...
L'école a connu une montée de la violence en son sein qui a été largement dénoncée par le corps enseignant et les parents d'élèves. La concentration de jeunes dont certains sont en difficulté sociale et les sureffectifs expliquent sans conteste ce phénomène. Tous les établissements scolaires ne sont pas concernés ; il s'agit principalement de ceux se trouvant dans des quartiers défavorisés, d'où la création des ZEP (zones d'éducation prioritaire). Parmi les délits commis en milieu scolaire, on peut citer : les violences sur élève ou sur personnel enseignant, le racket, le trafic de drogue...
On note depuis quelques années un abaissement de l'âge des délinquants. Il faut cependant distinguer les délinquants occasionnels (environ 85 % des cas) pour lesquels le délit est une étape sur un parcours initiatique, des délinquants récidivistes (15 % des cas) qui s'installent dans la déviance de façon beaucoup plus persistante. Plus tôt on entre dans la délinquance, plus on s'engage dans des actes violents, plus le risque de commettre un délit grave est important. Les phénomènes de violence et de délinquance peuvent s'expliquer par la conjonction de différents problèmes :

- ***le sentiment d'exclusion*** exacerbé par l'isolement géographique de certains quartiers ;

- *l'échec scolaire* qui augmente les difficultés d'insertion ;
- ***la banalisation des « petites incivilités*** », nuisances sonores, dégradations du mobilier urbain, insultes ou coups aux agents de police, aux gardiens d'immeuble...
- *le chômage* qui tend à favoriser les trafics (vol, racket, drogue...).

La société de consommation qui fonctionne sur le principe d'un bien-être lié au pouvoir d'achat contribue à ce que le sentiment d'inaccessibilité à la sphère de consommation provoque des réactions de rejet du système. La publicité, la télévision qui font la promotion d'une « vitrine clinquante de biens de consommation » renforcent les sentiments d'exclusion, attisent les convoitises et suscitent des délits chez ceux dont la perte des repères sociaux est la plus forte.

La lutte contre la délinquance préoccupe les Français mais aussi les pouvoirs politiques qui en ont fait un enjeu national. Il est incontestable que cette délinquance pollue la vie de certains citoyens et alimente un sentiment d'insécurité grandissant. On se dirige ainsi actuellement vers des politiques plus fermes et plus répressives (« tolérance zéro ») qui répondent certainement en partie aux inquiétudes des citoyens. Cependant, on peut se poser la question des limites d'une telle politique à long terme si elle ne s'accompagne pas de véritables efforts en matière de prévention. Les causes de la délinquance sont identifiées et peu contestables mais il est plus difficile et moins populaire d'admettre que la lutte contre la délinquance passe avant tout par la lutte contre le chômage, l'exclusion, la discrimination, la « ghettoïsation ». Un rapport du Conseil de l'emploi des revenus et de la cohésion sociale (CERC) de février 2004 a livré le chiffre de 1 million d'enfants en France vivant sous le seuil de pauvreté. Il s'agit là d'un débat idéologique, d'un choix de société. La prison écarte un temps le délinquant de la société mais elle est surchargée, limitée en moyens et n'est pas en mesure actuellement de proposer une vraie politique de réinsertion. Que feront les délinquants à leur sortie de prison ? Cela pose surtout la limite des pouvoirs politiques en matière de chômage et de lutte contre l'exclusion. La réalité économique, les phénomènes de mondialisation inquiètent et perturbent les sociétés industrialisées qui ne sont plus à même de garantir un travail pour tous alors qu'elles mobilisent les idées de réussite sociale autour du thème de la consommation.

La perte des repères sociaux

On remet en question depuis quelques temps le rôle des adultes et l'on parle notamment de la démission des parents en tant que cause de la montée des « incivilités » et de la délinquance. Certains responsables politiques vont jusqu'à suggérer la suppression des prestations familiales pour les parents dont les enfants commettent des délits. D'autres ont rappelé qu'il était déjà possible de mettre ces allocations sous tutelle (*voir* plus haut le paragraphe sur l'ASE) et qu'une suppression pure et simple de cette aide financière accentuerait les difficultés de la famille sans résoudre pour autant le problème de délinquance de leur enfant. ***La plus grande part du problème provient de la perte d'autorité des parents*** :

- un père au chômage, éventuellement fragilisé par le phénomène de désocialisation, aura du mal à affirmer son autorité auprès de ses enfants ;
- les problèmes d'alcoolisme ou de toxicomanie des parents ;
- les familles monoparentales essentiellement constituées de femmes seules diminuent l'impact de l'autorité parentale. Le père absent, certaines mères, seules, ne parviennent plus à gérer l'éducation de leurs enfants à l'âge de l'adolescence, d'autant que ceux-ci sont plus grands et plus forts et peuvent manifester une opposition physique.

L'absence de repères sociaux au sein de la famille conduit les adolescents à se référer à un entourage à risque, des « grands frères » dont l'influence peut provoquer l'entrée dans la délinquance.

La délinquance sanctionnée

Tout le monde s'accorde aujourd'hui à dire que le problème de la délinquance des jeunes est la résultante des phénomènes de crise. Mais on est beaucoup plus partagé sur les méthodes à employer pour lutter contre ce fléau. Certains sont favorables aux méthodes éducatives, selon le principe de l'ordonnance du 2 février 1945 qui préconise que l'éducation prenne le pas sur la répression dans le cas des mineurs. D'autres sont plus favorables à la répression.

Quatre principes fondamentaux décrivent l'ordonnance de 1945 :

- la création des tribunaux pour enfants ;
- la primauté de l'éducatif sur le pénal ;
- « l'excuse atténuante de minorité » qui minore le jugement du mineur par rapport à celui de l'adulte ;
- le traitement au cas par cas pour chaque mineur délinquant.

Dès l'age de 13 ans les mineurs peuvent avoir une condamnation pénale et être incarcérés dans des sections d'établissements qui leur sont réservées. On dénonce souvent le caractère pernicieux du milieu carcéral qui, au lieu de réfréner l'ardeur des jeunes délinquants, agit comme un formateur à la plus grande délinquance. Aussi, bien qu'ayant dû faire évoluer l'ordonnance de 1945, l'importance des mesures éducatives dans la justice concernant les mineurs reste l'un des fondements de la protection judiciaire de la jeunesse. En 1987, des services éducatifs ont été créés auprès des tribunaux, les SEAT.

On peut citer et rappeler les différentes mesures éducatives possibles :

- l'éloignement du mineur de son milieu, en foyer ou en famille d'accueil ;
- les interventions des éducateurs spécialisés ou d'autres acteurs sociaux en milieu ouvert ;
- le travail d'intérêt général (TIG) (loi du 10 juillet 1983) ;
- les mesures de réparation (loi du 4 janvier 1993). Ces deux dernières mesures s'adressent aux délinquants occasionnels et ont pour but de faire prendre conscience au mineur de l'impact de son acte sur son environnement social et chez sa victime afin de le responsabiliser ;
- la création des unités éducatives à encadrement renforcé (UEER) (loi du 4 juillet 1996 modifiant l'ordonnance de 1945) ou dispositifs à éducation renforcée (DER). Ces unités s'adressent aux mineurs les plus désocialisés dont les comportements ne sont plus compatibles avec les structures d'hébergement traditionnel. Ce sont des mini-structures pour mineurs multirécidivistes avec un éducateur par mineur.

Tous les spécialistes des mineurs du secteur judiciaire ou éducatif s'accordent à dire que l'augmentation des effectifs est certes nécessaire mais qu'elle doit s'accompagner d'une plus grande cohérence et d'une vraie coopération entre les différents services qui ont la charge du traitement de la délinquance. Police, justice, acteurs sociaux, écoles et mairies doivent travailler ensemble pour optimiser la lutte contre la violence et la délinquance.

La lutte contre le chômage et l'exclusion, les politiques d'intégration des populations d'origine immigrée, favoriseront la cohésion sociale et atténueront les tensions qui sont à l'origine des phénomènes de violence.

> Dans le domaine de la maltraitance comme dans celui de la délinquance, **le principe de la prévention est primordial**. Plus on intervient tôt, plus on a de chances d'éviter des dommages irréversibles. Cela passe par l'information en milieu éducatif et scolaire, par les actions du milieu associatif (comme l'association Enfance et Partage).

Le rôle des médias

On accuse parfois les médias d'avoir un effet pervers dans les manifestations de violence qui se déroulent dans certains quartiers (voitures brûlées, bus détériorés, mobilier urbain saccagé). Ce type d'images qui répond au voyeurisme des téléspectateurs tend à inciter les jeunes qui, observant leurs délits sur l'écran de télévision ou à la une des journaux, symboles de la société de consommation, se sentent écoutés et « valorisés ». La difficulté réside dans la recherche d'un juste équilibre entre une information objective et une interprétation polémique risquant de déformer la réalité, en particulier en sélectionnant les images livrées au public.

LES DROITS DE L'ENFANT

La déclaration universelle des droits de l'enfant

En 1959 une Charte des droits de l'enfant est mise en place, dans un texte en dix points adopté à l'unanimité par l'ONU. Le 20 novembre 1989, l'Assemblée générale des Nations Unies adopte la Convention internationale des Droits de l'Enfant qui reconnaît aux enfants des droits fondamentaux. À ce jour 184 pays se sont engagés à l'appliquer. En France, le Parlement a décrété le 20 novembre « journée nationale de défense des droits de l'enfant ».

Sur le plan du droit, l'enfant est une personne, donc sujet de droit mais dont le statut repose sur une incapacité juridique : l'enfant doit être représenté par ses parents ou tuteurs au nom de l'autorité parentale.

L'autorité parentale est un ensemble de droits et de devoirs relatifs à la garde, à la surveillance, à l'entretien et à l'éducation de l'enfant :

- droit à l'éducation et obligation scolaire jusqu'à 16 ans – remise en cause (14 ans) avec la loi du 3 mars 2006 pour l'égalité des chances instaurant un « apprentissage junior » ;
- droit à l'entretien selon une obligation matérielle et morale ;
- droit à la protection contre les violences, les abus sexuels, les négligences lourdes.

Les atteintes à l'enfant relèvent du tribunal pénal et les parents qui dérogent à leurs obligations parentales peuvent être sévèrement sanctionnés. Cependant, dans la mesure du possible et dans l'intérêt de l'enfant, on s'efforce de ne pas aggraver la déstructuration de la famille.

Le cadre juridique

On peut citer :

- la loi de 1959 sur la protection sociale et juridique de l'enfance en danger qui permet aux directeurs des directions départementales des affaires sanitaires et sociales et aux juges pour enfants d'avoir des interventions rapides, tant dans le cadre administratif que dans le cadre juridique ;
- la loi du 23 juillet 1981 complétée par la circulaire du 18 mars 1983 relative aux « enfants en danger, victimes de sévices ou de délaissements ». Elle précise la nécessité d'une politique de prévention, le repérage des facteurs de risque, la reconnaissance de la réalité des mauvais traitements, le recueil et le traitement des signalements. L'ASE est confiée aux départements ;
- la loi du 1er janvier 1984 complétée par celle du 6 février 1986 : les conseils généraux ont pour obligation de financer les mesures d'assistance éducative et de placement des enfants en danger décidées par les juges pour enfants ;

- la loi du 10 juillet 1989 relative aux mauvais traitements sur mineurs rappelle l'ensemble des dispositions prises par la circulaire de 1983 et crée un Service national d'accueil téléphonique (SNATEM) dont le fonctionnement repose sur trois points : l'aide, le conseil et l'orientation.

L'ADOPTION

L'adoption est l'établissement d'une filiation juridique sans filiation biologique. Toute demande d'adoption est conditionnée à un agrément de la DDASS de son département. Les parents peuvent ensuite s'adresser :
- à l'ASE ;
- aux œuvres d'adoption ;
- aux missions d'adoption internationale.

L'agrément de la DDASS est extrêmement difficile à obtenir parce que les procédures sont longues.
Il existe deux formes d'adoption :
- ***l'adoption plénière*** assimile l'adoption de l'enfant à la situation de l'enfant légitime (elle est irrévocable) ;
- ***l'adoption simple*** préserve des liens entre l'enfant et sa famille d'origine (elle est révocable pour motifs graves).

L'adoption plénière et l'adoption simple découlent de la loi du 11 juillet 1966. La loi du 22 décembre 1976 a assoupli les conditions de l'adoption, celle du 6 juin 1984 en a modifié les procédures, tandis que la loi du 6 janvier 1986 a tiré les conséquences de la décentalisation en matière d'aide sociale à l'enfance. La loi du 8 janvier 1993 relative à l'état civil, à la famille et aux droits de l'enfant et instituant le juge aux affaires familiales a notamment consacré le droit pour la mère de demander, lors de son accouchement, que le secret de son admission et de son identité soit préservé. La loi du 5 juillet 1996 simplifie les conditions de l'adoption, aménage les dispositions relatives au secret des origines et renforce les droits sociaux des adoptants.
Il existe un décalage important entre le nombre de parents qui désirent adopter des enfants et le nombre d'enfants susceptibles d'être adoptés. Les conditions dans lesquelles les parents veulent adopter des enfants ne correspondent pas toujours à la réalité. On désire un jeune nourrisson en bonne santé alors que les enfants adoptables sont plus âgés ou souffrent de handicap.

Les conditions tenant aux adoptants

Les conditions tenant aux adoptants sont communes à l'adoption plénière et à l'adoption simple.

Pour des personnes mariées adoptant conjointement, l'adoption peut être demandée par les époux non séparés de corps mariés depuis plus de 2 ans, ou lorsque chacun des époux est âgé de plus de 28 ans alors qu'ils sont mariés depuis moins de 2 ans.
Pour une personne seule, célibataire ou mariée agissant individuellement, l'adoption est également possible. Elle doit être âgée de plus de 28 ans, quelle que soit sa situation familiale. Si elle est mariée et non séparée de corps, le conjoint doit consentir à l'adoption, sauf s'il est dans l'impossibilité de manifester sa volonté.
Les parents adoptants doivent avoir 15 ans de plus que les enfants qu'ils souhaitent adopter, 10 ans si ces enfants sont ceux de leur conjoint.

Les conditions tenant aux adoptés

L'adoption simple est permise quel que soit l'âge de l'enfant, sans placement préalable.
L'adoption plénière est permise pour des enfants âgés de moins de 15 ans présents au foyer des adoptants (ou de l'adoptant) depuis au moins 6 mois. Elle est également possible durant la minorité de l'enfant et dans les 2 ans suivant sa majorité s'il a été accueilli avant l'âge de 15 ans par des personnes ne remplissant pas les conditions légales de l'adoption, ou s'il a fait l'objet d'une adoption simple avant l'âge de 15 ans.
L'enfant de plus de 13 ans doit consentir personnellement à son adoption, qu'elle soit simple ou plénière.
Les enfants qui peuvent être adoptés sont :

- les enfants pour lesquels les parents naturels ou le conseil de famille ont consenti à l'adoption ;
- les pupilles de l'État ;
- les enfant déclarés judiciairement abandonnés.

Adoption internationale

Les désirs d'adoption sont souvent très grands et les attentes très longues. Beaucoup d'adoptants n'hésitent pas à avoir recours à l'adoption à l'étranger. Deux motivations les animent : la possibilité d'avoir un enfant jeune plus facilement et l'idée que les délais peuvent être plus courts. Ce n'est pas nécessairement exact mais cela ouvre surtout la porte à des dérives. En effet, dans les pays étrangers où la pauvreté est grande, l'adoption peut devenir l'objet d'un véritable commerce dont sont victimes à la fois les enfants et les adoptants eux-mêmes. Il importe de s'assurer non seulement que les enfants ne soient pas victimes de trafics marchands, ne soient pas victimes des réseaux pédophiles, mais aussi que les adoptions se déroulent dans le respect et la dignité des familles. C'est le but de la Convention internationale de la Haye du 29 mai 1993 qui encadre l'adoption internationale.

SUJET TYPE

La peur d'un village normand devant un centre éducatif fermé (extrait)
Les mineurs délinquants doivent s'installer dans un château quand la commune rêvait d'un gîte rural. Le premier centre éducatif fermé pour mineurs délinquants n'a pas encore ouvert ses portes qu'il suscite déjà la terreur et la polémique parmi les 500 habitants du petit village de [...].
« Avec ces jeunes qui viennent de banlieue, on ne va plus se sentir en sécurité dans notre petit paradis », se lamente [...] le maire de cette commune rurale dont l'un des deux châteaux a été choisi par le ministère de la Justice pour y ouvrir, au mois de mars, une nouvelle structure éducative.
« On pensait que le château allait attirer les touristes et au lieu de cela, on nous implante d'office un centre de réinsertion qui aurait très bien pu trouver refuge dans une caserne désaffectée », suggère l'élu.
Loin du gîte rural espéré, cette perspective a aussitôt suscité une vive opposition de toute la population. « Ce sont des récidivistes, vous savez bien comment ils font dans les villes, ils brûlent les voitures et ils agressent les personnes âgées » [...]. « Quand on voit de l'extérieur les reportages à la télévision sur les banlieues difficiles et les lycées en zone prioritaire, on est tous effrayés » [...].
« Ces établissements suscitent aujourd'hui énormément de réactions violentes, comme si toute la campagne électorale et les élections sur le thème de la sécurité étaient oubliées », observe [...] le directeur des Nids, l'association d'aide à l'enfance qui a fait l'acquisition du château. « On veut bien s'occuper des délinquants mais surtout pas chez soi ».

Alexandre Garcia, Le Monde, 19 février 2003

▲ ***Quelle problématique soulève cet article ? Commentez.***

Propositions de réponse

- De récentes élections ont montré l'importance des médias et de leur influence sur l'opinion publique. Le sentiment d'insécurité a largement été évoqué au point parfois d'être fantasmé.
- On s'est aperçu que le sentiment d'insécurité frappait des régions qui n'étaient pas concernées directement par la violence urbaine.

- La question se pose de savoir comment réagir. Il ne faut pas nier la réalité de la délinquance. Elle existe et pose de réels problèmes.
- Les causes de la délinquance : chômage, échec scolaire, absence de repères sociaux et familiaux, crise de l'autorité dans les écoles, société de consommation agressive…
- Les récentes orientations visent à fournir une réponse plus répressive allant dans le sens d'une grande partie de l'opinion publique.
- La stigmatisation est forte.
- Quelle place pour les politiques de prévention et de réinsertion ?
- On veut bien des initiatives pour régler le problème de la délinquance mais pas chez soi.
- Une responsabilisation collective et une plus grande tolérance semblent nécessaires.

3 ▸ LA SITUATION DES FEMMES

Alors que le Sénat, après l'Assemblée nationale, adoptait la parité homme-femme au début du mois de mars 1999, la situation des femmes dans notre société continue de soulever régulièrement des polémiques. Les femmes sont plus touchées par le chômage, elles sont moins bien rémunérées que les hommes, les familles monoparentales sont majoritairement composées de femmes seules... Et pourtant la situation des femmes a beaucoup évolué au cours de ces cinquante dernières années. Dans ce chapitre, nous rappellerons les éléments essentiels en termes de droits de la femme.

DROIT DE VOTE ET REPRÉSENTATION POLITIQUE

Le droit de vote

Au début du XIXe siècle, la position de la femme dans la société française est marquée par le sceau de la domination des hommes. Le Code civil de 1804 institué par Napoléon 1er fixe sur le plan réglementaire que la femme « doit obéissance à son mari ». Le travail des femmes tout au long du siècle est même considéré comme contraire à la féminité. Le XIXe siècle, misogyne par excellence, est aussi le siècle du féminisme à travers lequel une minorité de femmes s'est constituée une identité publique tant par son écriture que par son engagement et sa capacité d'organisation. Tout en préservant leurs différences avec les hommes, les femmes revendiquent l'égalité des sexes en reprenant à leur compte la Déclaration des droits de l'homme. À la veille de la Première Guerre mondiale, les mouvements féministes comme l'Union française pour le suffrage des femmes (UFSF) s'expriment pleinement et sont sur le point d'obtenir le droit de vote aux municipales de 1916. La guerre, bien que repoussant les débats, va constituer pour les femmes une expérience sans précédent de liberté et de responsabilité. En travaillant dans les usines d'armement, en remplaçant dans les champs les hommes partis au front, les femmes découvrent de nouvelles opportunités professionnelles, le maniement d'outils et de techniques ignorées et ont accès à des professions supérieures qui jusque lors leur étaient interdites. La lutte pour le droit de vote reprend de la vigueur dès la sortie de la guerre. Dix femmes seront élues aux élections municipales de 1925, non pas sous la bannière féministe mais présentées par le Parti communiste français né en 1920. La plupart des élues sont alors invalidées mais Mme Variot, élue à Malakoff, restera en place pendant toute la durée de son mandat. Alors que la Chambre se prononce pour les droits politiques des femmes, le Sénat continue de s'y opposer. Sous l'influence de Louise Weiss et Cécile Brunschwig, pour ne citer qu'elles, se multiplient les associations, les journaux et les actions féministes.

La victoire du Front populaire en 1936 ne change pas fondamentalement les données, mais pour la première fois des femmes entrent au gouvernement en tant que sous-secrétaires d'État ; on y trouve Irène Juliot-Curie, Cécile Brunschwig et Suzanne Lacore.

La Seconde Guerre mondiale brise les initiatives féministes, le gouvernement de Vichy proclame le « retour de la femme au foyer » prétextant que les femmes sont par nature et par vocation vouées à la maternité. La loi du 23 juillet 1942 rappelle que reviennent à l'homme l'autorité et le travail, à la femme le foyer et l'amour. C'est aussi à ce moment qu'est instituée la fête des mères. Mais l'Occupation est également pour les femmes comme Lucie Aubrac, Danielle Casanova, Bertie Albrecht, l'occasion de participer à la Résistance. La participation des femmes à la Résistance fait tomber certains préjugés. Le 21 avril 1944, l'ordonnance signée du Général de Gaulle à Alger précise que « les femmes sont électrices et éligibles dans les mêmes conditions que les hommes dès les premières élections après la Libération ». Le 29 avril et le 13 mai 1945, les femmes sont appelées à se rendre aux urnes pour la première fois pour les élections municipales.

Même si les femmes participent désormais à la vie politique, cette sphère reste principalement une activité masculine. Il faudra attendre 1991 pour que soit nommée, pour la première fois, une femme Premier ministre en la personne d'Edith Cresson.

La parité en politique

Au début du mois de mars 1999, une polémique autour de la parité homme-femme relançait le débat sur la participation des femmes en politique. Que signifie la notion de parité ? Elle suggère une participation égale des femmes et des hommes dans les institutions de la République, dans les assemblées élues au niveau communal, départemental, régional ou national. Même si le Sénat après un premier rejet du projet de loi sur la parité a fini par fléchir et accepter la proposition de loi, l'idée de la parité inscrite dans la loi ne faisait pas l'unanimité, y compris parmi les femmes. Aux partisanes de la parité, comme Gisèle Halimi, s'opposaient des femmes comme Nicole Du Roy qui qualifiaient la parité de corporatisme, redoutant que la différence génétique justifie un statut protégé et que les femmes se voient attribuer des responsa-

bilités, non pas au nom de leurs compétences mais à celui de leur appartenance à un sexe, prétextant que l'égalité entre les hommes et les femmes doit découler d'une évolution des mœurs plus que d'un passage en force mettant en cause la légitimité politique des femmes ; ce qu'on appelle communément la ***discrimination positive***. Au nom de la parité, ne pourrait-on pas envisager des quotas d'hommes et de femmes d'origine étrangère, de handicapés ou de représentants de minorités diverses ? Quoi qu'il en soit, les unes et les autres revendiquent une participation plus forte des femmes à la sphère politique.
Depuis la loi de 1999 la parité en politique fait son chemin. Mais la constitution des listes au moment des élections reste particulièrement difficile dans un monde encore fortement représenté par les hommes. Toutefois le bon accueil d'une éventuelle candidature féminine à l'élection présidentielle de 2007 semble vouloir inverser cette tendance.

LE TRAVAIL

Le taux d'activité des femmes

Au début du XXe siècle, le taux d'activité des femmes, c'est-à-dire le nombre de femmes actives rapporté à la population totale, s'élevait à 36 %. À la fin de la Seconde Guerre mondiale, le modèle de la femme au foyer inspiré par le gouvernement de Vichy fait chuter ce taux jusque dans les années 1960 à 28 %. Il n'a cessé ensuite d'augmenter pour atteindre en 1994 le taux de 37,9 % et de 46,1 % en 2004.
Le recours à l'embauche des femmes depuis les années 1960 s'explique en grande partie par l'évolution des emplois, en l'occurrence le développement des services qui leur a largement profité et l'allongement de la scolarité qui les a conduites à revendiquer leur place sur le marché du travail pour valider les diplômes obtenus.
Les phénomènes de crise ont un double effet : d'un côté ils incitent les femmes à travailler pour augmenter les capacités budgétaires de la famille, de l'autre ils engendrent un phénomène de découragement qui réfrène les ambitions professionnelles des femmes.
Le taux de chômage moyen des femmes est supérieur à celui des hommes.

L'inégalité sur le marché du travail

Malgré deux lois en vingt ans (loi Roudy en 1983 et loi Génisson en 2001), les inégalités entre hommes et femmes au travail demeurent. Bien que plus nombreuses que les hommes à obtenir un diplôme supérieur ou équivalent au baccalauréat, le taux de chômage des femmes reste de deux points supérieur

à celui des hommes. Les propositions qui sont faites sur le marché du travail ne sont pas les mêmes pour les hommes et pour les femmes. Elles sont plus nombreuses à occuper un emploi précaire (contrat à durée déterminée, stage ou emploi aidé). Le temps partiel concerne une femme active sur trois (contre seulement 5,5 % des hommes).
Plus on monte au sommet de la hiérarchie, moins les femmes sont présentes. Elles ne constituent par exemple que 14 % des chefs d'entreprise de plus de 10 salariés.
Pourtant, il existe un cadre juridique pour limiter ces inégalités. On peut citer la loi Roudy de 1983 qui précise que les femmes ne peuvent faire l'objet de discriminations et ont droit à l'égalité de rémunération.

L'inégalité des salaires

Selon des sources de l'INSEE, le salaire des hommes, à poste et qualification identiques, est supérieur de 14 % à celui des femmes. Plusieurs arguments servent à justifier cette disparité :
- la maternité, qui constitue pour les employeurs une charge supplémentaire lorsqu'il faut remplacer les femmes durant leur congé maternité ;
- l'idée reçue selon laquelle les femmes sont moins ambitieuses et plus préoccupées par leur vie de famille ;
- le choix d'orientation des filles vers des filières scolaires et universitaires moins valorisées, telles que les études littéraires, les sciences humaines, la bureautique et le secrétariat, la coiffure ou la vente. Les études scientifiques validées par les filières professionnelles de la haute technologie restent encore un domaine où les hommes sont plus nombreux.

Les femmes et les tâches ménagères

Même si on a assisté à une évolution des mentalités et à un partage plus équitable des responsabilités domestiques avec les hommes, les femmes restent encore plus impliquées, y compris lorsqu'elles travaillent, dans les charges ménagères, garde et éducation des enfants, entretien, cuisine... Pour favoriser le travail des femmes, on développe les structures d'accueil pour enfants telles que les centres de loisir. L'État propose aussi diverses aides visant à alléger les contraintes domestiques. On peut citer :
- l'aide de garde d'enfant à domicile (AGED) ;
- le congé parental.

Les systèmes de garde restent encore très insuffisants et limitent les possibilités de carrière des femmes. D'autant que le nombre de situations monoparentales est en croissance continue depuis vingt ans.

LA CONTRACEPTION

La contraception des femmes est un phénomène important car il a modifié, au-delà du simple aspect de la maîtrise des naissances, le paysage sociologique des sociétés industrialisées. La contraception des femmes a favorisé leur émancipation et permis de les faire sortir de leur seul rôle de mère. Pour bien comprendre l'importance de la contraception chez les femmes, il suffit de rappeler qu'en une année une femme de 25 ans qui a des rapports réguliers sans utiliser de contraceptifs a plus de huit chances sur dix d'être enceinte. À 40 ans, elle a encore une chance sur deux.
La pilule contraceptive est apparue sur le marché en 1967, année de la loi Neuwirth qui autorise alors la fabrication et la vente de contraceptifs tout en créant des centres de planification ayant pour but de développer l'éducation familiale en matière de maîtrise de la fécondité.

Les méthodes

Les méthodes contraceptives sont diverses et utilisées en France par près de 75 % des femmes.

Les contraceptifs oraux : les œstroprogestatifs ou pilules contraceptives

C'est la méthode contraceptive la plus courante parce que considérée comme simple d'utilisation et facilement réversible.
Les œstroprogestatifs maintiennent les hormones circulantes à un taux élevé, ils inhibent les sécrétions hypotalamo-hypophysaires en agissant à trois niveaux :

- ils bloquent la maturation folliculaire et l'ovulation ;
- ils empêchent la nidation par atrophie de l'endomètre ;
- ils rendent la glaire cervicale imperméable aux spermatozoïdes.

La prise de la pilule peut parfois entraîner des troubles physiologiques :

- les risques d'accidents veineux ou artériels et cardiovasculaires sont particulièrement augmentés chez les femmes qui associent d'autres facteurs de risque comme le tabac, le diabète ou l'hypertension artérielle ;
- le risque de cancer du col de l'utérus semble supérieur chez les femmes sous contraceptifs oraux, bien qu'aucune relation de cause à effet n'ait été démontrée jusqu'à ce jour.

Il existe trois générations de pilules. Les plus récentes, moins fortement dosées, limitent l'apparition d'effets secondaires (acné, excès de pilosité, aggravation de varices, douleurs mammaires...). Cependant, seules les pilules de première et deuxième génération sont remboursées par la Sécurité sociale. Quoi qu'il en soit la prise d'un contraceptif doit s'accompagner d'un suivi médical régulier permettant au gynécologue d'adapter la méthode aux spécificités de chaque femme.

Autres progestatifs

De nouvelles présentations sont actuellement utilisées :
- les progestatifs implantés ;
- les progestatifs transdermiques (patchs) ;
- les progestatifs injectables.

Les dispositifs intra-utérins ou stérilets

Cette méthode contraceptive est utilisée en particulier par les femmes de plus de 35 ans qui ont déjà eu des enfants et souhaitent une contraception sûre et bien tolérée. Le stérilet est un dispositif en matière plastique recouvert d'un fil de cuivre, le plus souvent en forme de T. Il est posé par un médecin, juste après les règles, dans l'utérus et peut être laissé en place entre 2 et 4 ans.
Le mécanisme d'action se situe au niveau de la muqueuse utérine pour les stérilets en cuivre. Le cuivre détruit les spermatozoïdes, modifie la muqueuse et empêche, par un effet inflammatoire, la nidation de l'œuf. Cette méthode qui peut entraîner des infections génitales (ex : salphingites, infections pelviennes...) est fortement déconseillée chez les femmes n'ayant pas encore eu de grossesse.

Le préservatif

Le recours au préservatif lors du premier rapport sexuel est de l'ordre de 86 %, alors qu'il était de 15,2 % avant 1988.
On parle de contraception locale. Outre son utilité contraceptive, le préservatif a l'avantage de protéger des infections sexuellement transmissibles et du SIDA. La prise de la pilule s'accompagne ainsi, en plus, de l'utilisation du préservatif.

Le diaphragme

Il s'agit d'une membrane en latex, en forme de dôme, qui est fixée par un anneau rigide. Le diaphragme doit être adapté à l'anatomie du vagin. Il s'utilise toujours avec une crème spermicide. Il doit être introduit dans le vagin moins de deux heures avant le rapport sexuel et laissé en place de 6 à 8 heures après le rapport. C'est une méthode assez contraignante, peu sûre et de moins en moins pratiquée, en l'occurrence depuis l'épidémie de SIDA.

Les spermicides

Ils se présentent sous forme de gel, de crème, de comprimés ou d'ovules. Ils doivent être déposés avec le doigt, par des applications au contact du col de l'utérus, opération qui doit se renouveler avant chaque rapport sexuel. On peut citer aussi les éponges contraceptives dont l'efficacité s'étend sur 24 heures. L'efficacité de cette méthode dépend principalement de la bonne connaissance de leur mode d'emploi.

La contraception écologique

Elle repose sur des calculs de période d'ovulation. À partir de ce calcul sont mises en place des méthodes « naturelles » qui reposent sur l'abstinence ou l'emploi d'une contraception locale pendant la période présumée de fécondation. On peut citer :

- la méthode Ogino qui préconise l'absence de rapport entre le 7e et le 21e jour du cycle ;
- la méthode des températures qui interdit les rapports entre le premier jour des règles et le troisième jour qui suit l'élévation de la température, signe de l'ovulation ;
- les tests salivaires ou urinaires permettant de détecter les périodes d'ovulation ;
- la méthode du retrait.

Les méthodes naturelles sont très aléatoires et à l'origine de la plupart des interruptions volontaires de grossesse. Elles sont ainsi de moins en moins pratiquées.

La contraception du lendemain

Malgré l'ensemble des précautions qui peuvent être prises, il peut survenir des accidents (oubli de la pilule, déchirure du préservatif...). Dans ce cas les femmes peuvent avoir recours à la contraception du lendemain ou pilule post-coïtale. La méthode de Yuzpé (association d'œstroprogestatifs) doit être alors mise en œuvre dans les 72 heures qui suivent un rapport fécondant afin d'empêcher la nidation d'un œuf fécondé.
L'usage de la pilule du lendemain est en progression, passant de 8,4 % en 2000 à 13,7 % chez les femmes sexuellement actives de 15-54 ans.

La stérilisation

Chez la femme, elle consiste en une ligature des trompes. Chez l'homme, elle consiste en une ligature des canaux déférents. En France cette méthode est peu utilisée en raison de l'impact psychologique qu'elle peut avoir et de l'évolution du modèle familial qui tend à multiplier les remariages.

La pilule pour homme

Cette méthode est actuellement à l'étude, elle est conditionnée à une absence d'effets secondaires sans laquelle les hommes ne sembleraient pas disposés à en faire l'usage. La problématique de l'homme par rapport à sa virilité tend en effet à ralentir les dispositions de ce dernier dans le cas d'éventuelles atteintes à son intégrité sexuelle.

Toutes ces méthodes ont une efficacité qui diffère. Les risques inhérents à chaque méthode sont mesurés par l'indice de Pearl qui donne en pourcentage les taux d'échec.

L'INTERRUPTION VOLONTAIRE DE GROSSESSE

Une avancée pour les femmes

L'interruption volontaire de grossesse, ou IVG, soulève en France et dans le monde de vives polémiques. Elle constitue pourtant un progrès incontestable dans la lutte pour l'amélioration des conditions de vie de la femme. De tout temps l'avortement s'est pratiqué. En 1920, la contraception et l'avortement étaient considérés comme un crime passible de la cour d'assises. La propagande sur ce thème est alors interdite. Plus proche de nous, en 1941, les personnes suspectées d'avoir participé à un avortement étaient déférées devant le tribunal d'État. En 1942, l'avortement est décrété crime d'État puni de mort. Une « avorteuse » sera exécutée en 1943. Pourtant, face à la pression sociale, les femmes ont continué à pratiquer l'avortement, clandestinement parce que le carcan moral créait des situations intolérables, parce que les grossesses successives ne pouvaient plus être assumées physiquement, psychologiquement, financièrement. Certaines conditions sanitaires, dramatiques, mettaient alors la vie de la mère en danger. Les « avorteuses » n'étaient pas non plus toutes compétentes, augmentant encore les risques de l'opération (septicémie, hémorragie...). À cela s'ajoutent les souffrances psychologiques et physiques des femmes, les situations d'angoisse suscitées par l'interdit. Les mouvements féministes ont permis de faire évoluer cette situation. C'est dans les années 1970 que les mouvements en faveur de l'avortement vont se manifester. Après une grande mobilisation en 1975, la loi Veil autorisant l'IVG est votée. Elle sera confirmée en 1979.

L'IVG est remboursée par la Sécurité sociale depuis 1982. En 1990, l'utilisation du RU 486, technique médicamenteuse de l'IVG, est autorisée en milieu hospitalier.

Pourtant, certains courants de mouvance religieuse continuent de remettre en cause ce droit, parfois de manière virulente. Des commandos font irruption dans les hôpitaux. Cette virulence se traduit même en extrémisme. Aux États-Unis, les médecins pratiquant l'avortement reçoivent des menaces de mort, certains ont même connu ce tragique destin. En France, depuis 1993 et la loi Neiertz, l'entrave à l'IVG est un délit. Cela n'empêche pas certains responsables politiques de réclamer régulièrement la suppression du remboursement de l'IVG, considéré comme incitatif.

Le problème de l'éthique

La controverse soulève des interrogations d'ordre éthique et religieux. Il est incontestable que l'avortement représente pour la femme une amélioration de ses conditions de vie. Pourtant, les sociétés modernes doivent être vigilantes à ce que le progrès des sciences ne mettent pas en danger les principes d'humanité, se protéger contre les risques d'eugénisme par exemple (*voir* chapitre 12). Au nom de quel principe peut-on justifier « l'anormalité » pour pratiquer l'avortement thérapeutique ? À partir de quel moment commence la vie ? Selon le degré d'imprégnation morale et religieuse, on peut comprendre que certains veuillent préserver la société de dérives dangereuses.
Mais il ne faut pas oublier que la société elle-même a développé des conditions économiques, des schémas esthétiques qui induisent la pratique de l'avortement. Les difficultés de vie des handicapés, moteurs ou mentaux, ne sont pas facilement assumables dans une société caractérisée par la vitesse d'exécution des tâches et l'efficacité. Les difficultés sociales de certains parents se répercutent souvent sur leurs enfants, conduisant parfois à des situations dramatiques s'échelonnant sur plusieurs générations. N'est-il pas légitime, si la médecine le permet, de vouloir épargner à l'enfant une souffrance à venir ? Quel principe doit pousser une mère à assumer malgré elle une grossesse comme on expie une faute ?
Certes, on voit que la frontière entre raison sociale et dérive éthique est mince et il est primordial que la société soit cohérente face à ce type de problématique. On ne peut pas nier l'évolution des sociétés, la réalité du progrès, mais on doit cerner au mieux les conséquences et les dangers qu'elles impliquent. Les comités d'éthique ont d'ailleurs été créés à cet effet.
Pour ces mêmes raisons, l'avortement n'est pas pratiqué de manière anarchique. Il s'inscrit dans un cadre juridique précis qui a fixé des modalités particulières d'application.

La pratique de l'IVG

Deux cas sont possibles.
Une IVG peut être demandée par la femme lorsqu'elle se trouve en « situation de détresse ». Elle est seule juge de cette situation et cette décision est avant tout personnelle. Depuis la réforme en mai 2001 de la loi Veil de 1975 sur l'IVG, le délai légal a été porté à la douzième semaine de grossesse ou

quatorzième semaine d'aménorrhée (sans règles). Les avortements ne sont plus précédés pour les femmes majeures d'un entretien dans un centre de planification, un service social ou un autre organisme agréé, entretien au cours duquel la femme était tenue au courant des aides dont elle pouvait bénéficier, des éventuelles conséquences psychologiques que l'intervention peut engendrer.

Cet entretien reste obligatoire pour les mineures qui ne sont plus obligées d'avoir l'accord de l'un de leurs parents ou de la personne qui exerce l'autorité parentale. Elles peuvent être accompagnées par une personne majeure de leur choix qui jouera le rôle de « référent ». L'intervention est gratuite.

Depuis la réforme de mai 2001, un chef de service hospitalier peut au nom de la « clause de conscience » refuser de pratiquer une IVG mais il doit s'assurer que l'opération soit pratiquée si le conseil d'administration de l'hôpital l'a décidé.

Une IVG thérapeutique peut être autorisée à tous les stades de la grossesse lorsque celle-ci menace gravement la santé de la mère, lorsque l'enfant est susceptible d'être affecté par une maladie incurable ou un handicap grave au moment du diagnostic.

L'IVG peut être pratiquée dans un établissement d'hospitalisation public ou un établissement d'hospitalisation privé agréé.

Deux méthodes sont employées :

- la méthode de Karman qui consiste en une aspiration du contenu de l'utérus ;
- la pilule abortive RU 486 (ou mifépristone) qui bloque l'action de la progestérone, hormone nécessaire au maintien de la grossesse. Cette méthode ne peut être pratiquée actuellement qu'avant la fin de la 5e semaine de grossesse (7e semaine d'aménorrhée).

Le manque d'informations

L'avortement intervient souvent faute d'informations sur les moyens de contraception. C'est souvent le cas chez les mineures. On ignore aussi souvent le délai légal pour avorter. Cette carence d'informations provient :

- d'un manque de dialogue entre parents et enfants ;
- du manque de centres de planification et d'éducation familiale.

À cela s'ajoutent des problèmes liés à l'insuffisance d'établissements qui pratiquent l'avortement. L'attente plus longue est d'autant plus douloureuse à vivre pour les femmes surtout lorsqu'elle se solde par l'interdiction d'avorter en raison du dépassement des délais. C'est d'ailleurs pour cette raison que la réforme de la loi en 2001 a porté le délai légal d'avortement de dix à douze semaines de grossesse. En effet on estimait que près de 5 000 femmes chaque année partaient à l'étranger, dans les pays de la communauté européenne où les délais sont plus importants, faute de pouvoir être prises en charge à temps dans le système hospitalier français.

LA PROCRÉATION MÉDICALEMENT ASSISTÉE (PMA)

La fécondation in vitro

Cette méthode est utilisée par les couples stériles qui ne parviennent pas à avoir d'enfants parce que la fécondation intra-utérine ne se fait pas. Après stimulation ovarienne, les ovocytes obtenus sont fécondés in vitro et les embryons qui en résultent sont congelés. Ils sont alors destinés à l'implantation dans l'utérus maternel. On parle de fécondation in vitro avec transfert d'embryon (FIVET).
D'autres alternatives sont possibles :

- les embryons sont détruits si le couple change d'avis ;
- les embryons font l'objet d'un don anonyme à un autre couple stérile.

La question de l'expérimentation sur embryon fait l'objet de vives polémiques et d'autant plus depuis les premiers clonages. Il est possible de prélever une cellule embryonnaire et de diagnostiquer la présence de nombreux gènes anormaux. On élimine les embryons qui seront malades et on implante seulement ceux qui échapperont à la maladie. Cependant on n'écarte pas les embryons porteurs sains, les éliminer est considéré en France comme un acte eugénique. Cette position n'est pas universelle. Les risques de manipulation génétique et les dérives eugéniques qu'elle pourrait entraîner rendent donc les expérimentations très complexes. La loi française interdit toute recherche sur l'embryon humain. Cependant, d'autres pays ont accompli des avancées scientifiques qui incitent le Comité d'éthique à une position plus permissive. Il devrait proposer l'autorisation des recherches médicales sur les embryons abandonnés par leurs géniteurs.
Se pose aussi le problème de l'âge de la femme. En France le don d'ovocytes au-delà de l'âge de la ménaupose est interdit. L'obstétricien italien Severino Antinori a permis en 1997 à une femme de 64 ans d'avoir une petite fille. Est-il acceptable qu'une femme âgée puisse avoir des enfants, n'y a-t-il pas là un risque de bouleversement du schéma relationnel parents-enfant ? Cette opération est d'autant plus controversée qu'elle nécessite une préparation particulière. La femme ménopausée, n'ayant plus d'ovaire fonctionnel, doit subir un traitement pour préparer l'utérus à recevoir un embryon.

L'insémination artificielle

Elle concerne les cas de stérilité masculine et consiste à introduire le sperme d'un donneur dans les voies génitales de la femme. La fécondation et la grossesse se déroulent naturellement.
Le sperme peut être celui du mari si celui-ci, devenu stérile à un moment de sa vie pour des raisons de soins médicaux particuliers, a anticipé une éventuelle

fécondation à venir et a stocké du sperme sain et fertile dans un centre d'étude et de conservation des œufs et du sperme humain (CECOS). Ce cas est assez rare.

Pour éviter d'avoir recours au don de sperme qui n'est pas sans poser des problèmes moraux autour de la filiation, de nouvelles techniques permettent d'utiliser le sperme du père malgré son infertilité :

- injection par aiguille d'un spermatozoïde sain prélevé chez le patient stérile, dans l'ovocyte ;
- injection d'une cellule sexuelle mâle ou spermatide dans l'ovule.

Les problèmes posés

La PMA ne se déroule pas dans la simplicité. Les échecs successifs, les délais d'attente importants, la complexité face aux problèmes de filiation, les bouleversements que cela entraîne dans la vie de couple rendent les techniques d'assistance à la procréation particulièrement délicates.

De nombreuses femmes stériles ayant eu recours à ces procédés ont eu des grossesses multiples : c'est le cas pour un quart des femmes traitées. Il est bien évident qu'au-delà de la satisfaction des parents se posent des problèmes quant aux moyens dont ils disposent pour assumer la venue de plusieurs enfants. On a récemment vu, aux États-Unis, une femme accoucher de huit enfants, la grossesse s'étant déroulée dans des conditions extrêmement particulières. Le nombre de prématurés est lui aussi très important, situation qui augmente les risques de handicap moteur ou mental chez l'enfant.

Les techniques utilisées et les délais nécessaires rendent la PMA très lourde pour le système de protection sociale.

Enfin, elle soulève comme nous l'avons évoqué des problèmes éthiques importants comme le DPI. Cette question d'éthique sera abordée indépendamment dans un chapitre ultérieur (chapitre 12).

SUJET TYPE

La question du statut du fœtus devant la cour de cassation (extrait)

En juin 2001, la Haute juridiction était appelée à se prononcer sur le cas d'une jeune femme enceinte qui avait perdu son fœtus de six mois dans un accident de la route. Percutée par un automobiliste ivre le soir du 29 juillet 1995, la jeune femme accouchait, quelques jours plus tard, d'un enfant mort-né. L'autopsie avait reconnu que le décès de l'enfant était directement lié aux lésions subies par sa mère lors de l'accident. En première instance, le tribunal correctionnel de Metz avait reconnu le chauffard coupable de blessures involontaires sur la mère et d'homicide involontaire sur la personne du fœtus. La décision avait été infirmée par la cour d'appel au motif que « pour qu'il y ait "personne", il faut qu'il y ait un être vivant, c'est-à-dire venu au monde et non encore décédé ». La cour de cassation a estimé, à son tour, que la législation française ne permettait pas de reconnaître au fœtus le statut de personne. Dans son arrêt de principe, l'assemblée plénière de la Haute juridiction a rappelé qu'une interprétation stricte de la loi ne permettait pas d'étendre l'homicide involontaire « au cas de l'enfant à naître, dont le régime juridique relève de textes particuliers sur l'embryon ou le fœtus ».

Sandrine Blanchard, Le Monde, 30 novembre 2003

▲ ***En 2003, un député déposait un amendement pour modifier la loi et créer un délit d'« interruption involontaire de grossesse ». Devant les protestations de certains mouvements féministes et du Syndicat national des gynécologues et obstétriciens, cet amendement était retiré. Pourquoi selon vous n'accorde-t-on pas de statut juridique à l'embryon ?***

Propositions de réponse

- C'est une condition indispensable pour que l'avortement puisse être pratiqué. Si l'on considère l'embryon comme un sujet de droit, l'avortement deviendrait un homicide.
- Les mouvements féministes et les professionnels de la gynécologie et de l'obstétrique voyaient dans cet amendement une remise en cause du droit à l'avortement et un risque majeur pour leur profession en matière de responsabilité médicale.
- Il y a une difficulté majeure à juger ce type d'affaires extrêmement douloureuses, car on doit apprécier à la fois le désir de justice des victimes mais aussi l'application stricte de la loi.
- L'avortement est le fruit d'un combat difficile pour l'émancipation des femmes.

4 ▸ LE VIEILLISSEMENT DE LA POPULATION

ASPECT DÉMOGRAPHIQUE

L'évolution démographique actuelle est la conséquence de la baisse de la fécondité qui a conduit à un « vieillissement démographique » mesuré par la croissance de la proportion de personnes âgées de 60 ans et plus. Les plus de 65 ans représentaient 14,6 % de la population en 1994, ils représentaient en 2003 près de 16,2 %, soit environ 10 millions de personnes (la population totale est de 61,7 millions).

À cette diminution de la fécondité s'ajoutent, grâce à l'évolution médicale (apparition de nouvelles thérapeutiques, rôle majeur de la prévention…), une meilleure qualité de vie, une baisse de la mortalité, qui contribuent au vieillissement de la population.

Les prévisions démographiques de la population âgée de plus de 60 ans sont d'environ 14 millions en 2010 et 17 millions en 2020.

Les projections de population prennent en compte, en plus de ces considérations, dès 2005-2010, l'arrivée à la retraite des premières générations du baby-boom. Les effectifs iront croissants et représenteront plus de 26 % en 2020 et 33 % en 2050 de l'ensemble de la population française, avec comme conséquence le problème du financement du système de retraite. Cela a conduit depuis 1993 les gouvernements à mettre en place différentes réformes des retraites, jusqu'à la récente réforme du gouvernement Raffarin en juillet 2003 (*voir* chapitre 9).

SANTÉ ET VIEILLISSEMENT

Globalement, la santé des personnes âgées ne doit pas être abordée uniquement du point de vue des pathologies liées à l'âge. Le seul vieillissement biologique (sénescence) peut conduire à l'apparition d'altérations fonctionnelles, telles que l'ostéoporose, la cataracte, l'hypertension artérielle, etc.

Néanmoins, la présence de ces troubles, d'incapacités plus ou moins invalidantes, n'est pas toujours considérée pour les personnes âgées comme le fait d'être en mauvaise santé. En effet, les liens et contacts avec l'entourage, le sentiment d'avoir un rôle social, sont essentiels pour se sentir en bonne santé.

LES PROCESSUS DU VIEILLISSEMENT

Parce que l'homme est un être biologique, doté de raison et qu'il évolue dans un contexte social, le vieillissement ne peut pas être considéré du seul point de vue biologique et de la conception de l'avancée en âge comme déclin inéluctable.

Le vieillissement est certes l'avancée en âge, ce qui correspond au déroulement du temps chronologique, mais c'est aussi celle de la sénescence, qui est l'expression du déroulement du temps biologique.

La sénescence peut être définie comme l'ensemble des processus biologiques qui, avec l'avancée en âge, rendent les individus plus fragiles aux facteurs susceptibles d'entraîner la mort. C'est le déclin des capacités d'adaptation de l'organisme pour maintenir ses fonctions intactes face aux agressions extérieures, comme les maladies ou les accidents.

La sénescence serait un processus commun à tous les êtres vivants qui, par les modifications cellulaires, se traduit par des changements morphologiques tissulaires dégénératifs et la baisse des performances physiologiques et de certaines fonctions intellectuelles. Toutefois, ce processus n'atteint pas tous les individus de la même manière et dans un même temps. L'influence des conditions de vie plus ou moins pénibles ou à l'inverse un bon équilibre physique et moral peuvent retarder la sénescence (facteurs exogènes).

L'apparition de la sénescence résulte du trajet de la vie de la personne et de son patrimoine génétique. Le vieillissement psychologique se traduit par le déclin des fonctions intellectuelles, c'est-à-dire la diminution des facultés d'attention et de concentration, de mémoire, d'apprentissage.

Point de vue social

Le vieillissement varie selon le sexe. En effet, l'espérance de vie est plus grande d'environ 7 ans chez la femme même si cet écart tend à se résorber. En 2004 l'espérance de vie est de 75,9 ans pour les hommes contre 82,9 ans pour les femmes. Les femmes sont donc plus concernées par le grand âge du fait de cet écart de longévité, ce qui n'est pas sans difficultés pour un grand nombre de celles-ci qui se trouvent souvent confrontées au veuvage, à des bas revenus du fait d'une carrière professionnelle plus ou moins longue, voire l'absence de profession.

La catégorie socioprofessionnelle influe également sur l'espérance de vie. Il existe un écart significatif de plusieurs années à l'âge moyen de la vie (35 ans) entre un ouvrier manœuvre, un salarié agricole, un cadre supérieur ou un enseignant dont l'espérance de vie est plus longue.
Le départ à la retraite peut entraîner un sentiment d'inutilité sociale ou de dépendance à la collectivité, d'être socialement vieilli, voire sénile. Mais aussi le chômage ou la faible qualification professionnelle constituent des « risques sociaux » de vieillissement prématuré. Plus généralement, l'état de santé se dégrade lorsque le niveau économique ou socioculturel est peu élevé. On peut observer alors une dégradation par un vieillissement précoce.

Point de vue psychologique

Les fonctions intellectuelles sont diminuées par le vieillissement, on observe une baisse des facultés d'attention, de concentration, de mémoire. Cela est d'autant plus vrai que le niveau d'instruction est faible ou que le sujet n'a pas suffisamment entraîné ses fonctions pour qu'elles restent performantes le plus longtemps possible.

LES PERSONNES ÂGÉES ET LA CONSOMMATION MÉDICALE

L'augmentation et la gravité du nombre des affections liées au vieillissement entraînent des besoins donc des dépenses médicales conséquentes. Les dépenses sont réparties en deux postes :
- ***l'hospitalisation***, pour tous types d'hospitalisation ;
- ***les « soins de ville »*** aux patients ambulatoires (soignés à domicile), soins de médecins, dentistes, infirmiers, analyses, produits pharmaceutiques, etc.

La répartition varie selon l'âge, l'hospitalisation représente 50 % de la dépense pour les personnes de 65 à 74 ans et atteint jusqu'à 65 % pour les personnes de 85 ans et plus. A contrario, les soins de ville diminuent entre 65 et 74 ans et d'autant plus à partir de 85 ans.
La consommation médicale des personnes âgées a augmenté plus rapidement que celle du reste de la population en ce qui concerne les soins de ville. Cela correspond aux soins du médecin généraliste à domicile, à la pharmacie et aux soins paramédicaux. Il en est de même pour l'accès aux spécialistes, à la radiologie, aux examens de laboratoire.
Cette surconsommation médicale s'explique par la plus grande morbidité et mortalité.

LA PRÉVENTION DU VIEILLISSEMENT

La société française vieillit, certes, mais comment assurer le meilleur bien-être physique et psychique possible à un âge avancé ? Tel est l'enjeu pour le pays dans les années à venir afin de prévenir le vieillissement pathologique. Comment éviter la dépendance, c'est-à-dire le besoin d'aide d'un tiers pour effectuer les actes de la vie quotidienne, chez la personne âgée ?

Les actions de prévention

Des recherches sont en cours pour prévenir et ralentir les processus du vieillissement biologique. Connaissant l'influence des comportements à risque chez les jeunes adultes (tabagisme, alcoolisme, sédentarité, etc.) qui n'auront des conséquences souvent qu'après 60 ans, une prévention précoce s'impose pour éviter les méfaits en termes de maladies chroniques invalidantes.
Il faut instaurer un dépistage précoce des maladies asymptomatiques, par exemple des cancers, de l'ostéoporose à un stade infraclinique, qui peuvent se traiter efficacement si elles sont diagnostiquées très tôt.
La qualité de la vie, les bonnes conditions de travail, l'estime de soi, l'état psychoaffectif et pouvoir faire face aux difficultés liées à l'avancée en âge diminuent semble-t-il le vieillissement pathologique, tel que les déficiences sensorielles ou fonctionnelles graves.

LE DISPOSITIF INSTITUTIONNEL ET L'ACTION MÉDICO-SOCIALE

Afin de maintenir l'autonomie des personnes âgées valides et organiser les modalités de prise en charge des personnes invalides, ce dispositif est mis en place tant à domicile qu'au niveau de l'hébergement en institutions sanitaires et/ou sociales.

Les services à domicile

Ils comprennent l'aide ménagère et les soins infirmiers à domicile.
Le service d'aide ménagère est conçu pour le soutien à domicile des personnes âgées qui ont des difficultés pour accomplir les tâches de la vie domestique. L'attribution de l'aide ménagère est accordée au titre de l'aide sociale légale, financée par le département, sous conditions de ressources à partir d'un barème. L'aide ménagère intervient à temps partiel, quelques heures par jour ou par mois selon le degré de dépendance de la personne.

Les 80 000 aides ménagères en France effectuent essentiellement des travaux ménagers, des courses et des démarches administratives, parfois elles préparent les repas, plus rarement elles s'occupent des soins et de la toilette.
Les services de soins infirmiers à domicile (SSIAD) sont destinés aux personnes âgées dépendantes et/ou malades. Les soins d'auxiliaires médicaux sont effectués sur prescription médicale et comprennent également les soins d'hygiène ; leurs buts sont d'éviter ou de retarder l'entrée à l'hôpital ou dans les établissements médico-sociaux ou les services de long séjour. La durée de la prise en charge est variable, passant de quelques jours à plus de 10 ans.

Le dispositif institutionnel d'hébergement

L'accueil et les soins sont effectués dans le cadre d'un hébergement rattaché au secteur social et médico-social. Les différents types d'établissements peuvent être de statut public ou privé.
On distingue les services de soins de longue durée des hôpitaux publics qui dépendent de la loi hospitalière (loi du 31 juillet 1991) et s'adressent à des personnes n'ayant plus d'autonomie de vie et nécessitant une surveillance médicale et des traitements médicaux, et les établissements autonomes d'hébergement pour personnes âgées, de statut public ou privé, tels que les hospices, les maisons de retraite, les logements-foyers, les résidences d'hébergement temporaire.
Le financement du long séjour comme pour les établissements sociaux repose sur un double forfait : hébergement à la charge des pensionnaires, de leurs familles ou de l'aide sociale et soins à la charge de l'assurance maladie.
D'une manière globale on constate une grande insuffisance de structures d'accueil pour personnes âgées ainsi qu'un manque de personnels qualifiés. Une carence qui s'accompagne souvent de grandes difficultés de financement pour les familles. Cette situation a été particulièrement mise en exergue par la canicule de l'été 2003, qui a provoqué la mort de près de 15 000 personnes dont 13 331 de plus de 85 ans entre le 4 et le 18 août, contre un nombre moyen de décès pour la même période de 2000 à 2002 de 6 516. Dans les maisons de retraite, le nombre de décès a été multiplié par 2,35 (commission d'enquête parlementaire).
Une adaptation, en termes de qualité, des établissements d'accueil pour la prise en charge des personnes âgées est nécessaire et cela est d'autant plus vrai pour les personnes souffrant de pathologies neurologiques telles que la maladie d'Alzheimer ou autres.

L'allocation personnalisée d'autonomie

L'allocation personnalisée d'autonomie (APA) est destinée aux personnes âgées de plus de 60 ans qui ne sont plus en mesure d'accomplir les démarches de la vie courante. C'est un droit pour mieux vivre à domicile ou en établissement d'hébergement. Il s'agit de répondre aux besoins en France de près de 800 000 personnes en favorisant le plus possible le maintien à domicile qui permet de préserver un équilibre de vie. La loi du 20 juillet 2001 vise à apporter une réponse concrète à la question de la solidarité intergénérationnelle. L'APA n'est pas soumise à conditions de ressources mais elle tient compte des revenus des bénéficiaires. Elle est gérée par les départements. Les aides recouvrent aussi bien les aides ménagères ou les gardes à domicile, les frais d'accueil temporaire en établissement, de télé-alarme, d'aménagement du logement... L'APA permet aussi au bénéficiaire de s'acquitter du « tarif dépendance » en établissement.

LA MALADIE D'ALZHEIMER : UN CAS PARTICULIER

La maladie d'Alzheimer, découverte au début du XXe siècle par Aloïs Alzheimer, n'est pas à proprement parler une pathologie de la vieillesse. C'est une maladie neurodégénérative qui touche des adultes parfois jeunes (35-40 ans) se traduisant par une perte ou un rétrécissement des cellules du cerveau. Cependant sa prévalence est supérieure dans la population âgée et principalement au-dessus de 75 ans. La maladie d'Alzheimer n'est pas l'apanage des personnes âgées mais elle les concerne tout particulièrement et le vieillissement de la population s'accompagne d'ailleurs d'une augmentation alarmante des cas. On dénombre en France près de 350 000 cas mais on estime qu'en réalité il y aurait près de 700 000 cas dans la mesure où nombre de démences séniles ne sont pas reconnues comme telles. Les femmes sont globalement plus touchées que les hommes. Au-dessus de 90 ans, la prévalence est deux fois supérieure. On ne connaît actuellement aucun traitement efficace. On parvient parfois à ralentir la maladie lorsqu'elle est prise à temps, mais elle reste irréversible.

La maladie se traduit principalement par une perte de la capacité de comprendre, de penser, de se souvenir et de communiquer, une perte des fonctions et des habiletés. Les symptômes sont communément des pertes de mémoire qui vont s'aggravant au fil du temps. Il ne s'agit pas de « petits trous de mémoire » dont nous sommes tous victimes ; la perte de mémoire du patient atteint de maladie d'Alzheimer est grave et le prive très vite de toute autonomie. La personne perd peu à peu ses repères, elle ne reconnaît plus les lieux qui lui sont familiers et s'égare, elle ne reconnaît plus ses proches et finit par ne plus savoir effectuer des actes élémentaires qu'elle a toujours su accomplir (s'habiller, se faire à manger, manger, boire... ; on parle parfois de « retour à l'enfance »), jusqu'à une perte de la motricité.

Cette maladie est particulièrement douloureuse pour la personne au moment où elle prend conscience de ses pertes de mémoire, mais ensuite elle le devient aussi et surtout pour les familles qui souffrent de n'être plus reconnues et qui sont dans l'obligation de reconsidérer totalement la relation avec le parent malade. Les familles doivent entourer énormément leurs proches qui ne sont plus en mesure de vivre seuls. Cela exige des sacrifices importants et beaucoup d'amour et plonge les familles dans des détresses morales et l'isolement. Il est difficile d'apprécier la souffrance des malades en raison de leurs difficultés à communiquer, mais ils continuent d'éprouver des sentiments – joie, colère, peur, amour – même si l'interprétation de ses sentiments est souvent perturbante pour l'entourage.
Lorsque cela est possible, les familles peuvent s'appuyer sur des institutions spécialisées dont le personnel est qualifié. On y travaille patiemment sur la mémoire, sur la préservation de l'image de soi, la reconnaissance de l'autre et le maintien de la motricité. On y assure surtout une sécurité pour des malades qui finissent par avoir besoin d'une surveillance 24 heures sur 24 et un relais pour des familles épuisées. Ce peut être un séjour ponctuel pour alléger momentanément la charge des familles, ou un placement définitif. Quoi qu'il en soit, le nombre de places disponibles dans ces établissements est dérisoire (on estime qu'un malade d'Alzheimer sur trois est pris en charge) et nombreuses sont les personnes atteintes qui finissent leur vie dans des unités de long séjour peu ou pas du tout adaptées à leur maladie. Les malades peuvent bénéficier de l'APA mais cela n'est possible qu'au-delà de 60 ans, une situation difficile lorsque la maladie apparaît vers la cinquantaine. La maladie d'Alzheimer est devenue un problème majeur de santé publique.

UNE RÉFLEXION GÉNÉRALE SUR LA VIEILLESSE

La canicule de l'été 2003 a mis en exergue la difficulté de vivre du « troisième » et « quatrième âge ». L'évolution de la famille vers une structure nucléaire a largement contribué à l'exclusion des personnes âgées. Un phénomène renforcé par le culte de la jeunesse qu'a développé notre société depuis une trentaine d'années. La société a en effet valorisé la jeunesse, symbôle de force et de rapidité, la beauté, le « lifting ». L'éternelle jeunesse, plus qu'un mythe, est devenu un but à atteindre, l'objet d'un marché particulièrement rentable. L'industrie du cosmétique et de la chirurgie plastique a connu un essor considérable et le veillissement, autrefois synonyme de respect, de sagesse et d'expérience, a été relégué au rang des handicaps. Dans cette société « jeuniste » l'individualisme s'est renforcé et les personnes âgées se sont trouvées de plus en plus isolées, seules chez elles, seules dans des maisons de retraite le plus souvent sans visite des familles. Certes le rythme de la société et du monde du travail, le manque de structures adaptées et leur localisation géographique ne favorisent pas la préservation du lien familial, mais il est aussi souvent question d'abandon et de comportements égoïstes.

La canicule de 2003 a mis en évidence, il est vrai, des défaillances dans le système de prise en charge des personnes âgées, mais elle a surtout révélé la réalité de leur solitude. Il y a une part de responsabilité collective à refuser la personne âgée. Une telle situation n'est pas durablement possible dans la mesure où le vieillissement démographique va augmenter la part des personnes âgées dans notre société.

Le lien intergénérationnel devra nécessairement être reconsidéré dans les années à venir. On constate d'ailleurs déjà des évolutions avec des expériences d'échanges entre crèches et maisons de retraite et une participation grandissante d'associations de retraités dans l'aide au soutien scolaire ou l'alphabétisation. Les personnes âgées, parce qu'elles sont en meilleure santé aujourd'hui qu'hier, participent de plus en plus à la vie publique. La part des plus de 60 ans augmente et un nombre grandissant de campagnes publicitaires s'adressent à ce public, grand consommateur potentiel.

SUJET TYPE

L'appel à l'aide des familles frappées par la maladie d'Alzheimer (extrait)

Devant l'afflux des patients Alzheimer, les maisons de retraite médicalisées sont sommées de s'adapter. Tout en formant leur personnel à cette pathologie, certains établissements se sont résolus à séparer les malades Alzheimer des autres personnes âgées. Les projets de maisons de retraite prévoient de plus en plus souvent la création d'unités, accueillant 10 à 20 malades, vastes et fermées pour leur permettre de déambuler en toute sécurité.

Les besoins restent cependant criants. Révélant, comme la canicule de 2003, les failles du système de prise en charge des personnes âgées, la maladie d'Alzheimer impose un sursaut des pouvoirs publics. « Nous ne sommes pas dotés des moyens de faire face au vieillissement », reconnaît Hubert Falco, secrétaire d'État aux personnes âgées. « La longévité impose une véritable révolution sociale qui reste encore taboue. » C'est particulièrement vrai dans le cas de la maladie d'Alzheimer, qui se heurte à une forme de déni collectif : « Alzheimer est devenu un des noms de la peur de vieillir, un mot qui focalise et cristallise les anxiétés ».

Cécile Prieur, Le Monde, 21 septembre 2003

▲ ***Après avoir rappelé ce qu'est la maladie d'Alzheimer, dites en quoi cette pathologie pose particulièrement problème.***

Propositions de réponse

- C'est une affection dégénérative qui détruit progressivement le cortex cérébral.
- Elle entraîne l'altération inéluctable de la mémoire, du langage et de l'autonomie.
- Elle touche principalement les personnes âgées (avec une forte proportion au-dessus de 75 ans) mais peut frapper aussi à partir de 40 ans.
- Cette pathologie touche plus de 700 000 personnes.
- La perte d'autonomie des malades déstabilise les familles.
- Il y a une insuffisance de moyens pour accueillir les personnes âgées et spécifiquement les malades d'Alzheimer.
- Le vieillissement de la population augmente la prévalence de cette maladie dans la population.

5 ▸ LA CITOYENNETÉ

UNE NOTION AU GOÛT DU JOUR

Avec la persistance de la crise et l'émergence de dysfonctionnements sociaux, la notion de « citoyenneté » revient très souvent dans les débats autour de l'école, de la violence, du chômage ou de l'immigration. Le réapprentissage de la citoyenneté apparaît souvent comme une solution incontournable et nécessaire à l'intégration et à l'harmonie de la société. Face aux phénomènes d'exclusion, les revendications politiques des individus ont souvent laissé la place à une désillusion, à un mécontentement qui les conduisent à contester les actions sociales menées avec des méthodes qualifiées de non citoyennes : de la désertion des bureaux de vote à la violence urbaine. Lors des émeutes de décembre 1998 dans le quartier du Mirail à la périphérie de Toulouse, le ministre de l'Intérieur par intérim Jean-Jack Queyranne déclarait : « L'État doit affirmer les valeurs de la République et rétablir son autorité dans ces quartiers... ». Ce discours a ensuite été souvent repris par les politiques de tous bords.
Les derniers projets de réforme de l'école intègrent tous l'apprentissage de la notion de citoyenneté. Il nous semble donc important que les candidats maîtrisent cette notion pour mieux formuler les problèmes liés à la crise.

LA NAISSANCE DE LA CITOYENNETÉ

C'est de l'Antiquité grecque et romaine que date l'idée de citoyenneté. Après avoir disparue tout le long de la période moyenâgeuse, elle réapparaît dans l'étymologie du XVIe et XVIIe avant de s'affirmer lors de la guerre d'indépendance de l'Amérique du Nord, ou, plus symboliquement encore, lors de la Révolution française.
Sous l'Antiquité déjà, Cicéron octroie un sens politique au terme de citoyen, en faisant référence à l'idée d'un groupement d'hommes pour caractériser la collectivité de Rome. Platon parle quant à lui de République où les hommes se nomment citoyen pour marquer leur appartenance à la cité. Il se développe

ainsi le besoin de caractériser et de définir les relations entre les hommes parallèlement aux fondements religieux persistants.
L'absence de liberté des esclaves, des femmes et des affranchis prouve aussi que le principe d'exclusion, dès l'Antiquité déjà, semble inhérent à l'idée de citoyenneté.

LA NATION

Les manuels d'instruction civique donnent la définition suivante : la nation est une communauté d'hommes et de femmes, en principe :

- réunis par une histoire commune ;
- parlant généralement la même langue ;
- habitant le même territoire ;
- ayant une identité de sentiments, d'aspiration qui se traduit par une culture nationale.

En fait, accompagnant le développement de la citoyenneté moderne à partir du XVIe siècle, l'indépendance de l'Amérique et la Révolution française, l'idée de nation va apparaître comme l'organisation politique légitime et universelle. Dominique Snapper, directeur d'études à l'École des hautes études en sciences sociales, propose ainsi la définition suivante : « La nation se définit par sa souveraineté qui s'exerce, à l'intérieur, pour intégrer les populations qu'elle inclut et, à l'extérieur, pour s'affirmer en tant que sujet historique dans un ordre mondial fondé sur l'existence et les relations entre nations-unités politiques. Mais sa spécificité est qu'elle intègre les populations en une communauté de citoyens, dont l'existence légitime l'action intérieure et extérieure de l'État. »

LA CITOYENNETÉ EN FRANCE

La royauté a largement contribué, et ce dès la guerre de Cent Ans, à affirmer l'idée d'État et de nation mais elle était systématiquement reliée au pouvoir religieux. Ce sont les guerres de religion, les invasions, les épreuves communes qui ont permis, au fil du temps, de développer le sentiment national mais c'est bien la Révolution française qui va légitimer la citoyenneté sur la base de l'universalité des droits de l'homme.
Au cours des deux siècles qui ont suivi la révolution, les notions de citoyenneté, d'État-nation se sont précisées, s'inscrivant dans le sillage de la démocratie naissante et de la République.

La notion de citoyenneté est empreinte de la volonté d'***accueillir le maximum d'individus susceptibles de participer à la communauté politique fondée sur une culture et des institutions communes*** :

- le citoyen est libre, le domaine privé de la liberté individuelle est distinct de celui, public, du lien entre les citoyens ;
- le citoyen participe à la vie publique, à la démocratie ;
- le citoyen revendique ses choix politiques ;
- le citoyen est intégré, il a une identité nationale ;
- le citoyen a une dimension civique et nationale quelle que soit son appartenance socioculturelle.

L'universalité de la citoyenneté constitue une des bases fondamentales du système politique moderne mais il aura cependant été tardif :

- droit de vote des femmes : 21 avril 1944 ;
- droit de vote des militaires : 17 août 1945 ;
- majorité ramenée à 18 ans : 5 juillet 1974 ;
- les étrangers naturalisés n'ont plus à attendre 5 ans pour voter : loi du 9 janvier 1973.

Parce que la crise fait apparaître des dysfonctionnements sociaux majeurs, on s'aperçoit que de nombreux fondements de l'idée de citoyenneté sont remis en cause : l'absentéisme devant les urnes, la violence croissante, les problèmes des sans-papiers et l'intégration des générations issues de l'immigration, l'abandon du service national, les interrogations face à l'Europe... Cela s'explique par un bouleversement des valeurs qui entourent le domaine où l'idée de citoyenneté s'exerce, se communique ou s'explique.

LA CITOYENNETÉ EN CRISE

La sphère politique

Nous vivons depuis 1958 sous le régime de la Ve République. La République signifie, étymologiquement, la chose de tous. C'est le régime politique à la fois le plus récent et le plus précisé en matière de droit du citoyen que notre histoire ait connu jusqu'à ce jour. Ses principes sont énoncés dans le texte de la Constitution qui définit l'organisation et le fonctionnement politique de l'État.

Le préambule de la Constitution de 1958 réaffirme ***la déclaration des Droits de l'Homme de 1789*** en rappelant les libertés essentielles du citoyen sous régime républicain :

- liberté individuelle ;
- liberté de conscience ;

- liberté d'association ;
- liberté de la presse et liberté politique.

Elle réaffirme aussi les conditions de la Constitution de 1946, née dans la même période d'après-guerre que la mise en place de la protection sociale. Elle rappelle ainsi les droits sociaux et économiques du citoyen :

- droit au travail ;
- droit à la protection de la santé ;
- droit à l'instruction ;
- droit de grève ;
- droit de se déplacer librement.

Article 2 de la Constitution : « La France est une République indivisible, laïque, démocratique et sociale. Elle assure l'égalité devant la loi de tous les citoyens sans distinction d'origine, de race ou de religion. Elle respecte toutes les croyances. Le gouvernement élu est le gouvernement du peuple par le peuple et pour le peuple. Elle prétend à la devise républicaine "liberté, égalité, fraternité". »

Si la Constitution de la Ve République énonce les droits du citoyen, elle énonce aussi ses devoirs :

- respecter les lois et les règlements, les connaître, les comprendre (« nul n'est censé ignorer la loi ») ;
- voter, c'est-à-dire déléguer une partie de ses droits et de sa responsabilité à un tiers ;
- contribuer aux dépenses publiques. Les citoyens doivent pouvoir estimer si les impôts sont justes et équitablement répartis ;
- participer à la défense et à la prospérité du pays.

Dans la mairie de votre ville, il est normalement possible de consulter le texte intégral de la Constitution.

Il serait fastidieux de rentrer dans le détail du fonctionnement des institutions politiques et nous invitons les candidats qui douteraient de leurs connaissances en la matière à consulter des manuels d'instruction civique pour affiner leur compréhension des mécanismes politiques. Il est important lorsqu'on entend parler du budget de la santé, de propositions ou de vote de lois concernant le Pacs ou l'exclusion, de bien saisir comment fonctionnent nos institutions. La compréhension et la participation à ces mécanismes sont d'ailleurs l'une des bases du civisme.

La part importante d'abstention aux dernières élections ou la montée de certains partis politiques extrémistes dont les fondements apparaissent contradictoires avec les valeurs défendues par la Constitution attestent de la crise que traversent, en même temps que la société, les institutions politiques. Les raisons qui expliquent ce phénomène sont nombreuses, mais elles sont toutes en rapport avec la crise socio-économique que la France traverse depuis les années 1970 :

- la montée du chômage ;
- l'essoufflement des mouvements syndicaux ;
- la montée de l'exclusion ;
- la montée de la violence ;
- la plus grande transparence politique qui fait apparaître les avatars du système (corruption, affaires...).

Toutes catégories sociales confondues, on observe ainsi un rejet des devoirs électoraux. Les préoccupations autour de la lutte des classes qui animaient fortement les débats et les implications dans la vie politique, ont été remplacées par l'inquiétude face à l'avenir, la phobie de l'insécurité, l'aggravation des situations de précarité, préoccupations qui tendent toutes à annihiler ou à radicaliser le civisme politique.

Délinquance et criminalité

La délinquance a explosé depuis les années 1950. On observe une augmentation de la violence et des attitudes agressives contre les personnes et les biens dans les catégories sociales les plus défavorisées, mais d'autres formes de criminalité se sont aussi développées dans les catégories sociales supérieures comme la fraude fiscale, la corruption ou les délits financiers.

Les quartiers difficiles : quartiers de « non-droit »

Les HLM construites dans les années 1960 marquaient un progrès social important. Les grands ensembles en faisant table rase des bidonvilles (bidonville de Nanterre en région parisienne par exemple), octroyaient à un grand nombre de personnes un confort nouveau : appartements avec salle de bains, wc privatifs, télévision, électricité à 220 volts, matière plastique, linoléum, formica...

Mais cette égalité des conditions va rapidement être considérée comme une forme de déshumanisation. Les mieux lotis socialement, les employés, les cadres, vont fuir ce mode d'habitat, et les grands ensembles vont devenir des lieux de concentration de la précarité et de la misère.

À partir de 1976, les premières réhabilitations interviennent sous l'appellation « habitat et vie sociale ». Mais les offices HLM fragilisés par les charges de remboursement ne parviennent plus à faire face à la dégradation des immeubles, d'autant que ceux-ci se vident de leurs locataires les plus solvables.

Dans les années 1980, des séries de violences et de manifestations vont mettre l'accent sur les difficultés propres à ces quartiers. Dès lors, une politique de la ville commence à être formulée, mais elle est apparue jusqu'à présent inadéquate ou insuffisante au regard de l'ampleur du problème. Les récents événements dans les banlieues à l'automne 2005 montrent d'ailleurs la persistance du problème.

Les grands ensembles des banlieues abritent aujourd'hui les perdants du système, les chômeurs, les allocataires de minima sociaux, les générations issues de l'immigration... Le problème se traduit par un rejet des institutions politiques, la perte des valeurs citoyennes, une montée de la violence, une prolifération des trafics en tout genre (vols, agressions physiques, trafics de drogue...) qui constituent des sources de subsistance palliatives de l'absence de travail.

Il serait cependant hâtif de considérer que ces lieux ne sont que des sites déshérités et de stigmatiser leurs populations. En effet de nombreuses initiatives citoyennes en provenance des habitants eux-mêmes tendent à voir le jour, les associations de quartier n'ont eu de cesse de se développer avec des objectifs tels que l'intégration par le sport, le soutien scolaire, la mise en place d'ateliers de musique, de danse, de cuisine... On peut se féliciter que de telles initiatives voient le jour mais elles sont trop souvent dérisoires face aux problèmes plus profonds que sont le chômage persistant ou les phénomènes de racisme. La citoyenneté, qui traduit l'idée d'un lien entre les hommes d'une même communauté et leur participation à cette communauté, ne semble plus correspondre à la réalité de ces quartiers.

Les spécialistes parlent souvent d'une « démission de l'État » dans les banlieues. Tant que la violence était circonscrite au sein même de ces quartiers, la mesure du problème était amenuisée, mais son extension à l'ensemble de la société conduit les pouvoirs publics, aujourd'hui, à considérer le réapprentissage des valeurs citoyennes comme une absolue nécessité.

L'école et la citoyenneté

Lors de la révolution de 1789, les termes de « régent » ou de « recteur » ont été abandonnés au profit de celui d'« instituteur ». Il avait alors pour tâche d'« instituer la nation ». L'école s'est construite autour de la République, sur les idées de la citoyenneté et de l'universalité. L'école laïque a été fondée pour former des hommes libres, des citoyens, en faisant abstraction des différences socioculturelles ou ethniques, en s'abstenant d'idéologies partisanes (c'est du moins ce que revendique l'école de Jules Ferry et ce que nous préciserons dans le chapitre 8 consacré à l'école). L'affaire du « foulard islamique » en 1989 et plus récemment en 2003, au-delà des débats houleux qu'elle a engendrés, a permis, par le biais du Conseil d'État ou de la Commission Stasi consultés alors, de rappeler à la fois la neutralité idéologique de l'école et sa fonction intégratoire des particularismes de chacun.

La dégradation des rapports sociaux se retrouve au sein de l'école elle-même, la violence, la perte de la notion d'autorité... On dénonce de plus en plus la crise que traverse l'école, mais c'est aussi par l'école qu'on tend à vouloir réintroduire les notions de droits et de devoirs civiques : apprentissage des règles de vie en communauté dans les écoles primaires, enseignement de la citoyenneté dans les cours de philosophie au lycée...
La tâche semble pourtant ardue, en l'occurrence dans les zones d'éducation prioritaires (ZEP) où la concentration de populations en difficulté sociale pour lesquelles l'idée de citoyenneté est gravement dégradée est la plus forte.

Nationalité et intégration citoyenne

La France peut se vanter d'avoir été durant deux siècles le seul grand pays d'immigration d'Europe. L'intégration des immigrés fait partie des valeurs qui incarnent la Révolution et la République. La meilleure représentation de cette idée est la participation des immigrés ou de leurs enfants au combat lors des deux grandes guerres mondiales. La montée du racisme et de la xénophobie montre une fois de plus que l'idée de citoyenneté est fortement bouleversée.
Constitution du 3 septembre 1791 : « Sont citoyens français notamment ceux qui sont nés en France d'un parent étranger et résidant en France, ceux nés à l'étranger d'un père français et venus vivre en France en prêtant le serment civique. »
Le double jus soli (droit du sol), loi du 7 février 1851 : la nationalité française est attribuée à l'enfant né en France d'un étranger qui y est lui-même né, à moins que dans l'année précédant sa majorité il ne réclame la nationalité d'un pays étranger. Ce système est resté quasiment inchangé jusqu'en 1993.
Les lois Pasqua seront développées dans le chapitre concernant l'immigration (chapitre 6). Considérées par leurs partisans comme une mesure d'incitation à la citoyenneté, par d'autres comme une source supplémentaire d'exclusion allant à l'encontre des politiques d'intégration, les lois Pasqua ont soulevé de vives polémiques qui attestent une fois de plus de la crise de la citoyenneté.
La concentration de populations d'origine étrangère dans les quartiers difficiles pose d'autant plus de problèmes que ces populations souffrent d'un double phénomène d'exclusion :

- par rapport au marché du travail ou à la vie publique d'une part ;
- par rapport à l'appartenance au peuple français d'autre part.

Le problème récent des sans-papiers, dans un contexte de montée des phénomènes xénophobes, confirme les difficultés d'intégration dont peuvent souffrir les populations d'origine immigrée et favorise, dans l'esprit d'un grand nombre, l'amalgame entre le statut d'étranger et celui de « non-citoyen ».

Exclusion et citoyenneté

L'exclusion fortement liée au chômage ou à la grande précarité de l'emploi conduit les individus dans des situations extrêmement complexes qui les écartent des droits sociaux et des droits liés à la citoyenneté.
Le renforcement des inégalités, la croissance des populations en situation de précarité professionnelle et sociale engendrent une baisse de plus en plus marquée des implications citoyennes :

- l'absence de revenus suffisants entraîne une diminution des devoirs civiques liés au principe des cotisations ;
- la complexité des démarches administratives tend à écarter d'autant plus de leurs droits les personnes en situation précaire ;
- la montée de l'assistance et de l'idée de « fin de droits » accentue la désinsertion sociale ;
- la dégradation de la santé des exclus est plus forte que dans le reste de la population, avec une mortalité importante liée aux cancers des voies aérodigestives et à l'alcoolisme ;
- les exclus participent beaucoup moins aux processus électoraux.

L'exclusion se traduit en fait par une perte des repères identitaires, la dégradation des relations sociales et familiales, un repli individuel ou collectif en dehors des institutions de l'État. Le lien social et l'universalité des droits qui caractérisent l'idée de citoyenneté sont donc fortement endommagés.

LA CITOYENNETÉ DANS L'EUROPE

Outre les problèmes techniques liés à sa création, l'Europe semble vouloir se construire sur la base d'une citoyenneté européenne légitimant son action politique. Cette légitimité se heurte d'ailleurs aux nationalismes d'État.
Selon l'article 8 du traité de Maastricht : « Il est institué une citoyenneté de l'Union. Est citoyen de l'Union toute personne ayant la nationalité d'un État membre. Les citoyens de l'Union jouissent des droits et sont soumis aux devoirs prévus par le présent traité. » L'attribution de la nationalité reste cependant l'apanage des pays membres.
L'article 8, toujours, précise aussi : « le droit de circuler librement sur tout le territoire de l'Union ; le droit de vote et l'éligibilité aux élections municipales et européennes dans l'État membre de résidence. »
Les valeurs citoyennes étant fortement remises en cause à l'échelle de la Nation, il apparaît encore difficile de parler de citoyenneté européenne.
L'idée de citoyenneté, comme nous avons pu le voir au cours de ce chapitre, met l'accent sur le lien social qui réunit les individus d'une même communauté. Les

analyses récentes qui mettent en rapport l'abandon des valeurs civiques et la crise sociale que traverse la France, la volonté de l'Union de développer le principe d'une citoyenneté européenne, attestent du rôle important que joue ce concept pour l'obtention d'une harmonie entre les individus dans les sociétés modernes.

SUJET TYPE

> ***Laïcité : le revirement*** (extrait)
> Bien que la loi sur la laïcité n'y fasse pas allusion, ses défenseurs invoquent le statut de la femme. Les sociétés chrétiennes sécularisées d'Occident ont progressivement atteint l'égalité entre les sexes. Il est évident qu'il s'agit là d'un point de friction capital entre l'Europe et le monde islamique. Les occidentaux considèrent que la femme est opprimée par l'islam ; la majorité des musulmans considèrent qu'elle est avilie en Occident. Certains approuvent la loi sur le voile parce qu'elle favorise l'émancipation des femmes musulmanes. Le problème est de savoir si la méthode choisie est la bonne. Les jeunes musulmanes de France doivent-elles accéder à notre conception de l'égalité par le mouvement naturel de la liberté et de l'éducation ou par des interdits vestimentaires comme en Turquie ?
>
> *Jean-Claude Casanova, Le Monde, 22 février 2004*

▲ ***Quels sont, selon vous, les principaux points de réflexion que soulève cet article ? Commentez.***

Propositions de réponse

- Rappeler les grands principes de la laïcité : neutralité de l'État, non discrimination, liberté religieuse.
- Le port du voile est-il incompatible avec le principe de laïcité ? Le problème ne porte-t-il pas plutôt sur une question d'ordre culturel ?
- La place de la femme en fonction de l'opposition des cultures : pour certains la femme musulmane est opprimée – se cacher du regard des autres, domination patriarcale –, pour d'autres la femme occidentale est instrumentalisée – utilisation abusive du corps de la femme dans la publicité et exploitation de la nudité.
- L'intégration de la femme musulmane doit-elle passer par la loi ? Que feront les jeunes femmes voilées lorsqu'elles seront exclues ?

6 ▸ L'IMMIGRATION

LES PRINCIPAUX COURANTS D'IMMIGRATION

La France a toujours été une terre d'immigration. Celle-ci répond dans l'histoire tour à tour à des besoins en spécialistes, en savoir-faire, en soldats, en main d'œuvre ou tout simplement à la nécessité de relancer la démographie.
Les premières vagues d'immigration massives datent de la moitié du XIXe siècle, au début de l'ère d'industrialisation, à un moment où la France connaît à la fois un fort besoin de main-d'œuvre et une dénatalité importante. Elle provient à ce moment-là des pays limitrophes : Belges, Luxembourgeois, Suisses, Anglais, Hollandais, Allemands, Italiens. À la veille de la Première Guerre mondiale, les Belges et les Italiens représentent les deux tiers des étrangers en France.
La deuxième vague importante va apparaître lors de la Première Guerre mondiale, lorsque la France puisera dans ses colonies pour répondre à ses besoins en soldats (les tirailleurs sénégalais) ou en main-d'œuvre pour fabriquer l'armement (beaucoup d'Indochinois). Les pertes humaines considérables inciteront la France à favoriser l'immigration jusqu'à l'après-guerre pour reconstruire le pays. À cela s'ajoute l'arrivée massive des Italiens qui fuient le régime de Mussolini dès 1922.
Depuis la fin de la guerre l'immigration est constituée principalement d'Italiens et de Polonais, mais on compte déjà dans une moindre mesure des Russes, des Ukrainiens, des Algériens et des Chinois.
En 1931, on compte près de 2,7 millions d'étrangers en France pour une population de 42 millions d'habitants, soit 6,4 % de la population. Les étrangers participeront massivement à la lutte contre les nazis lors de la Seconde Guerre mondiale.
La troisième vague d'immigration aura lieu dans les années 1950, en pleine période d'expansion économique des trente glorieuses (30 années de croissance économique, 1945-1975). On observe un mouvement migratoire de près de 4 millions d'étrangers en provenance du Maghreb, du Portugal et de l'Espagne. C'est à cette vague d'immigration que nous nous intéresserons plus particulièrement.

L'IMMIGRATION DEPUIS LES ANNÉES 1950

L'immigration a été très forte de 1950 à 1974, période d'industrialisation, mais surtout période d'importation de main-d'œuvre. Pour bien comprendre le principe de l'immigration des trente glorieuses, il importe de comprendre la spécificité du modèle économique français pendant cette période. La croissance économique française s'est construite sur un modèle fortement tayloriste, c'est-à-dire avec une division du travail très hiérarchisée faisant principalement appel à une main-d'œuvre non ou peu qualifiée. C'est le cas par exemple de l'industrie automobile. Les immigrés sont alors considérés par les entreprises françaises comme une main-d'œuvre mobile et peu coûteuse. Des flux migratoires en provenance du Maghreb et un peu plus tard du Portugal sont alors organisés. Dans les années 1960, les entreprises françaises recrutent directement dans les villages du Maroc, de Tunisie ou d'Algérie. Elles importent exclusivement des hommes célibataires car l'immigration, censée résoudre le problème de pénurie en travailleurs, est considérée comme une mesure d'urgence provisoire. C'est la raison pour laquelle les initiatives sociales en direction des populations immigrées sont spécialement contenues pour ne pas encourager l'établissement définitif et familial sur le territoire français. En attendant, ils sont regroupés dans des bidonvilles, des cités de transit ou placés dans des foyers mis en place par la Société nationale de construction pour les travailleurs (SONACOTRA) ou par le Fonds d'action sociale pour les travailleurs migrants et leur famille (FAS).

Les Algériens, malgré l'indépendance en 1962, vont émigrer en France de manière continue, passant de 350 000 en 1962 à près de 800 000 dans les années 1980, constituant ainsi l'une des plus importantes communautés d'immigrés en France.

La population portugaise va aussi connaître une forte augmentation entre 1965 et 1975, période durant laquelle le Portugal s'investit dans des guerres coloniales en Afrique. De nombreux jeunes fuient alors le service militaire en se réfugiant en France, les autorités françaises restant assez conciliantes. Les Portugais constituent encore aujourd'hui la part la plus importante de ressortissants européens.

LE TOURNANT DE 1974

Après les événements de 1968 et à la veille de la crise pétrolière de 1973, les préoccupations entourant la condition sociale des immigrés vont s'immiscer dans le débat politique. En 1974, le gouvernement de Valéry Giscard d'Estaing décide de suspendre l'immigration. L'entrée dans la crise économique, l'arrivée massive

des populations issues du « baby boom » sur le marché du travail, les progrès de la robotisation contribuent à justifier un moindre besoin en main-d'œuvre d'origine étrangère et particulièrement des populations d'origine algérienne.
Contraint par les revendications de plus en plus nombreuses en matière de défense de la condition des travailleurs immigrés, le gouvernement français, par le biais d'un secrétariat d'État à l'immigration, décide alors de travailler dans le sens d'une amélioration de la situation de vie des immigrés :

- des logements HLM leur sont attribués ;
- le regroupement familial est autorisé ;
- des cours de langue d'origine sont introduits à l'école.

Dans le même temps, le gouvernement se lance dans une politique d'incitation au « retour » : création de primes au retour telles que le fameux « million », somme de 10 000 francs (1 524 euros) allouée aux immigrés décidant de rentrer dans leur pays.
La politique du gouvernement de l'époque s'exprime clairement dans la loi Bonnet de 1980 qui préconise : « le renforcement du contrôle des séjours ; la multiplication des mesures d'expulsion au-delà du seul prétexte de la menace à l'ordre public ; la légalisation du placement en rétention ».

IMMIGRATION : CONTROVERSE POLITIQUE DES ANNÉES 1980

Le tournant politique de 1981

Avec le changement politique en 1981, le débat autour de l'immigration est relancé, l'amélioration du statut des étrangers ayant été formulée lors de la campagne électorale de François Mitterrand. C'est aussi à cette période qu'on observe une montée des sentiments xénophobes et que commencent à s'imposer politiquement les courants de pensée extrémistes.
Dès septembre 1981, le gouvernement Mitterrand réforme le statut des immigrés. Cela aboutit entre autres à la régularisation de 130 000 clandestins, étrangers présents en France depuis une date antérieure au 1er janvier 1981.
Alors que les faits divers regorgent d'incidents opposant des jeunes maghrébins aux forces de police ou que se multiplient les agressions racistes, un tissu associatif autour des étrangers se développe, favorisant l'expression des revendications en termes de droit des immigrés et de conditions d'intégration. La Marche pour l'égalité en 1983 qui réunit jeunes « beurs » et partisans de l'intégration, la création de SOS Racisme ou de France Plus, la petite main Touche pas à mon pote sont les exemples certainement les plus connus parce que les plus médiatisés, mais ils traduisent bien le mouvement qui s'est développé à cette époque autour du thème de l'immigration.

Le gouvernement se dirige d'abord vers plus d'intégration (il instaure le 17 juillet 1984 une loi qui aboutit à la mise en place de la carte de séjour pour dix ans, renouvelable de plein droit), mais sa politique est réfrénée par la montée de mouvements politiques extrémistes. Les conditions du regroupement familial sont renforcées, la notion « d'incitation au retour » est de nouveau évoquée.

Les lois « Pasqua »

Le gouvernement Chirac de la cohabitation de 1986 met le problème de l'immigration au centre de sa politique. Charles Pasqua, ministre de l'Intérieur :

- limite les conditions de renouvellement de la carte de séjour ;
- rétablit les conduites à la frontière clairement représentées par l'affaire du « charter des 101 Maliens » ;
- est à l'origine d'un projet de réforme du Code de la nationalité avorté par les élections présidentielles de 1988.

Le retour d'un gouvernement socialiste en 1988 entraîne l'abrogation de la loi Pasqua, remplacée en 1989 par la loi Joxe qui prévoit :

- un contrôle judiciaire dans les cas de reconduite à la frontière ;
- la création d'une commission de séjour chargée de travailler sur les non-attributions ou les non-renouvellements de carte de résident.

1993 marque à la fois le retour d'un gouvernement de droite et l'avènement des lois Pasqua au travers de la réforme Méhaignerie :

- la nationalité française n'est plus acquise automatiquement à 18 ans pour les enfants nés en France de parents étrangers, eux-mêmes nés à l'étranger. Ils doivent manifester la volonté de devenir Français ;
- la nationalité française n'est plus accordée à un jeune étranger qui a fait au moins 6 mois de prison ;
- l'époux d'un ressortissant français doit attendre 2 ans, au lieu de 6 mois, pour l'obtention de la nationalité ;
- à partir du 1er janvier 1994, la nationalité française ne sera plus accordée automatiquement aux enfants nés en France de parents nés avant l'indépendance dans d'anciennes colonies françaises. Pour le cas particulier de l'Algérie qui était un département français, la loi prévoit que les jeunes nés en France après le 31 décembre 1993 de parents nés en Algérie avant l'indépendance, devront prouver au moins 5 ans de résidence en France de leurs parents au moment de leur naissance.

Dans ses grandes lignes, les lois dites Pasqua sont conservées. Un seul amendement a été apporté qui autorise l'obtention de la nationalité dès l'âge de 13 ans pour les enfants nés en France de parents étrangers. On peut noter aussi le retour à 1 an du délai d'obtention de la nationalité dans le cas de mariage avec un ressortissant français.

Bilan

Sera considéré comme Français :

- l'enfant dont l'un des deux parents au moins est Français, c'est ce qu'on appelle le ***jus sanguinis*** ou ***droit du sang*** ;
- l'enfant né en France de parents inconnus ou apatrides, c'est ce qu'on appelle le ***jus soli*** ou ***droit du sol*** ;
- l'enfant né en France de parents eux-mêmes nés en France, c'est ce qu'on appelle le ***double droit du sol*** (les conditions particulières sont énumérées dans le paragraphe précédent) ;
- l'époux ou l'épouse d'un ressortissant français. Un délai de 1 an est exigé sauf cas de naissance d'un enfant ;
- tout individu âgé de 18 ans, né en France de parents étrangers, pouvant prouver 5 ans d'existence continue ou discontinue en France depuis l'âge de 11 ans et manifestant son désir d'être Français selon une démarche administrative spécifique. Si le délai de 5 ans est respecté, cette demande peut avoir lieu dès l'âge de 16 ans ou de 13 ans à la demande des parents ;
- tout étranger naturalisé. Pour cela il est exigé au moins 5 ans de résidence habituelle en France, une preuve de ses « bonnes mœurs », de son assimilation à la communauté française, une maîtrise suffisante de la langue française.

La proposition de loi Sarkozy est basée sur le principe de continuité entre immigration et capacité d'intégration.

LA QUESTION DES SANS-PAPIERS

Le problème des clandestins provient de manière simplifiée du fait qu'ils répondent souvent aux critères d'exigence pour obtenir la nationalité française sans détenir les papiers administratifs qui leur permettent de le prouver. Cela conduit à des situations contradictoires et particulièrement ambiguës. Des enfants français dont les parents sont en situation irrégulière, des couples mixtes dont le conjoint étranger n'obtient pas la naturalisation, des étrangers vivant et travaillant en France depuis un délai supérieur à 5 ans ne disposant d'aucune preuve de leur établissement prolongé sur le territoire français. Cependant la question est particulièrement délicate pour les gouvernements qui redoutent que les mesures de régularisation ne soient vécues comme un encouragement à l'immigration clandestine. Les situations sont souvent complexes et peuvent à titre individuel être perçues comme très injustes.

Rentrer dans le détail des procédures de naturalisation, d'expulsion, de reconduite à la frontière, de rétention administrative, prendrait une place trop importante dans cet ouvrage ; nous invitons les candidats soucieux de bien connaître les droits de l'immigration à consulter un guide juridique.

L'INTÉGRATION

Le terme d'intégration est souvent galvaudé. Que signifie en effet le mot « intégration » pour un Français de deuxième génération ? Pour beaucoup de personnes françaises d'origine étrangère, le terme d'intégration ne signifie rien ou bien il est ressenti comme un abus de langage qui ne fait que révéler la discrimination dont elles font l'objet. Certains lui préféreront le terme d'« inclusion ».

La situation actuelle

L'intégration des étrangers en France ne s'est jamais faite sans douleur. La particularité des courants récents d'immigration (des populations plus éloignées géographiquement, culturellement ou religieusement), dans un contexte lui aussi particulier, de crise économique, rend aujourd'hui l'intégration des étrangers à la fois plus difficile et plus nécessaire.
Pour présenter ce qu'est l'intégration nous reprendrons la définition du Haut Conseil de l'intégration (HCI) : « Il s'agit de susciter la participation active à la société nationale d'éléments variés et différents, tout en acceptant la subsistance de spécificités culturelles, sociales et morales [...] dans l'égalité des droits et des obligations, rendre solidaires les différentes composantes ethniques et culturelles de notre société et de donner à chacun, quelle que soit son origine, la possibilité de vivre dans cette société dont il a accepté les règles et dont il devient un élément constituant ».
L'idée d'intégration en France est intimement liée à celle de citoyenneté, abordée dans le chapitre 5. Il n'est donc pas étonnant de constater que l'intégration, dans un contexte où l'exclusion d'une part importante de la société est devenue alarmante et où les notions de citoyenneté sont fortement remises en cause, devienne de plus en plus difficile. Les populations qui connaissent le chômage, la précarité et qui de surcroît subissent une ségrégation liée à leur appartenance ethnique ont en effet tendance à effectuer des replis communautaires de plus en plus marqués, intensifiant du coup la complexité des mesures d'intégration. La montée du racisme, l'exclusion sociale, favorisent le recours à la délinquance, au trafic, à la violence urbaine, à l'émergence de quartiers de « non-droit », en réfrénant l'assimilation à la culture française, en renforçant le rattachement à la culture d'origine.
La montée de la violence dans les banlieues est clairement mise en rapport par les sociologues avec la montée de l'exclusion et l'échec des politiques d'intégration.
Si les phénomènes xénophobes tendent à rendre alarmistes les phénomènes d'exclusion, l'intégration n'en est pas moins réelle. Une étude de l'Institut

national d'étude démographique (INED) et de l'Institut national de la statistique et des études économiques (INSEE) en 1992 annonçait que :

- 90 % des jeunes d'origine algérienne considéraient le français comme leur langue maternelle contre 26 % pour leurs parents ;
- plus on descendait dans les générations, plus l'abandon de la langue d'origine était marqué ;
- la moitié des garçons et le quart des filles d'origine algérienne vivaient avec une Française ou un Français de souche.

Cette étude montrait cependant que les jeunes d'origine maghrébine principalement et les populations noires africaines dans une plus faible mesure étaient plus souvent touchés par l'échec scolaire et le chômage que le reste de la population.

L'école et l'intégration

L'école, symbole de la République et pourvoyeuse de la citoyenneté, est confrontée depuis quelques années à la montée de l'exclusion et aux évolutions de l'immigration. Comme nous le verrons dans le chapitre 8, l'école n'a pas toujours su, ou insuffisamment, remplir son rôle d'intégration tant au niveau de l'échec scolaire plus fréquent chez les enfants d'étrangers qu'au niveau de l'apprentissage des règles de citoyenneté comme l'attestent une moindre présence sur les listes électorales ou les flambées de violence dans les quartiers difficiles.

Le logement et l'intégration

Le passage du bidonville de Nanterre aux cités HLM n'a pas annihilé, toutes proportions gardées, la précarité du logement des étrangers. Les populations immigrées sont en effet très souvent concentrées dans des ensembles construits dans les années 1960 et 1970 et qui, pour la plupart, ont connu une forte dégradation et d'insuffisantes rénovations. La destruction du mobilier public et le nombre impressionnant de voitures brûlées traduisent bien le rejet des règles citoyennes et des représentations de l'État.

Il serait cependant dangereux de considérer que les politiques d'intégration ont toutes échoué. Un tissu associatif s'est tout de même développé depuis plusieurs années pour apporter un soutien scolaire. Construit souvent autour des « grands frères », de nombreuses initiatives ont été encouragées pour une intégration par le sport, le voyage... Dans le but de réhabiliter certains quartiers, des mesures économiques ont été mises en place comme la détermination de zones franches (l'installation de commerces dans ces zones permet de bénéficier de déductions fiscales) ou l'abandon progressif des logements les plus vétustes.

SUJET TYPE

Immigrés de tous les pays (extrait)
La courbe démographique parle d'elle-même. Sans apport extérieur, la population des vingt-cinq pays de l'Union Européenne (UE), actuellement évaluée à plus de 450 millions de personnes, tombera à 400 millions à l'horizon 2050. L'Europe sera alors le seul continent dont les habitants seront à la fois plus vieux et moins nombreux tandis que s'aggraveront les déficits sociaux, une menace que connaissent aussi le Japon et la Russie. « Les sociétés européennes ont besoin d'immigrants », assure régulièrement Kofi Annan, le secrétaire général de l'ONU. Les services onusiens s'étaient singularisés en leur temps en publiant une étude sur les bienfaits qu'apporterait à l'Europe l'arrivée de dizaines de millions d'immigrés.

Serge Marti, Le Monde, 18 mai 2004

▲ ***Quelle information principale pouvez-vous tirer de cet extrait d'article ? Commentez.***

Propositions de réponse

- L'immigration est considérée par une instance internationale majeure (l'ONU) comme une nécessité pour certains pays vieillissants.
- En général l'immigration est mal perçue, elle est vécue comme une invasion, comme une source de problèmes (problème d'intégration, chômage, délinquance...). Or, dans l'histoire le recours à l'immigration est apparu souvent nécessaire pour relancer l'économie en faisant appel à la main-d'œuvre ou aux besoins de soldats pendant les conflits armés. Nos sociétés européennes sont pour la plupart le fruit de métissages, les populations connaissent de nombreuses origines. Dans cette approche on va même plus loin, on parle de lutter contre le veillissement des populations. Les difficultés liées à l'immigration (confrontation des cultures, xénophobie, accueil des immigrés et intégration) sont nombreuses et souvent difficiles à surmonter par les sociétés et les gouvernements et un tel rapport montre combien, malgré tout, les flux migratoires répondent à de réels besoins.

7 ▸ LE RACISME

« La vocation du soignant consiste à défendre la santé physique et mentale de l'homme, à soulager sa souffrance dans le respect de la vie et de la dignité humaine ***sans discrimination d'âge, de sexe, de religion, de nationalité, de condition sociale ou d'idéologie politique***, en temps de paix, comme en temps de guerre. » Les futurs candidats aux concours du secteur sanitaire et social ne peuvent ignorer ce principe issu du Code de déontologie médicale et appuyé sur le serment d'Hippocrate. C'est la raison pour laquelle nous avons trouvé important de rappeler aux lecteurs de cet ouvrage les mécanismes du racisme. Ce chapitre est complémentaire de ceux concernant l'immigration et la citoyenneté.

Le racisme est un phénomène qui, tout au long de l'histoire de l'humanité, n'a eu de cesse de se manifester sous des formes diverses. Fait divers ou crimes contre l'humanité, le racisme repose toujours sur un même principe: l'expression du déni de l'autre, le refus et la crainte de la différence (hétérophobie). Les exemples qui peuvent l'illustrer sont extrêmement nombreux : l'esclavage des Noirs, le massacre des Indiens d'Amérique, le génocide des Juifs de la Seconde Guerre mondiale, le génocide des Arméniens en Turquie entre 1915 et 1917 ou, plus proche de nous encore, l'apartheid en Afrique du Sud, le massacre des Cambodgiens par les Khmers rouges, la purification ethnique en Bosnie et très récemment les déplacements de populations au Kosovo, l'affrontement entre Hutus et Tutsis au Rwanda et au Burundi, l'anéantissement du peuple tibétain par le gouvernement chinois...

Si ces exemples révèlent l'atrocité des hommes dans des mesures qui n'ont plus de proportion gardée, il ne faut pas oublier l'ensemble des événements moins marquants qui fourmillent dans l'actualité quotidienne, les faits divers, les meurtres, les agressions multiples, ni occulter les expressions plus sournoises du racisme comme la discrimination devant l'emploi ou le logement, les incivilités, les insultes qui contribuent à alimenter un climat de méfiance et de haine.

Le racisme est avant tout une expression de la peur de l'autre (la xénophobie), des préjugés, de l'ignorance, des sentiments souvent exacerbés par les bouleversements géopolitiques qui font ressurgir les sentiments nationalistes, les crises économiques qui font de l'étranger un bouc émissaire responsable de tous les maux de la société.

Les explications du racisme peuvent être génétiques, historiques, philosophiques, politiques, religieuses, parfois plusieurs explications se confondent. La haine qui alimente le conflit entre Palestiniens et Israéliens tient autant à des considérations d'ordre religieux qu'à des considérations d'ordre historique, le massacre de Srebrenica en Bosnie relève à la fois de l'éclatement de la Yougoslavie et du rejet de la culture musulmane par les Serbes.

LA COMMUNAUTÉ NÉCESSAIRE

L'homme, de tout temps, a ressenti le besoin de s'identifier à ses semblables et ce sentiment s'est trouvé renforcé par le fait qu'il ne s'est jamais enfermé à l'intérieur de ses frontières, que l'homme, de conquêtes en conquêtes, a migré sur l'ensemble de la planète et s'est toujours confronté à des populations allogènes. Le besoin que l'homme éprouve de s'identifier aux membres de sa communauté est certainement la résultante de la nature humaine : on existe toujours par référence au groupe auquel on appartient ; on parle alors d'ethnocentrisme. Cela est vrai lorsqu'un peuple veut se distinguer d'un autre, mais c'est aussi vrai lorsqu'au sein d'une même communauté, une caste, une catégorie sociale veut se différencier des autres. On défend alors, pour mieux justifier la différence, l'attachement à une langue, à une histoire, à une terre, à des coutumes... Cette volonté de s'identifier au groupe est nécessaire et justifie en grande partie l'harmonie que tentent d'atteindre les communautés vivant ensemble. Parce que les individus d'une même communauté se ressemblent et vivent en commun, ils mettent en place des lois, des règlements, des conduites morales, des pratiques religieuses, des fonctionnements économiques et politiques qui permettent, tant bien que mal, d'assurer la cohésion entre tous les individualismes. Si la reconnaissance de l'appartenance communautaire est incontournable, elle est dangereuse lorsqu'elle devient exclusive. C'est là qu'interviennent les phénomènes de racisme lorsque, selon des principes d'ordre divers, certaines populations se voient interdire l'entrée au sein d'une communauté. Cela est encore plus flagrant lorsque les populations vivant, travaillant dans une communauté se voient dans un même temps rejetées par elle.

LA SIGNIFICATION DU RACISME

S'il est possible de définir des caractères propres à certaines populations en fonction des continents, « l'homme d'aujourd'hui » n'en reste pas moins le produit d'un savant métissage qui trouve ses origines dans les migrations, dans l'histoire des croisades et des colonisations. Ce métissage, quoi qu'en disent les partisans de la distinction « entre les races », continue d'avoir lieu et ce d'autant plus fortement aujourd'hui que le progrès des transports et des communications a réduit les distances entre les hommes. La notion de race soulève d'ailleurs de vives polémiques depuis son apparition dans le vocabulaire et les premières tentatives d'explications que l'anthropologie et la génétique ont pu fournir.

Les premiers travaux anthropologiques, dès la fin du XVIIIe siècle, ont tenté de définir les hommes et de les différencier selon l'observation des caractères physiques. Cette différenciation s'est souvent traduite par une hiérarchisation des hommes en fonction de leur appartenance à un peuple plutôt qu'à un autre. On parlait couramment au début de l'anthropologie de la supériorité de l'homme européen sur le « nègre » ou l'« indigène ». L'esclavagisme illustre parfaitement cette idée selon laquelle l'homme noir est un « sous-homme » qui n'a d'autre intérêt que de servir l'homme blanc. Amorcé au début du XVIIe et régi par un code discriminatoire, le commerce triangulaire des Noirs d'Afrique se prolongera jusqu'en 1848, date de l'abolition de l'esclavage. Abolition que l'on doit en grande partie à Victor Schoelcher, député de l'époque de la Martinique et de la Guadeloupe. Depuis la loi Taubira du 10 mai 2001, l'esclavage est défini comme un crime contre l'humanité. Le 10 mai est d'ailleurs devenu la journée commémorative de l'abolition de l'esclavage en France.

Les travaux anthropologiques les plus connus sont certainement ceux du célèbre naturaliste Charles Darwin pour lequel l'évolution des hommes et des espèces vivantes découlait d'une sélection naturelle préservant les plus aptes à la vie. Si aucune connotation raciste n'apparaissait dans son travail, nombreux sont ceux qui utilisèrent cette théorie pour justifier la domination de certains hommes sur d'autres hommes, donnant ainsi au racisme une assise « scientifique ».

La découverte du patrimoine génétique par Gregor Mendel au début du XXe siècle va permettre de préciser le concept de race mais fournira dans un même temps des argumentations scientifiques supplémentaires aux partisans de la supériorité de certains peuples sur d'autres, ouvrant ainsi la porte à de nouvelles dérives idéologiques telles que l'eugénisme, c'est-à-dire la volonté d'améliorer les populations humaines par l'hérédité.

Une race est « un ensemble d'individus ayant une part importante de leurs gènes en commun et qui peut être distingué des autres races d'après ces gènes ». On ne doit pas oublier que la confrontation des populations a toujours engendré des métissages, un phénomène amplifié par l'ère des communications. La distinction des races selon celle de patrimoines communs semble de plus en plus délicate. Bien entendu, les caractéristiques génétiques de certains groupes humains permettent une différenciation qui peut être difficilement contestée, on distinguera visuellement et sans ambiguïté un individu

de type asiatique d'un individu d'Afrique Noire ou d'un Européen du Nord, mais on ne peut pas oublier la complexité des combinaisons génétiques et se contenter de classer les populations selon des critères uniformisés : race noire, race blanche, race jaune... On peut classer les populations en fonction d'un patrimoine commun dominant mais il n'existe aucun patrimoine exclusif. Saurait-on dire à quelle race appartiennent les populations de l'île Maurice ou de Madagascar, les populations de Macao, ou celles de tous les carrefours de commerces et de colonisations que la planète accueille ? Saurait-on dire si l'Espagnol d'Andalousie est plus proche du Français ou de l'Africain du Nord ?
Toutes ces questions montrent combien il est difficile de distinguer clairement les populations humaines. En tout cas, ***il est impossible de hiérarchiser les groupes humains selon les caractéristiques des patrimoines génétiques***. Ceux qui s'y sont risqués et ceux qui encore aujourd'hui prétendent, selon des critères génétiques, classer les communautés humaines, de la moins bonne à la meilleure, sont des protagonistes du racisme. Considérer par exemple que la personne de couleur noire est inférieure à celle de couleur blanche relève donc de la plus pure ineptie, d'une mauvaise interprétation des connaissances en génétique et traduit les limites de la pensée humaine.

LE MÉLANGE CULTUREL

L'indispensable rattachement à une culture qui permet à l'homme de constituer la plus grande part de son identité se transforme parfois en rejet des autres cultures. La crainte de perdre cette identité conduit fréquemment à confondre patrimoine génétique et patrimoine culturel, comme si ces deux entités étaient indissociables. Pourtant, un jeune enfant vietnamien adopté par un couple de Français s'inscrira dans un processus éducatif propre à la culture française et ne développera pas des comportements spécifiques à ses caractéristiques physiques.
La différenciation des hommes passe indéniablement par celle de leurs cultures, chaque groupe tentant de préserver l'originalité de celle qui le caractérise. Pourtant, là aussi, on s'aperçoit que la culture comme le patrimoine génétique est le résultat de nombreux brassages. Les sciences, la philosophie, les croyances religieuses, les arts... ne sont jamais le produit d'une culture unique mais d'un savant mélange issu de la curiosité, de la tolérance ou de l'affrontement des sociétés humaines. La culture, encore moins que les hommes, ne connaît de frontières et seul le radicalisme du fascisme peut prétendre lui couper les ailes. On peut brûler les livres, détruire les temples, éliminer les intellectuels, premiers messagers de la culture, on ne parviendra jamais à détruire

la mémoire collective des hommes. Les cultures, de rencontres en rencontres, s'enrichissent les unes des autres et font progresser l'humanité même si, justement, elles préservent des caractéristiques propres qui font leur richesse.
Il est légitime qu'un individu se sente plus proche d'un modèle culturel que d'un autre, qu'il y ait ses repères puisque cela constitue une part de son identité. Mais le rejet catégorique de l'influence bénéfique que peuvent avoir d'autres cultures relève là aussi du racisme, couleurs de peau et jalons culturels étant souvent confondus.

LE RACISME EN FRANCE

La France, terre d'accueil, carrefour des migrations et pays symbole des droits de l'homme, fait partie des pays d'Europe où sont présents des sentiments xénophobes et racistes, peut-être parce qu'elle est une terre d'asile et que les confrontations culturelles y sont nombreuses. Les phénomènes de crise économique, l'importance du chômage cumulée à la forte représentation de populations étrangères expliquent en partie cette situation. Les personnes d'origine étrangère sont souvent victimes de discriminations tant sur le plan du logement que celui du travail ou du loisir. Il est particulièrement difficile de mettre en évidence ces discriminations. Depuis quelques années une association comme le Mouvement contre le racisme et pour l'amitié entre les peuples (MRAP) met en place des opérations de « testing » afin de révéler des situations où l'octroi d'un logement, d'un travail ou même l'entrée d'une boîte de nuit repose sur des critères ethniques.

SUJET TYPE

Les associations à l'assaut des préjugés (extrait)
SOS-Racisme en sait quelque chose : les discriminations à l'embauche ne sont pas un mythe, mais une réalité. L'association, qui souhaite systématiser sa pratique du testing téléphonique dans le secteur de l'emploi, constate même que ce sont les jeunes diplômés qui en font le plus les frais. « Pour un niveau CAP-BEP, le taux de chômage des Français d'origine immigrée est deux fois plus important que celui des Français nés de parents français. Mais il est quatre fois plus important pour des diplômés qui ont un niveau maîtrise », constate le vice-président de l'association, Samuel Thomas. « Dés lors qu'il s'agit de recruter quelqu'un pour une fonction d'encadrement, les a priori racistes prennent le dessus sur la

recherche de compétence. » Si l'association est farouchement opposée à toute politique de quota pour remédier à cette situation, elle est bien consciente que le seul principe d'égalité ne peut suffire pour la contrer. Aussi a-t-elle lancé, fin 2002, l'opération « ça va être possible », qui doit permettre, dans un premier temps, à 1 000 jeunes diplômés issus de milieux défavorisés d'obtenir un emploi à hauteur de leurs compétences. Dans le cadre de cette opération, l'association a donc transmis à une dizaine d'entreprises partenaires (parmi lesquelles AXA, Suez, Schneider Electric, Pierre et Vacances...) une série de CV dont ces entreprises s'engagent à rencontrer les propriétaires pour un entretien d'embauche.

Lorraine Rossignol, Le Monde, 31 mars 2004

▲ ***Quel est l'argument principal de ce texte ? Quel commentaire pouvez-vous apporter sur l'initiative « ça va être possible » ?***

Propositions de réponse

- L'argument principal est : les jeunes d'origine immigrée font l'objet de discriminations à l'embauche.
- Si ce constat revient régulièrement, la question qui se pose est de savoir comment remédier à cette situation, comment changer les comportements sans imposer une politique de quota qui serait discriminatoire (discrimination positive).
- L'idée d'embaucher quelqu'un du fait de son appartenance à une population d'origine immigrée n'est pas plus souhaitable que de lui bloquer l'accès à l'emploi pour les mêmes raisons.
- Un travail d'information est donc nécessaire et l'initiative lancée par l'association est encourageante. Elle peut permettre de passer la première barrière des préjugés et offrir une véritable chance au cours d'entretiens d'embauche qui souvent n'étaient pas proposés.
- Cette initiative est suivie par des sociétés importantes, il reste à faire tomber les préjugés dans l'ensemble de la société, un travail sans doute encore long d'autant que la mise au jour des discriminations reste souvent difficile.

8 ▸ L'ÉCOLE

Face à la montée de la violence et de l'exclusion, l'école s'affirme comme l'une des rares institutions d'État à préserver un rôle de socialisation et d'intégration, notamment dans les banlieues où les problèmes sociaux sont particulièrement exacerbés. Si l'instruction est sa fonction essentielle, les principes de laïcité, de gratuité et d'égalité de chances pour tous rappellent que l'école en tant que service public est intimement liée à la notion de République et au concept de citoyenneté. Les polémiques autour du foulard islamique qui défraient la chronique depuis 1989 ont largement contribué à ce que soient redéfinis ses objectifs mais aussi que soient rappelés ses fondements.

L'ÉCOLE ET LA CITOYENNETÉ

L'école républicaine

L'école de la République, dont les origines remontent au siècle des lumières, a été largement consacrée par Jules Ferry qui en reste incontestablement le père fondateur. L'école laïque, en se distinguant alors de l'enseignement de l'église, s'est constituée à la fin du XIXe siècle en tant qu'instrument politique.
La vocation de l'école est double :
- instruire ;
- former des citoyens.

L'instruction obligatoire traduit la volonté d'égalité devant l'école mais c'est, avant tout, l'égalité des citoyens. L'instruction a pour objet d'éduquer pour socialiser l'individu en corrélation avec les principes de la République. On attend alors de l'école qu'elle inculque le « respect », le sens du travail, de la discipline et développe l'idée d'une morale citoyenne. Cette logique est respectée jusque dans les années 1950.
Le phénomène du « baby boom », qui a considérablement augmenté les effectifs de l'école, faisant apparaître les premières difficultés en termes de capacité d'accueil, et l'expansion économique des trente glorieuses ont suscité des bouleversements idéologiques qui trouveront leur expression dans les événements de 1968. Avec les mutations des valeurs qui entourent la famille,

le travail, on opte alors pour une école moins « coercitive » et plus permissive. L'éducation civique et les « blouses bleues » sont abandonnées au profit de nouveaux enseignements comme la musique ou les arts plastiques.
Les phénomènes de crise vont influencer largement le retour des principes fondateurs. En 1985, le ministre de l'Éducation nationale, Jean-Pierre Chevènement, réintroduit l'éducation civique à l'école. Le programme scolaire indique qu'il s'agit d'apprendre à l'enfant « qu'il ne vit pas seul, qu'il procède d'une histoire, qu'il a des droits reconnus mais aussi des devoirs. Éminemment morale, l'éducation civique développe l'honnêteté, le courage, le refus du racisme, l'amour de la République ».
La violence scolaire qui se développe dans les années 1990 va conforter l'implication de l'éducation civique dans les programmes scolaires. Cela passe entre autres par :

- le rappel de la Déclaration universelle des Droits de l'homme dont on fêtait le cinquantenaire en 1998 ;
- la semaine d'éducation contre le racisme, en mars de chaque année ;
- la semaine de la presse dans l'école, en mars ;
- la semaine des initiatives citoyennes, en octobre ;
- la journée des droits de l'enfant, le 20 novembre.

Mais les idées de discipline, de morale républicaine, sont aussi de nouveau sollicitées pour lutter contre la montée des incivilités.

Enseignement public et enseignement privé

La distinction entre école publique et école privée est l'héritière de la distinction qui était faite entre enseignement laïc et enseignement religieux à la fin du XIXe siècle. L'école privée s'est construite sur le principe d'opposition aux valeurs républicaines, ce qui explique qu'encore aujourd'hui la question de l'école privée, religieuse ou non, demeure sensible.
L'appellation « école libre » symbolise parfaitement la volonté de se distinguer, au-delà des particularismes religieux, de l'enseignement laïc, instrument d'État. Les problèmes rencontrés ces vingt dernières années au sein de l'école publique, la violence, les problèmes d'intégration ont largement profité au secteur privé vers lequel beaucoup de parents ont dirigé leurs enfants. La barrière financière qui autorise l'entrée dans le privé et son caractère sélectif ont souvent été dénoncés comme remettant en cause l'idée d'égalité des chances. On parle d'éducation à deux vitesses. La qualité de l'enseignement public n'est pas remise en cause mais, face aux problèmes de société auxquels l'école s'est trouvée confrontée (manifestations de violence, concentration de populations en difficulté sociale, problématique autour de l'intégration...), les nouvelles logiques pédagogiques qui s'imposaient n'ont pas toujours montré

leur efficacité et contribué dans les situations les plus critiques, les ZEP par exemple, au départ des moins défavorisés vers le secteur privé.
La coexistence de ces deux sphères d'éducation semble parfaitement admise aujourd'hui et ne saurait être remise en cause. Un nombre important d'établissements privés est sous contrat avec l'État et bénéficie d'un financement de ce dernier.
L'enseignement public est gratuit, l'enseignement privé est payant.

LE RÔLE GLOBAL DE L'ÉCOLE FACE À LA CRISE

Comme nous pouvons le constater, l'école a de nombreuses fonctions. C'est en partie lié au fait qu'elle représente le premier lieu de socialisation des enfants. Cela est d'autant plus vrai que l'enseignement est obligatoire jusqu'à 16 ans, que la durée des études n'a cessé d'augmenter, que les femmes se sont émancipées faisant de l'école ***le lieu de vie principal des enfants et des adolescents***. De plus, la durée des études a aujourd'hui considérablement augmenté.
On constate depuis quelques années que l'école éprouve des difficultés face aux problèmes de crise. Les tensions sociales qui animent les individus face aux inégalités (problèmes liés au chômage, à l'exclusion…) ont aussi fait leur entrée au sein de l'école. Elles se traduisent par la violence, la perte d'autorité des enseignants… Cela est d'autant plus vrai que l'enseignement ne garantit plus nécessairement une entrée rapide sur le marché du travail, y compris pour les étudiants du supérieur. Les entreprises ont longtemps dénoncé une inadéquation entre les formations dispensées et les réalités du marché du travail. En devant faire la preuve d'une expérience professionnelle initiale, de nombreux jeunes se sont trouvés dans l'impasse et les difficultés pour trouver un premier emploi ont souvent relevé de l'aberration. Les préoccupations professionnelles ont, de plus, évincé celles concernant le civisme et l'intégration. Cependant, le niveau d'études et de formation conditionne toujours les facilités d'embauche. Malgré le concept d'égalité des chances, ***l'échec scolaire est plus fréquent chez les enfants issus des milieux populaires ou de l'immigration***. Les études supérieures restent encore l'apanage des catégories sociales les plus favorisées.
L'école laïque et gratuite dispense un enseignement à tous les enfants et adolescents, français ou étrangers, sans faire de distinction ethnique, socioculturelle, religieuse ou politique. Elle est un lieu d'acceptation de la différence. Elle a donc un rôle essentiel à jouer en matière d'intégration. L'enseignement du français est un outil essentiel dans la mesure ou ***la langue est l'un des premiers tenants de l'intégration***. La concentration de populations d'origine immigrée dans certaines écoles a rendu cette tâche plus difficile. Il est intéressant de noter qu'à origine sociale égale, les élèves français et étrangers ont les mêmes

taux de réussite. L'échec scolaire des enfants d'origine étrangère est dû principalement aux caractéristiques sociales. Malgré des réformes du système scolaire, les problèmes de l'intégration ne semblent pas complètement résolus. Afin de réduire les inégalités, le ministre de l'Éducation nationale Alain Savary a mis en place en 1982 les ***zones d'éducation prioritaires (ZEP)***. Le principe repose sur une discrimination positive censée permettre la mise en évidence de besoins plus importants dans certains établissements. On observe ainsi des critères sociaux et scolaires, le taux d'enfants étrangers par exemple. Des partenariats avec des services extérieurs tels que la police, la justice ou le monde associatif ont été mis en place. Les conditions particulières d'enseignement, incontestablement plus dures, ont eu tendance à détourner le corps enseignant de ce type d'établissement. Depuis 1989, des avantages financiers et de carrière leur sont octroyés s'ils dirigent leur choix vers ces ZEP.

LAÏCITÉ

Laïcité et religion

La laïcité au sens politique moderne ou l'idée selon laquelle la religion et le pouvoir politique, l'Église et l'État, sont des entités différentes qui peuvent ou doivent être séparées, est une notion profondément chrétienne. Les persécutions endurées par l'Église primitive et les persécutions infligées plus tard par les Églises ont fait apparaître qu'une séparation entre ces deux entités était une nécessité. Dans le monde chrétien, la laïcisation fut une tentative pour résoudre la longue et dévastatrice confrontation entre l'Église et l'État.
La séparation de la société civile et de la religion visait à prévenir deux maux : d'une part l'utilisation de la religion par l'État pour renforcer et étendre son pouvoir, d'autre part l'utilisation du pouvoir de l'État par le clergé pour imposer ses doctrines et ses règles à l'ensemble de la société.
En France, la laïcisation de l'État civil a été décidée à la Révolution. Celle de l'enseignement par la loi du 28 mars 1882 et la loi de séparation de l'Église et de l'État du 9 décembre 1905 a eu pour but d'écarter tout esprit confessionnel de l'enseignement officiel. C'est ainsi que les institutions françaises ont un caractère non religieux.

La question du foulard islamique

Il nous a semblé important de consacrer une section à ce problème car il traduit bien la crise que traverse l'école. Se mêlent à la fois des préoccupations pour faciliter l'intégration dans les établissements scolaires et la volonté de rappeler les principes de laïcité et de citoyenneté.

En octobre 1989, trois élèves d'un collège de Creil se virent interdire l'accès à l'établissement parce qu'elles refusaient d'abandonner le port du « foulard islamique ». L'affaire alimenta vivement le débat politique. En 1989, le Conseil d'État prenait position. Cette haute juridiction considérait alors que le port de signes religieux n'était pas contradictoire avec le principe de laïcité de l'école publique. Cependant elle précisait que la manifestation des croyances religieuses « ne saurait permettre aux élèves d'arborer des signes d'appartenance religieuse qui, par leur nature, par les conditions dans lesquelles ils seraient portés individuellement ou collectivement, ou par leur caractère ostentatoire ou revendicatif, constitueraient un acte de pression, de provocation, de prosélytisme ou de propagande, porteraient atteinte à la liberté ou à la dignité de l'élève ou d'autres membres de la communauté éducative, compromettraient leur santé ou leur sécurité, perturberaient le déroulement des activités d'enseignement et le rôle éducatif des enseignants, enfin troubleraient l'ordre dans l'établissement ou le fonctionnement normal du service public ». Cette position qualifiée de « pro-foulard » limitait fortement les conditions d'exclusion, sentiment renforcé par le fait que le Conseil d'État s'était positionné à contre-courant des cristallisations autour de l'islam et de l'immigration.

Certains opposants au « foulard » avançaient l'argument du signe religieux en tant que symbole de la discrimination entre les hommes et les femmes. Le Conseil d'État précisa alors que le lien établi entre le foulard et l'abaissement de la femme ne reposait que sur une interprétation du signe religieux et ne pouvait constituer une cause d'exclusion.

Au final la plupart des exclusions ont été annulées et d'autres ont été maintenues, en l'occurrence dans le cas de refus d'assister à certains cours (éducation physique, biologie) et de troubles causés par des manifestations.

Le problème du foulard a continué d'alimenter le débat sur le rôle et la laïcité de l'école. Les enseignants et les chefs d'établissement reprochant une absence de loi précise, les décisions quant au maintien des jeunes filles voilées dans l'enceinte scolaire restaient un véritable « casse-tête » et le fruit de tiraillements entre les professionnels de l'éducation eux-mêmes.

Depuis janvier 2004 et à la suite du rapport de la commission Stasi, une nouvelle loi sur le port des signes religieux a vu le jour. Il s'agit de rappeler le principe de la laïcité. La loi sur la laïcité du 9 décembre 1905 affirme alors la séparation entre l'Église et l'État pour renforcer la République. En se reposant sur ce principe fondamental, la classe politique dans sa quasi-totalité a donc voulu rappeler à travers une loi que le port de signes religieux n'était pas compatible avec l'école républicaine. La difficulté sémantique qu'ont rencontrée les législateurs pour formuler le texte de la loi montre la complexité du problème : signes visibles, ostensibles, ostentatoires… tout le monde s'y perd et il est bien difficile de faire de véritables distinctions. La loi concerne en théorie l'ensemble des signes religieux (croix de bois, foulard, kippa) et ne se veut pas stigmatisante à légard de l'islam. Entrée en vigueur à la rentrée scolaire 2004, la loi est désormais appliquée dans toutes les écoles laïques.

LE RÔLE SANITAIRE DE L'ÉCOLE

L'école travaille sur l'apprentissage des règles d'hygiène élémentaires pour les plus jeunes (se laver, se brosser les dents...).
Elle joue un rôle primordial dans la détection et la prévention des maltraitances à enfant. De plus en plus, les enseignants sont formés pour une meilleure identification des troubles révélateurs de sévices.
La médecine scolaire garantit un minimum de suivi de la santé des enfants. L'une de ses principales fonctions est la prévention :

- des IST en général, du SIDA en particulier ;
- de la toxicomanie ;
- de la délinquance.

La médecine scolaire donne également des informations sur la contraception. L'affichage de documents et la présence visible de « numéros verts », la distribution de brochures d'information, l'installation de distributeurs de préservatifs, l'organisation de conférences et de débats avec des professionnels de la santé ou de la justice, l'intervention des enseignants eux-mêmes, sont autant d'outils qui peuvent servir à la prévention et à la sensibilisation des jeunes.

SUJET TYPE

> C'est chez les plus jeunes que l'efficacité du redoublement est la plus contestée, selon une étude de la direction de l'évaluation et de la prospective (DEP) du ministère de l'Éducation nationale.
> Plus le redoublement intervient tôt, plus il est en moyenne associé à une faible réussite scolaire. Le devenir des élèves ayant redoublé le cours préparatoire est de ce point de vue le pire : le quart seulement de ces redoublants du CP atteignent la terminale et moins de 10 % obtiennent leur bac. Le redoublement n'améliore guère les performances et peut même s'avérer contre-productif. « Le redoublement semble fragiliser la confiance en soi de l'élève, l'amenant à réduire ses ambitions scolaires.

Qui plus est, l'image des élèves redoublants auprès des enseignants apparaît moins favorable, ce qui influe sur leur orientation. »

Extrait d'un article de Martine Laronche, Le Monde, 28 mai 2004

▲ ***Donnez un titre à l'article et dégagez l'argument principal.***

Propositions de réponse

- Proposition de titre : « Redoublement et échec scolaire ».
- Dans cet article il est mis en avant que le redoublement a des effets néfastes pour la suite de la scolarité : l'élève se sent en situation d'échec et l'enseignant porte un regard moins favorable sur l'élève. Le redoublement qui vise à aider l'élève a priori a donc des effets contraires.

9 ▸ LA PROTECTION SOCIALE

RAPPEL HISTORIQUE

Le système de protection sociale français est né à la fin de la Seconde Guerre mondiale. L'idée dominante est celle d'***une Sécurité sociale pour tous avec un système de prévoyance étendu à l'ensemble des catégories sociales.***
Le 4 octobre 1945 une ordonnance de Pierre Laroque, ministre du Travail, donne naissance à la ***Caisse nationale du régime général de la Sécurité sociale.***
« Il est institué une organisation de la Sécurité sociale destinée à garantir les travailleurs et leur famille contre les risques de toute nature, susceptibles de réduire ou de supprimer leurs capacités de gain, à couvrir les charges de maternité et les charges de famille qu'ils supportent. »
Le droit à la Sécurité sociale a figuré en 1946 pour la première fois dans le préambule de la Constitution de la IVe République. « La nation assure à l'individu et à sa famille les conditions nécessaires à leur développement. Elle garantit à tous, notamment à l'enfant, à la mère, au vieux travailleur, la protection de la santé, de la sécurité matérielle, le repos et les loisirs. Tout être qui, en raison de son âge, de son état physique ou mental, de la situation économique, se trouve dans l'incapacité de travailler, a le droit d'obtenir de la collectivité des moyens convenables d'existence. »
Au cours des cinquante années qui vont suivre, le système de protection sociale va connaître de nombreuses évolutions et réformes avant d'aboutir au système actuel.

LE FONCTIONNEMENT GLOBAL DE LA PROTECTION SOCIALE

Les risques sociaux

On compte cinq secteurs de prise en charge des risques :
- *la santé* (maladie, invalidité, accidents du travail...) ;
- *la vieillesse-survie* ;
- *la maternité et la famille* ;

- *l'emploi* (chômage, formation professionnelle...) ;
- *le risque « divers »* (aides spécifiques aux personnes les plus défavorisées).

Les responsables de la protection sociale

La protection sociale est assurée en partie par des organismes publics, en partie par des organismes privés :

- *la Sécurité sociale* qui prend environ 70 % des prestations sociales à sa charge ;
- *l'État* qui a un rôle de tutelle et élabore le cadre juridique : Code du travail, de la santé publique, de la famille, de l'aide sociale...
- *les collectivités territoriales* (communes, départements, régions) dont la fonction principale en matière de santé publique est d'assurer le fonctionnement des services de protection maternelle ou de l'enfance et la prévention de certaines maladies ;
- *les régimes de retraite complémentaire* ;
- *les mutuelles et les assurances privées* qui assurent des remboursements complémentaires ;
- *les associations* qui apportent une aide complémentaire dans la lutte contre la précarité, la pauvreté et l'exclusion (ATD-Quart Monde, les Restaurants du cœur, Emmaüs, la Croix Rouge...). Elles participent aussi à la recherche médicale et à des actions de prévention (AIDES, l'ARC, l'action du Téléthon...).

Le financement

Le financement de la protection sociale est assuré par :

- *les cotisations sociales contributives* qui représentent les quatre cinquièmes du financement. Elles sont dites contributives car le mode de prélèvement diffère en fonction de l'activité professionnelle et du niveau de salaire ;
- *la contribution sociale généralisée (CSG)* prélevée sur la quasi-totalité des revenus depuis 1991. Elle est affectée principalement au risque famille-logement et, dans une moindre mesure, au risque vieillesse ;
- *les impôts et les taxes* (taxes sur le tabac et les alcools, sur les primes d'assurance automobile, sur la publicité pharmaceutique, sur le chiffre d'affaire des pharmacies...) ;
- *les subventions de l'État.*

La France consacre 30 % de son produit intérieur brut à la protection sociale. Si les cotisations restent les ressources principales des régimes de protection sociale, leur part s'est réduite au profit du financement public, en particulier depuis la mise en place de la CSG en 1991.

L'ORGANISATION DE LA SÉCURITÉ SOCIALE

La Sécurité sociale est constituée de 144 régimes de base que l'on peut réduire à ***quatre régimes principaux*** :
- le régime général ;
- le régime agricole ;
- le régime des travailleurs non salariés non agricoles, appelé aussi régime des « non-non » ;
- les régimes spéciaux.

Le régime général

Le régime général couvre les risques de près de 80 % de la population. L'organisation de ce régime repose sur ***une division en quatre branches*** :
- la branche maladie, maternité, invalidité et décès ;
- la branche vieillesse qui s'occupe de la gestion des retraites ;
- la branche famille ;
- la branche accidents du travail et maladies professionnelles.

La gestion de la trésorerie du régime général est assurée au niveau national par ***l'Agence centrale des organismes de Sécurité sociale (ACOSS)***. C'est une gestion commune qui porte sur trois caisses distinctes :
- la Caisse nationale d'assurance maladie des travailleurs salariés (CNAMTS). Elle couvre la branche maladie et la branche accidents du travail ;
- la Caisse nationale des allocations familiales (CNAF). Elle couvre la branche famille ;
- la Caisse nationale d'assurance vieillesse des travailleurs salariés (CNAVTS). Elle couvre la branche vieillesse.

La gestion du régime général de la Sécurité sociale n'est pas assurée seulement au niveau national.

Au niveau régional

Les caisses régionales d'assurance maladie (CRAM) qui sont au nombre de 16 ont une fonction plus spécifiquement liée à un rôle de consultant ou de représentant de la Caisse nationale de l'assurance maladie :
- elles interviennent dans les conseils d'administration des hôpitaux ;
- elles président les commissions d'examen des budgets hospitaliers ;
- elles développent dans la sphère des entreprises des politiques de prévention des accidents du travail et des maladies professionnelles ;
- elles travaillent en partenariat avec les hôpitaux et l'État pour mettre en place des contrats d'objectifs en matière d'offre de soins ;

- elles fixent les tarifs des cliniques privées par le biais de conventions.

Leurs fonctions dans le monde hospitalier leur confèrent un rôle primordial dans l'étude et la mise en place des réformes hospitalières.

Au niveau départemental

On trouve les caisses auxquelles nous nous adressons en tant qu'assuré social :

- les 129 ***Caisses primaires d'assurance maladie (CPAM)*** qui assurent l'immatriculation des assurés sociaux et règlent les prestations des assurances maladie, maternité, décès, invalidité, accident du travail ;
- les 115 ***Caisses d'allocations familiales (CAF)*** qui s'occupent de la branche famille ;
- les ***Unions de recouvrement des cotisations de Sécurité sociale et d'allocations familiales (URSSAF)*** qui surveillent le paiement des cotisations sociales et d'allocations familiales dues par les entreprises et les travailleurs indépendants au titre des travailleurs salariés. Elles ont aussi la charge de récupérer la CSG sur les revenus des salariés, appelés aussi revenus d'activité.

Les régimes spécifiques

Ce sont des régimes dont l'existence repose principalement sur le refus en 1945 de certaines catégories professionnelles d'être affiliées à un régime unique. Certains sont parfaitement autonomes, d'autres dépendent partiellement du régime général ;

- ***les régimes spéciaux autonomes*** tels que ceux de la SNCF, de la RATP, des mines et des militaires de carrière ;
- ***les régimes spéciaux dont certains risques sont couverts par le régime général*** tels que ceux d'EDF-GDF, des agents des collectivités locales et des fonctionnaires civils ;
- ***le régime agricole*** dont l'organisation repose sur la Mutualité sociale agricole (MSA). Cependant depuis 1963, la couverture des risques des salariés agricoles est assurée par le régime général et celle des exploitants agricoles par un budget annexe ;
- ***les régimes des « non-non »***, comme les caisses des artisans (CANCAVA) et les caisses des professions libérales, des industriels et des commerçants (ORGANIC).

LE RÔLE DE L'ÉTAT

L'État a un rôle de superviseur en matière de protection sociale. On parle souvent de l'effort social de la nation. Son action est multiple.

L'État est un employeur et participe donc au versement des cotisations dues par les employeurs.
L'État, puissance publique, subventionne les régimes déséquilibrés et finance des actions de prévention et de protection.
L'État, selon les principes de la Constitution de la Ve République, doit assurer les risques liés au logement (construction de logements sociaux), au travail (allocations chômage), aux événements politiques (pensions aux anciens combattants).

Les DRASS et les DDASS

Au-delà de l'autonomie des régimes sociaux, l'État préserve un rôle de tutelle qu'il exerce par les ***Directions régionales des affaires sanitaires et sociales (DRASS)***, par le biais des ***Directions départementales des affaires sanitaires et sociales (DDASS)***. Celles-ci organisent, surveillent ou supervisent :

- les règles d'hygiène des établissements sanitaires et sociaux ;
- la gestion administrative et financière des établissements liés à la santé publique ;
- les actions de protection et de prévention sanitaire ;
- les actions de solidarité et de développement social ;
- les politiques d'intégration et d'insertion.

Les collectivités locales

Les conseils généraux participent, à l'échelle départementale et par des opérations de financement, à l'aide sociale à la famille et à l'enfance telle que la protection maternelle et infantile (PMI), à la lutte contre les fléaux sociaux (lutte contre le SIDA, la toxicomanie...) et contre les phénomènes d'exclusion.
Les centres communaux d'action sociale (CCAS), gérés par les communes, sont à l'origine de l'aide médicale gratuite, de l'aide sociale à l'enfance, de l'aide sociale aux personnes âgées et aux personnes handicapées, de l'attribution du RMI.

LES PRESTATIONS SOCIALES

On compte les prestations versées par les différentes branches et les dépenses au titre de l'action sociale.
L'assurance maladie concerne le remboursement des frais médicaux. Il n'est pas intégral puisqu'une partie des frais est à la charge des assurés sociaux ; on appelle cette partie *le ticket modérateur*. Dans les cas de maladies de longue

durée, de maladies dites professionnelles ou dans les cas d'intervention chirurgicale importante, le remboursement est de 100 %.
Par ***l'assurance accident du travail*** une partie du salaire journalier est versée, d'un montant dépendant du nombre de jours d'arrêt de travail.
Au titre de ***l'assurance maternité*** une partie du salaire est versée, c'est-à-dire 84 % du salaire journalier de base.
L'assurance vieillesse comprend :

- les pensions de retraite versées par la Sécurité sociale et dont le montant varie en fonction du nombre d'années de cotisation ;
- le minimum vieillesse, financé par l'État et versé aux personnes n'ayant jamais cotisé ;
- la pension de réversion destinée au conjoint d'un assuré social décédé ;
- mais aussi l'allocation spéciale de vieillesse, l'allocation aux vieux travailleurs salariés, la pension d'inaptitude, l'allocation veuvage, l'allocation d'aide à domicile, l'aide ménagère, le placement en établissement…

L'assurance famille comprend :

- les allocations familiales versées aux familles ayant au moins deux enfants à charge jusqu'à 16 ans ou 20 ans en cas de scolarité prolongée ;
- l'allocation pour jeune enfant (APJE) ;
- l'allocation parentale d'éducation (APE) permettant une diminution ou une cessation d'activité pour élever, à partir du deuxième enfant, un enfant de moins de 3 ans ;
- l'allocation de garde d'enfant à domicile (AGED) attribuée à un ménage ou à une personne seule employant une personne pour assurer la garde d'au moins un enfant de moins de 6 ans ;
- l'aide à la famille pour l'emploi d'une assistante maternelle agréée ;
- l'allocation de rentrée scolaire qui constitue une aide aux dépenses de rentrée pour les familles les plus défavorisées ;
- l'allocation de soutien familial qui se substitue à la pension alimentaire en cas d'absence ou de retard de cette dernière ;
- l'allocation de parent isolé versée à un parent se retrouvant seul avec la charge d'au moins un enfant ;
- l'allocation d'adoption ;
- le complément familial versé aux familles ayant au moins 3 enfants âgés au minimum de 3 ans ;
- la prime de déménagement.

L'assurance chômage comprend :

- l'aide au chômage partiel ;
- l'assurance chômage proprement dite ;
- l'allocation de formation reclassement (AFR) ;
- l'allocation spécifique de conversion ;
- l'allocation de solidarité.

Le lecteur se référera au chapitre sur le chômage (chapitre 14) pour plus de détails.
Sont aussi couverts les risques liés à l'invalidité et au handicap, l'aide médicale et l'aide sociale à l'hébergement qui appartiennent au secteur de l'aide sociale, système d'assistance mis en place en 1953.

MUTUELLES, ASSURANCES PRIVÉES ET RETRAITES COMPLÉMENTAIRES

Les mutuelles

Ce sont des organismes de prévoyance privés, à but non lucratif, qui, moyennant une cotisation ou une prime, garantissent un remboursement complémentaire, principalement dans les dépenses liées à l'assurance maladie. Elles prennent en charge :
- le ticket modérateur ;
- le forfait hospitalier lorsque celui-ci n'est pas pris en charge à 100 % par la Sécurité sociale ;
- les soins ambulatoires (analyses, soins dentaires, soins d'auxiliaires médicaux...) ;
- les biens médicaux (orthopédie, optique, pharmacie...).

Les mutuelles mènent aussi des politiques d'action sociale et sanitaire en intervenant dans la gestion de centres médico-sociaux, de centres d'optique, dentaires, etc., et participent à la mise en place de centres de vacances.

Les assurances privées

Ce sont des organismes à but lucratif qui permettent une couverture complémentaire en proposant des garanties sur la santé, l'invalidité, la vieillesse ou le décès (assurance vie).

Les retraites complémentaires

Depuis 1972, elles sont devenues obligatoires. Tout salarié assujetti au régime général de l'assurance vieillesse doit être affilié à une institution de retraite complémentaire dont la gestion est dite de « deuxième étage » par distinction avec les régimes de base de premier étage.
On peut citer aussi les retraites supplémentaires de troisième étage qui peuvent s'ajouter aux retraites complémentaires ou les caisses de prévoyance dont le principe repose sur des opérations d'assurance liées à la personne humaine.

LA CRÉATION DE LA COUVERTURE MALADIE UNIVERSELLE

Face à la montée de l'exclusion, de nombreuses personnes se sont retrouvées soit totalement privées de soins, soit dépourvues de couverture sociale complémentaire. La plupart d'entre elles ne pouvaient donc pas accéder au système de soins faute de moyens. La couverture maladie universelle (CMU) a donc été mise en place pour venir en aide aux plus démunis (loi n° 99-641 du 27 juillet 1999).

La CMU garantit à la fois l'affiliation au régime général pour tous les résidents réguliers qui n'ont pas de couverture d'assurance maladie et permet aux plus défavorisés, souvent privés de mutuelle, une couverture complémentaire gratuite. Les bénéficiaires sont pris en charge à 100 %. Ainsi la CMU couvre-t-elle intégralement le ticket modérateur et le forfait hospitalier. Les bénéficiaires de la CMU n'ont rien à payer lors d'une consultation médicale, ni pour les soins et produits médicaux prescrits (pharmacie, biologie...).

Les bénéficiaires de la CMU peuvent choisir, pour bénéficier de la prestation complémentaire, de recourir :

- soit à leur caisse d'assurance maladie ;
- soit à un organisme complémentaire.

Son financement est assuré à la fois par une subvention de l'État et par une contribution des organismes complémentaires à hauteur de 1,75 % de leur chiffre d'affaires santé.

LA GÉNÉRALISATION DE LA CARTE VITALE

Créée en 1998 pour supprimer les feuilles de soin et assurer une meilleure lisibilité des dépenses de santé, la carte Vitale, véritable carte d'identité santé, deviendra en 2007 la clé d'accès au dossier médical personnel (DMP) de chaque assuré et contiendra les données utiles en cas d'urgence.

Cette nouvelle carte comportera une photo d'identité afin d'éviter une utilisation abusive portant sur les frais médicaux et pharmaceutiques.

LES DYSFONCTIONNEMENTS DU SYSTÈME DE PROTECTION SOCIALE

Le « trou » de la Sécurité sociale

La France consacre 30 % de son produit intérieur brut à la protection sociale. Les dépenses de santé sont en continuelle augmentation depuis quelques

années mais les évolutions sont différenciées selon les risques couverts. Les cotisations restent les ressources principales des régimes de protection sociale mais leur part a diminué au profit du financement public, notamment avec la création de la CSG en 1991.
La croissance des prestations de protection sociale a pour cause principale l'extension progressive de la protection sociale à l'ensemble de la population, mais aussi la mise en place de prestations correspondant à de nouveaux types de risques (allocations logement, indemnisation du chômage, retraites complémentaires, RMI...).
On parle souvent du « trou » de la Sécurité sociale. Cela signifie que la Sécurité sociale est en déficit. On l'estimait en 2005 à 11,6 milliards d'euros. Ce déficit, comme le montre la disparité des parts des prestations attribuées selon les risques, est plus fortement lié à certaines branches plutôt qu'à d'autres. Plusieurs facteurs sont à l'origine de ce déficit :
- ***l'extension progressive du système de protection sociale à l'ensemble de la population*** ;
- ***le chômage*** qui tend à diminuer l'assiette des cotisations et augmente le nombre de bénéficiaires du système de solidarité (*voir* chapitres 14 et 15) ;
- ***les politiques de lutte contre le chômage*** qui sont souvent basées sur des exonérations des cotisations patronales, principales ressources de la branche famille ;
- ***la montée de la précarité*** qui tend à augmenter la part des prestations sociales. Elle s'est traduite principalement par une augmentation des versements de minima sociaux dont les principaux sont le RMI, l'allocation vieillesse supplémentaire, l'allocation d'adulte handicapé (AAH) et l'allocation spécifique de solidarité (ASS) ;
- ***la surconsommation médicale*** liée au comportement des assurés (nomadisme médical, usage abusif de la carte Vitale, absence de restriction sur le recours aux consultations de spécialistes...) ;
- ***la place prépondérante de la politique familiale en France*** qui a conduit ces dernières années, avec la persistance de la crise, à une augmentation du nombre de bénéficiaires de certaines prestations versées sous condition de ressources (allocations logement, allocation de rentrée scolaire, AGED...) ;
- ***le vieillissement de la population*** qui diminue la part des actifs alors qu'il entraîne des dépenses supplémentaires pour la branche vieillesse ;
- ***l'augmentation des prestations liées aux allocations d'adultes handicapés*** ;
- ***l'importance des toxicomanies,*** notamment le tabagisme, l'alcoolisme et la consommation de produits psychoactifs, qui sont des comportements très influants sur l'état de santé. Plus de la moitié de la population consomme alcool, tabac ou médicaments psychotropes, seuls ou associés ;
- ***l'émergence de nouveaux problèmes de santé,*** les maladies liées aux virus (le VIH, le virus des hépatites B et C et maintenant G), les maladies liées aux

conditions socio-économiques et environnementales (la tuberculose, le saturnisme infantile...), les maladies liées à l'industrialisation de la production alimentaire (la listériose), les maladies aggravées par les conditions environnementales (l'asthme, les bronchites chroniques), les maladies liées à des pratiques de procédures invasives (les infections nosocomiales) ;
- ***le recours à de nouvelles techniques médicales*** plus coûteuses et engendrant des dépenses supplémentaires.

La réforme de l'Assurance maladie

Depuis la loi constitutionnelle du 23 février 1996 initiée par le Premier ministre Alain Juppé, le Parlement élabore chaque année la loi de financement de la Sécurité sociale et fixe ainsi annuellement le degré d'évolution des dépenses de protection sociale. Les élus approuvent donc un budget, des orientations et une enveloppe. L'objectif de cette loi correspond à une volonté d'une plus grande maîtrise des dépenses de santé.

Devant le constat répété d'un déficit s'aggravant d'année en année, la réforme de l'Assurance maladie par la loi du 13 août 2004 a pour objectif de sauver le système de protection sociale de la faillite financière, et de maintenir un système de santé mieux équilibré et mieux organisé. Entrée en vigueur le 1er janvier 2005, la réforme porte sur quatre mesures nouvelles :
- ***le médecin traitant*** (qui se substitue au médecin référent) : chaque assuré doit choisir son médecin traitant permettant la coordination des soins basée sur un suivi régulier et adapté évitant les consultations inutiles (« nomadisme » médical), le nombre d'actes redondants et le recours abusif au spécialiste. Le médecin traitant est chargé par la loi de tenir à jour le dossier médical personnel (DMP) qui sera informatisé à partir de 2007 ;
- ***la participation de 1 euro***, déduite directement des remboursements (sauf cas particulier), ceci afin de responsabiliser chaque assuré. En outre, pour les actes lourds dépassant 90 euros, ***la participation de 18 euros*** a été adoptée ;
- ***le forfait hospitalier :*** la participation financière aux frais d'hébergement et d'entretien pour toute hospitalisation de plus d'une journée passe de 14 euros à 15 euros par jour ;
- ***l'aide à la souscription d'une couverture santé complémentaire*** pour les plus modestes.

Toutes ces mesures, auxquelles on peut ajouter notamment une surveillance renforcée des arrêts maladie (en progression de 6,7 % en 2003) et une utilisation plus grande des génériques (même s'ils ne représentent encore que 7 % des dépenses de médicaments), devraient contribuer à un retour à l'équilibre des dépenses de l'Assurance maladie d'ici à 3 ans.

QU'EST-CE QU'UN MÉDICAMENT GÉNÉRIQUE ?

L'inventeur d'une molécule au sein d'un laboratoire pharmaceutique dépose un brevet qui lui garantit pendant 20 ans l'exclusivité de sa commercialisation. À l'issue de ce délai, le brevet tombe dans le domaine public, un autre fabricant peut reproduire le médicament et le commercialiser à son tour. Comme il n'a pas l'investissement de la recherche à supporter, le prix est réduit de 30 à 50 %.

Un médicament générique est donc la copie conforme d'un médicament original (princeps). Il a la même efficacité pour un coût moindre.

Le médecin prescrit en général le médicament initial (nom donné par le laboratoire qui l'invente) mais le pharmacien peut délivrer le générique à la place.

L'AFSSAPS (Agence française de sécurité sanitaire des produits de santé) estime que 50 % du marché du médicament remboursable pourraient être remplacés par des génériques.

Les génériques ont du mal à entrer dans les habitudes des consommateurs pour différentes raisons :

- insistance des laboratoires auprès des médecins pour les inciter a prescrire les originaux ;
- le marché des génériques ne se développe que petit à petit ;
- la résistance des patients est forte en l'occurrence chez les personnes âgées qui, confrontées à leurs habitudes, refusent souvent le changement.

LA QUESTION SPÉCIFIQUE DES RETRAITES

Le système de retraite en France est basé depuis 1945 sur le principe de la ***répartition***. il couvre aujourd'hui totalement la population et permet aux retraités d'avoir un niveau de vie comparable à celui des actifs. Le système par répartition assure la solidarité entre les générations. Les parents préparent l'entrée dans la vie active de leurs enfants et cotisent pour la retraite. Lorsque les enfants rentrent à leur tour dans la vie active ils vont assurer le paiement des retraites de leurs ainés. Ce système très solidaire n'est possible qu'à partir du moment où un équilibre démographique est garanti entre actifs et retraités. Or, en raison du vieillissement de la population, de la diminution du nombre d'actifs, de la montée du chômage, l'équilibre mathématique devient de plus en plus difficile à atteindre. Ce phénomène est accentué par l'arrivée massive à la retraite dès 2005 des populations issues du « baby boom » de l'après-guerre. Pour faire face à ce problème, le gouvernement Raffarin a entrepris en 2003 une réforme du système des retraites, réforme relativement difficile en raison de sa complexité. En effet il existe plus de

20 régimes différents et un nombre de caisses de retraite tout aussi considérable. L'harmonisation est donc particulièrement ardue dans la mesure où chaque citoyen tend à défendre les acquis du régime auquel il est rattaché. Alors que les salariés des régimes spéciaux cotisent 37,5 années, les salariés du régime général cotisent 40 ans.

La réforme du gouvernement Raffarin prévoit un alignement des régimes échelonné sur plusieurs années ainsi que l'augmentation du nombre d'années de référence. Cela se traduit par une augmentation du nombre d'années de cotisation pour percevoir une retraite complète. Une décision très impopulaire dans la mesure où les politiques antérieures visaient plutôt à avancer l'âge de la retraite. Cependant l'évolution démographique, l'entrée plus tardive sur le marché du travail semblent impliquer logiquement une adaptation de l'âge de la retraite.

L'un des reproches qui est fait est celui d'une baisse progressive du montant des retraites en raison des retraites anticipées, de l'impossibilité pour certains travailleurs de compter suffisamment d'années de cotisation en raison d'interruptions prolongées (périodes de chômage par exemple) ou de la difficulté dans certains secteurs professionnels de continuer de travailler plus tard (métiers du bâtiment, enseignement...). Certains envisagent la nécessité d'avoir recours à des systèmes privatisés (assurances, fonds de pension) pour améliorer le montant des retraites.

La complexité de ce dossier est telle que nous demandons au candidat, au-delà des polémiques, de retenir les principes généraux : qu'est-ce qu'une retraite par répartition ? pourquoi le système est-il en danger ?

SUJET TYPE

> ***Les génériques devraient faire économiser 5 milliards d'ici à 2008*** (extrait)
> Cinq milliards d'euros ! Telle est la somme que la sécurité sociale va économiser, mécaniquement, sans effort, d'ici à 2008, sur les dépenses de médicaments. Les Français et les médecins seraient-ils enfin devenus raisonnables ? Nullement ! À consommation égale cette réduction de la dépense s'explique par la seule montée en puissance des génériques. Cette économie de cinq milliards est la principale conclusion que Claude Lepen, professeur en économie de la santé à l'université de Paris-Dauphine, et Anne Moreau du laboratoire pharmaceutique Ratiopharm, ont rendue publique en mai 2004.
>
> *Yves Mamou, Le Monde, 29 mai 2004*

▲ ***Quel est l'intérêt des génériques et leur retentissement sur le comportement des Français vis-à-vis des médicaments ?***

Propositions de réponse

- Rappeler la définition d'un générique et son intérêt.
- D'ici 2008, de nombreux médicaments vont tomber dans le domaine public.
- On peut considérer que les Français vont se familiariser de plus en plus avec les génériques d'autant que le public est plus fortement sensibilisé au problème du financement de la Sécurité sociale.
- Le taux de pénétration des génériques va augmenter avec un retentissement économique positif.

10 ▸ L'ENVIRONNEMENT

APPROCHE GLOBALE

L'environnement est défini couramment comme l'ensemble des conditions naturelles (physiques, chimiques, biologiques) et culturelles (sociologiques) susceptibles d'agir sur les organismes vivants et les activités humaines.

L'homme, depuis son apparition sur terre, entretient un rapport intime avec son environnement puisque celui-ci est la source de sa subsistance. C'est de la nature et de ses richesses qu'il tire son alimentation, ses modes d'habitat ; ce sont les climats qui le conduisent à modifier ses comportements, à migrer...

L'homme n'existe que par les liens qui l'unissent à l'environnement, par l'harmonie qu'il développe avec les conditions naturelles de la planète. Dans son évolution, l'homme a toujours mis en place des règles d'organisation sociale en phase avec son environnement. La prise de conscience est plus évidente et actuellement plus documentée grâce à une compréhension globale de l'équilibre naturel.

L'homme pourtant, de manière quasi instinctive, a longtemps préservé des modes de fonctionnement propres aux règles qui régissaient la nature. Dans la chasse des bisons, les Indiens d'Amérique prenaient en compte la régulation de la population et ils ne chassaient que pour les besoins alimentaires et vestimentaires, bien que cette démarche découlât aussi de croyances propres au règne animal. L'instauration de la jachère dans l'agriculture dès l'époque médiévale correspondait bien à une compréhension de la perte de fertilité de la terre. On pourrait ainsi citer nombre d'exemples fort différents mettant en évidence l'implication de l'homme.

Avec l'évolution démographique, l'essor industriel, la naissance des grands centres urbains, le rapport de l'homme avec son milieu naturel a pris peu à peu une toute autre dimension. Tant que ses agissements s'inscrivaient dans un cycle naturel permettant la reproduction des potentiels utilisés, il n'y avait pas lieu de les considérer comme dangereux pour la planète. Mais de manière assez paradoxale, les progrès scientifiques apparus depuis deux siècles et plus encore au cours du XXe siècle, ont permis, alors qu'ils ont favorisé l'accroissement des populations, la prolifération des milieux urbains et le développement exponentiel de l'industrie, une prise de conscience des dangers encourus par la nature face à une exploitation anarchique des ressources naturelles par l'homme.

C'est dans les années 1970 que s'est développée une conscience politique des problèmes environnementaux et qu'a vu le jour la notion d'écologie. On comprend d'autant plus aujourd'hui que, dans les sociétés fortement urbanisées et industrialisées, les dégradations de l'environnement contribuent à accentuer les dysfonctionnements sociaux et les problèmes d'ordre sanitaire.
Les grands mouvements climatiques peuvent aussi jouer un rôle : El Niño, courant d'eau chaude qui traverse le Pacifique, est corrélé avec les épidémies de choléra ; la canicule d'août 2003 en France avec une surmortalité en lien avec la pollution de l'air, certains décès étant dus aux concentrations d'ozone constatées entre le 3 et le 17 août (recherche réalisée par l'Institut de Veille Sanitaire).
Pour le futur, les interventions s'inscrivent dans le cadre du développement durable. Des groupes d'étude, dont le plus connu est le Groupe Intergouvernemental sur l'Évolution du Climat (GIEC), réfléchissent à la stabilisation de l'effet de serre. C'est l'augmentation des émissions de gaz à effet de serre depuis l'ère industrielle [gaz carbonique ou dioxyde de carbone (CO_2)], du méthane ou encore de l'oxyde nitreux (N_2O), de l'ozone troposphérique (O_3) qui est devenue dangeureuse. Elle induit une élévation de la température, qui elle-même provoque une élévation du niveau des océans. Des experts de l'ONU estiment que le niveau des océans pourrait monter de 1 mètre d'ici à 2100 à cause de la fonte des glaces continentales provoquée par le réchauffement global, lui-même lié à l'augmentation des émissions de gaz à effet de serre qu'entraîne l'activité humaine.
Le protocole de Kyoto adopté par 159 pays en 1997 (mais pas par les États-Unis) vise à réduire les émissions excessives de gaz à effet de serre. À l'échéance 2012, les engagements limités aux pays industriels doivent être renouvelés et élargis éventuellement à de nouveaux pays. Le protocole de Kyoto a fait l'objet d'un premier bilan lors de la conférence des Nations Unies sur les changements climatiques, à Montréal, en décembre 2005. Au cours de cette conférence, l'attention a été aussi attirée sur l'implication des pays en développement et sur l'importance de passer actuellement des bases théoriques à l'application pratique des décisions envisagées.
Si on commence à juguler l'émission des gaz à effet de serre en Europe, encore faut-il développer les énergies renouvelables et comprendre qu'on peut vivre mieux en consommant moins.

DESCRIPTION THÉORIQUE

On distingue plusieurs formes de milieux :

- ***les milieux physiques (la mer, les eaux continentales, l'atmosphère, les sols) ;***
- ***les milieux vivants (les écosystèmes, les espèces animales et végétales) ;***

- *le milieu urbain (pôle dominant du logement et de l'activité économique) ;*
- *le milieu sonore.*

C'est sur l'ensemble de ces milieux qu'interviennent les activités humaines mais c'est aussi l'ensemble de ces milieux qui conditionne les activités humaines.
Pour mieux saisir les nouvelles préoccupations en matière d'environnement, nous allons identifier les principales sources de pollution, les différentes formes de dégradation de l'environnement et leurs conséquences sur l'organisation humaine.

LES AGISSEMENTS DE L'HOMME

L'essor démographique

En améliorant les conditions sanitaires, les populations humaines ont connu une croissance démographique importante. Elles ont donc dû augmenter leur surface d'installation, leurs exploitations des ressources naturelles en vue d'assurer leur subsistance, d'autant plus que les conditions matérielles s'amélioraient et que les besoins de l'homme se montraient toujours plus importants.

La société de consommation

Elle est devenue le modèle des sociétés industrialisées. Outre les besoins naturels immédiats liés à sa subsistance, l'homme moderne s'est créé une nouvelle forme de besoins répondant à des notions de confort, de plaisir, de loisir...
Pour satisfaire le plus grand nombre de ses aspirations et de ses désirs, les sociétés modernes ont mis à la disposition de l'homme un ensemble de biens de plus en plus vaste tels que les biens d'équipement durables (télévision, voiture, congélateur...). Ce principe de consommation a tellement été intégré qu'il constitue aujourd'hui la base incontournable de l'organisation économique des sociétés modernes : produire pour répondre à un maximum de besoins, créer un maximum de besoins pour produire.
Les sociétés modernes, en sacralisant le travail et en en faisant la fonction sociale essentielle de l'individu, ont conforté ce phénomène. Les conséquences logiques d'une augmentation du nombre de biens sont :

- l'accroissement de l'exploitation des ressources naturelles ;
- le gaspillage ;
- l'augmentation du nombre des déchets.

Le progrès des technologies

Les progrès technologiques ont conduit à modifier les structures de production et de consommation :

- apparition de nouveaux modes de conservation : système frigorifique, stérilisation...
- apparition de nouveaux modes d'emballage : boîte aluminium, emballage plastique...

Il est ainsi devenu possible de répondre à une consommation de masse par une production de masse, et ce d'autant plus facilement que les modes d'industrialisation n'ont eu de cesse de se développer tout en observant une diminution des coûts :

- mécanisation ;
- robotisation ;
- développement de l'industrie chimique ;
- développement de l'électronique ;
- développement de l'informatique ;
- développement énergétique.

Mais ce progrès, en favorisant la surexploitation des ressources naturelles, ne s'est pas accompagné directement d'une mesure de ses conséquences sur l'environnement. Ce sont cependant, comme nous le disions dans la première partie, ces mêmes progrès qui ont permis d'identifier les dégradations que subissait notre environnement :

- dégradation des milieux physiques ;
- problème de gestion des déchets ;
- problème de gestion de l'urbanisme à outrance ;
- dégradation des milieux naturels ;
- émergence de problèmes liés à la vie quotidienne : pollution sonore, problèmes liés à la consommation alimentaire...

LA PRISE DE CONSCIENCE

L'aspect géopolitique

La prise de conscience s'est effectuée à différents niveaux.

La crise pétrolière des années 1970 a mis en évidence l'importance des ressources énergétiques et les notions de gaspillage. Confrontés à une augmentation radicale du prix du pétrole, les pays industrialisés ont compris alors combien il était nécessaire de développer les économies d'énergie. La crise a suscité de grands bouleversements économiques et sociaux mais elle a aussi permis d'inciter à la recherche de nouvelles formes d'énergie ou d'utilisation de celles-ci tendant vers moins de gaspillage.

Les pays en développement, en calquant la modernité des pays industrialisés, n'ont pas suffisamment pris en compte le retard qui les caractérisait. Ils ont souvent mis en place des processus industriels qui n'étaient pas adaptés à leur niveau de développement et qui faisaient apparaître plus fortement les dommages subis par l'environnement. L'apparition du plastique ou de l'aluminium dans les pays du tiers monde en est le meilleur exemple. L'apparition de produits non dégradables dans des pays où le ramassage des ordures et les notions d'hygiène n'en étaient qu'à leur balbutiement a causé des dégradations extrêmes.

La fin de la guerre froide en atténuant la menace de cataclysme nucléaire a renvoyé les préoccupations en matière d'environnement dans une sphère plus quotidienne et plus proche de nous.

La gestion de l'environnement, longtemps considérée par le monde industriel comme une entrave à la productivité, a fait son chemin et devient même un marché porteur. Nous le développerons plus loin, dans la section consacrée à l'économie de l'environnement.

L'aspect sanitaire

Les progrès scientifiques ont permis d'observer les dégradations de l'environnement et d'identifier les sources de pollution, mais ils ont aussi fait apparaître les dommages sanitaires :

- les problèmes liés à la consommation d'eau et alimentaire (nitrates, « vache folle », dioxine...) ;
- les maladies professionnelles liées à des expositions sans précaution à des produits dangereux (amiante, irradiations...) ;
- les risques de cancer de la peau liés à l'affaiblissement de la couche d'ozone ;
- les atteintes pulmonaires dues à la pollution, en particulier l'épidémie de légionellose : les légionelles, omniprésentes dans l'environnement (30 à 90 % des lacs et rivières), se multiplient dans l'eau. La contamination se fait en inhalant des gouttelettes (tours aéroréfrigérantes, douches, jacuzzis...).

L'aspect social

La gestion de l'urbanisme fait partie des nouvelles préoccupations environnementales actuelles car elle a pu être mise en corrélation avec certains dysfonctionnements sociaux. On considère aujourd'hui, et d'autant plus dans un contexte de crise sociale, que certains facteurs augmentent les tensions entre les individus et influencent les troubles de l'humeur :

- le problème des grands ensembles trop souvent éloignés des centres-villes, avec une forte densité de population (souvent des populations défavorisées) ; grands ensembles dont certains – apparus entre les années 1960 et 1970 – souffrent aujourd'hui de vétusté et d'une image parfois non contestable de lieu de précarité et de violences ;

- le problème du bruit lié à un manque d'isolation dans l'habitat ou autour des réseaux routiers, ferroviaires ou aériens ;
- le manque ou l'absence totale d'espaces verts.

Travailler sur l'urbanisme revient à travailler sur le cadre de vie : c'est l'environnement le plus immédiat pour une population très fortement urbanisée.

LES PROBLÈMES IDENTIFIÉS

La dégradation des eaux maritimes

Elle est liée aux déversements sans précaution, ou avec précautions insuffisantes, des déchets industriels, des huiles ou des carburants des navires à moteur, des eaux usées des villes qui provoquent la disparition des espèces animales et végétales, le réchauffement des eaux, des proliférations d'algues néfastes pour l'environnement. On peut citer le Bassin d'Arcachon ou certaines régions de la côte méditerranéenne où de nouvelles végétations adaptées au degré important de pollution couvrent des surfaces de plus en plus importantes et modifient les écosystèmes.

Les eaux maritimes souffrent aussi de surexploitation. La pêche s'étant fortement industrialisée, elle utilise des méthodes dommageables pour le monde marin : les radars, les sonars, les filets de plusieurs kilomètres, les procédés de ratissage des fonds sous-marins, etc.

La dégradation des milieux marins par la pollution atténue la présence d'azote dans l'eau, pourtant favorable aux phytoplanctons qui jouent un rôle dans l'absorption du CO_2 présent dans l'atmosphère.

En France, depuis quelques années, à la veille des vacances d'été, des contrôles de l'état de pollution des plages et des eaux côtières sont effectués et diffusés par les médias afin d'informer le public. Dans les cas les plus extrêmes la baignade devient interdite. Cela tend à inciter les municipalités concernées à prendre des mesures adéquates en vue de garantir les conditions du tourisme.

La dégradation des eaux continentales

Les prélèvements d'eau sur l'ensemble du territoire français sont estimés à près de 38 milliards de mètres cubes par an. Une évaluation de la répartition par secteurs donne les chiffres suivants :

- 23 pour le refroidissement des centrales thermiques ;
- 6 pour les collectivités locales ;

- 5 pour l'industrie ;
- 4 pour l'agriculture.

Vingt pour cent de ces eaux sont restituées au milieu naturel après avoir subi de nombreuses dégradations, ce qui intensifie les procédures de traitement. L'OMS a déclaré lors de la décennie de l'eau que 80 % des maladies qui sévissent sur terre sont liées à l'eau. Une eau est dite potable lorsqu'elle n'est pas susceptible de porter atteinte à la santé de ceux qui la consomment. Elle ne doit pas contenir d'agents microbiologiques pathogènes (bactéries, virus, parasites) ni d'éléments chimiques indésirables ou toxiques susceptibles de provoquer chez l'homme des troubles à plus ou moins long terme.

Les organismes qui ont pour mission d'assurer la qualité des eaux relèvent plusieurs problèmes essentiels :

- la présence de germes : les salmonelles, les shigelles, les rotavirus, l'ensemble des bactéries pathogènes d'origine fécale ;
- la présence d'engrais, de nitrates et de pesticides fortement utilisés dans l'agriculture qui tend à augmenter dans les eaux souterraines ;
- les pollutions accidentelles très fréquentes (une alerte par semaine en moyenne sur la Seine en ce qui concerne les hydrocarbures) ;
- la présence de produits chimiques ou de produits de dégradation de matières organiques qui, en plus d'altérer la qualité des eaux, peut occasionner des mauvaises odeurs.

L'industrie, l'agriculture, l'élevage sont très souvent mis en cause et conduisent aujourd'hui à de nouveaux modes de production plus écologiques.

À la dégradation des eaux continentales s'ajoute une diminution importante des réserves d'eau ; on relève une baisse du niveau des nappes souterraines qui se mesure en centimètres voire en mètres par an. C'est le cas dans la région des grandes plaines aux États-Unis ou au Panjab, considéré comme le grenier de l'Inde. Les prélèvements sur les fleuves deviennent aussi excessifs et on observe aujourd'hui des fleuves qui s'assèchent avant d'atteindre leur embouchure : le Fleuve Jaune en Chine, le Colorado aux États-Unis...

Pollution atmosphérique, dégradation de l'air et effet de serre

Surveillée très sérieusement depuis quelques années, la qualité de l'air est altérée par :

- les gaz d'échappement ;
- les dégagements gazeux industriels ;
- les bombes aérosol ;
- la combustion de charbon, de gaz ou de pétrole.

La diffusion dans l'air d'oxyde de carbone, d'azote, de soufre, de poussières, contribue à l'effet de serre et dégrade la couche d'ozone qui participe aux opérations de filtrage des ultraviolets. L'augmentation des cancers de la peau pourrait devenir imputable en partie à la dégradation de la couche d'ozone. La présence de plus en plus importante de CFC (chlorofluocarbones) tend à augmenter l'effet de serre, c'est-à-dire un réchauffement global de la planète mis en cause dans le bouleversement des climats. La qualité de l'air est de plus en plus contrôlée dans les pays industriels. C'est le cas de la France par exemple où les pics de pollution urbaine sont désormais annoncés par les médias. C'est de plus en plus constaté dans les mégalopoles comme Mexico ou, plus proche de chez nous, à Teplice, petite ville de la République tchèque, où l'air devenant parfois irrespirable on en vient à porter des masques !

Le problème spécifique du nucléaire

Outre le problème du réchauffement des eaux qui servent à refroidir les réacteurs des centrales et qui modifient les écosystèmes environnants, le nucléaire soulève des polémiques passionnées. On trouve deux camps opposés :

- l'un considère que les risques inhérents au nucléaire sont parfaitement maîtrisés, qu'on est très proche du risque zéro, que le nucléaire est une source d'énergie rentable et très peu polluante ;
- l'autre rappelle que le risque zéro n'existe pas, que tout accident peut avoir des conséquences dramatiques (comme l'a montré l'accident de Tchernobyl le 26 avril 1986) et soulève le problème du traitement des déchets nucléaires.

Le problème de l'hydroélectricité

Il provient en grande partie des transformations écologiques qu'engendre la construction de barrages. Ces transformations peuvent entraîner des modifications sur de vastes paysages (barrage d'Assouan en Egypte, barrage de Serre-Ponçon dans les Hautes-Alpes...). Cela a une double incidence :

- une influence sur les écosystèmes environnants (disparition de terres, d'espèces animales et végétales...) ;
- une transformation de l'organisation humaine (disparition de villages, expropriations...).

La dégradation de l'alimentaire

La présence des dioxines

Plus de trente ans après la catastrophe de Seveso, les dioxines sont toujours d'actualité, le ministère de l'Environnement des États-Unis (EPA) les accusait même en 1997 d'une plus grande toxicité que celle supposée jusqu'à présent. Les incinérateurs d'ordure ménagère ou la métallurgie par exemple sont, selon l'ADEME (Agence de l'environnement et de la maîrise de l'énergie), les principaux diffuseurs de dioxines dans la nature. Le circuit herbage-vache-lait-viande-homme favorise la fixation sur les graisses de ces substances pour de longues années. On en trouverait ainsi jusque dans le lait maternel. Les incidences des dioxines sur la santé sont plus ou moins alarmantes selon les pays et les instituts de recherche. Sa bioaccumulation dans les populations occidentales (toujours selon l'EPA) les rendrait déjà responsables de troubles : de la fonction immunitaire, de la fertilité masculine, du développement neurologique, du comportement et des métabolismes hépatiques, glucidiques et hormonaux... Un cancer pour 10 000 habitants leur serait même attribuable. Selon des travaux de l'INSERM (Institut national de la santé et de la recherche médicale) et du CNRS (Centre national de recherche scientifique) ces analyses, bien que ne pouvant pas être rejetées en bloc, seraient tout de même alarmistes et cacheraient en fait des enjeux commerciaux pour les industriels de l'agroalimentaire.

L'affaire de la « vache folle »

Elle a fait l'objet de très vives polémiques dès 1997 et 1998, allant jusqu'à provoquer l'interdiction au niveau européen de l'importation de viande bovine britannique, principale protagoniste de cette affaire. Notons cependant qu'on a longtemps observé en France et dans d'autres pays européens des cas de « vache folle ». La découverte de l'encéphalite spongiforme bovine (ESB), maladie de la « vache folle », mettait en cause l'alimentation des bovins et en l'occurrence l'utilisation de farines animales à base de protéines. Outre les dysfonctionnements neurologiques observés chez les bovins, la question de la transmissibilité de la maladie chez l'homme et le rapport à établir avec la maladie de Creutzfeldt-Jakob chez l'homme ont été soulevés. Bien qu'une relation stricte entre ces deux phénomènes n'ait été établie que tard par l'ensemble des scientifiques, des mesures drastiques ont été mises en place pour éviter la prolifération de cette maladie chez l'animal : unités productrices de farines fermées, bétail nourri à base de farine ou ayant été en contact avec un animal malade abattu, importation des bovins britanniques interdite...
La production de farines animales et leur utilisation dans l'alimentation des bovins ont aussi soulevé des problématiques relevant de la bioéthique : peut-on nourrir des animaux exclusivement ruminants et donc herbivores avec une alimentation contenant des protéines animales au nom d'une plus grande rentabilité ? Ce problème met une fois de plus en question le rapport ambigu entre le progrès au nom de l'économie et les conséquences sur la nature et l'homme.

En novembre 1998 le Parlement européen a levé les sanctions à l'encontre de la Grande-Bretagne qui aurait éradiqué la maladie chez les bovins. Cependant en décembre 1998 on abattait encore en France des troupeaux de bovins après observation de cas de « vache folle » !
Récemment encore, en 2003, on repérait un cas de vache folle aux États-Unis ; l'origine canadienne de ce bétail aurait été mise en cause. Cela atteste cependant que le problème est persistant bien que largement mieux contrôlé.

Les produits transgéniques

Ils sont issus du vivant manipulé génétiquement. Pour l'industrie agroalimentaire, c'est une innovation qui tend à améliorer la productivité et les conditions de respect de l'environnement.

La question spécifique des organismes génétiquement modifiés (OGM)

Un OGM est défini comme « ***un organisme dont le matériel génétique a été modifié d'une manière qui ne s'effectue pas naturellement par multiplication et/ou par recombinaison naturelle*** », selon la réglementation européenne.
Les techniques de génie génétique employées permettent de transférer dans le patrimoine génétique d'un organisme un ou plusieurs gènes pour apporter une caractéristique nouvelle. Ces techniques sont appliquées sur des organismes végétaux ou animaux ou des microorganismes. Les gènes introduits, selon l'universalité du code génétique, peuvent provenir de n'importe quel organisme : virus, bactérie, champignon, levure, plante ou animal.
Certains caractères peuvent être supprimés ou modifiés pour, par exemple, apporter une fonction nouvelle à partir de bactéries (qui confèrent à des plantes une tolérence à un herbicide ou une résistance à un insecte), ou inactiver une fonction existante (supprimer ou réduire une protéine présente dans une plante pour retarder la maturité de fruits ; ainsi l'autorisation a été donnée aux États-Unis pour les tomates). On peut ainsi diminuer le caractère allergène d'un aliment ; des travaux sont en cours sur le riz par exemple.
Les OGM sont des organismes ou parties d'organismes vivants qui sont biologiquement actifs, c'est-à-dire capables de transférer ou répliquer leur matériel génétique et qui peuvent se disséminer dans l'environnement, que ce soit une plante, des graines, du pollen, des fruits...
Pour introduire un gène dans le patrimoine génétique d'une plante, il existe deux méthodes : par transfert de l'ADN à l'aide de bactéries, on remplace dans ces bactéries les gènes responsables de la maladie par les gènes que l'on

veut transférer ; par transfert direct, l'ADN est transféré par des micro-billes qui sont projetées sur des cellules avec un canon à particules. Ces techniques de génie génétique sont utilisées chez les végétaux pour obtenir, par exemple, une plante à partir d'une ou de quelques cellules transformées.

Créer des plantes transgéniques, pour quoi faire ?

Un grand nombre d'applications sont en cours d'expérimentation, d'autres sont autorisées.

Applications alimentaires. Il s'agit d'améliorer la qualité nutritionnelle des aliments :

- modifier des acides gras des graines oléagineuses pour permettre une meilleure digestibilité par les animaux en modifiant les amidons ;
- modifier la teneur en vitamine A du riz pour lutter contre la cécité des enfants liée à des problèmes de malnutrition ;
- modifier la composition en amidon de la pomme de terre pour la fabrication de purée, de frites absorbant moins d'huile ;
- améliorer la conservation des fruits tels que melons, tomates, en retardant leur flétrissement. La récolte plus avancée fera que le fruit aura une meilleure qualité concernant la composition en sucre et répondra ainsi aux exigences de stabilité du fruit liées au transport, à la distribution ou à la transformation ;
- réduire les allergies alimentaires en inhibant l'expression des protéines (expérimentation sur le riz).

Applications industrielles :

- produire des matières plastiques biodégradables à partir de plantes de colza ;
- produire du biocarburant à partir de plantes ou graisses (colza) capables de transformer les acides gras en ester ;
- produire des cotons de couleur pour l'industrie textile pour limiter l'usage de teintures, sources de pollution importantes.

Applications médicales :

- produire des composés à usage médicaux tels que le collagène, l'hormone de croissante ou l'insuline ;
- produire des légumes ou fruits (pommes de terre ou bananes) comportant des vaccins, permettant ainsi des vaccinations à moindre coût pour les populations des pays en développement.

Applications agricoles en améliorant des caractéristiques agronomiques :

- par exemple en augmentant la tolérance à un herbicide, la résistance aux insectes, champignons, bactéries, virus...
- en diminuant le nombre de traitements par produits chimiques ;
- par des recherches visant à rendre les plantes tolérantes aux stress hydriques (sécheresse, asphyxie racinaire).

Dispositif communautaire d'autorisation des OGM

Les OGM fabriqués ou importés sont soumis par une notification aux pouvoirs publics. La notification doit comporter la preuve scientifique que « sa nouvelle construction génétique est inoffensive pour la santé et l'environnement ».
Il est mis en place un système rigoureux par l'Europe pour obtenir l'autorisation préalable des pouvoirs publics. Des directives sont votées par le dispositif communautaire (dès juillet 2001) pour valider ou non l'autorisation d'un OGM selon les principes d'étiquetage et de traçabilité.
L'autorisation de plantes génétiquement modifiées en France dans le cadre de la directive 90/220 couvre, par exemple, le tabac « ITB-1000-OX » tolérant à un herbicide, mais aussi des maïs pour leur utilisation. D'autres sont autorisées à l'importation en vue de leur transformation industrielle (soja, maïs). D'autres encore sont autorisées pour leur culture et la commercialisation des semences. D'autres enfin sont autorisées pour la production et la commercialisation de fleurs coupées (œillets...). La Commission européenne, en juillet 2001, a défini un « projet de règlement » sur les aliments génétiquement modifiés destinés à l'alimentation humaine et animale. Les grandes lignes sont :

- le champ d'application, qui couvre les aliments et les ingrédients, y compris les additifs et les arômes ;
- l'obligation d'informer sur la nature génétiquement modifiée, qui devient plus exigeante. Il n'y a plus de dispense pour les produits dits « équivalents », l'étiquetage devient donc systématique.

Toutes ces mesures ont été votées par le Parlement européen et le Conseil et appliquées dès 2003.

Les arguments en faveur des OGM pour les consommateurs

Les biotechnologies améliorent les qualités gustatives des aliments (fruits, légumes...). La conservation serait meilleure et avec plus de vitamines. Ces aliments sont commercialisés depuis 1994 aux États-Unis. Il existe des melons mieux conservés et plus sucrés non encore commercialisés, des bananes ayant plus de goût et d'arômes, du riz plus parfumé, plus productif donc moins cher.
Depuis plusieurs mois et après une série de mesures de précaution au sujet de la traçabilité des OGM, les fabricants de produits alimentaires doivent indiquer sur les étiquettes la présence d'OGM à partir de 0,9 % d'éléments transgéniques. Des dispositions supplémentaires assurent une totale identification des végétaux génétiquement modifiés, depuis les graines et semences jusqu'aux produits alimentaires.
Les mesures prises ont pour objectif la transparence et le libre choix des consommateurs. Selon les experts de l'Agence Française de Sécurité Sanitaire des Aliments (AFSSA), la recherche sur les traces de végétaux génétiquement

modifiés repose sur des techniques d'extraction de l'ADN des produits alimentaires. Bien que la recherche soit récente, datant de quelques années (environ 5 ans) seulement, elle est néanmoins relativement fiable.

La disparition des forêts et l'urbanisation à outrance

L'extension des activités humaines, en partie liée à la croissance démographique, tend à augmenter sa surface d'exploitation de la terre. Les forêts en sont les principales victimes. On peut citer l'exemple de la forêt amazonienne, considérée comme un des poumons de la planète, qui subit les agressions de l'homme en quête d'or et de pétrole. On peut citer également la forêt indonésienne qui, cumulant la sécheresse et les techniques de brûlis utilisées par l'agriculture locale, s'est vue quasiment rayée de la carte... Toute déforestation entraîne des disparitions d'espèces animales et végétales et conduit à terme à altérer la qualité de l'air, car la forêt a une capacité d'absorption du CO_2 qui diminue au fur et à mesure que sa surface s'amenuise. La forêt amazonienne est aussi considérée comme un lieu certainement riche de découvertes possibles, permettant d'améliorer les conditions d'existence. Les grands groupes pharmaceutiques, de l'agroalimentaire ou du cosmétique s'y sont d'ailleurs intéressés en subventionnant des missions de recherche dans les forêts tropicales.
L'extension des activités humaines s'accompagne fréquemment d'une extension du milieu urbain. Une forte concentration de population sur un même milieu pose alors de nombreux problèmes :

- gestion des ordures ménagères ;
- gestion des installations sanitaires (égouts, fosses septiques...) ;
- gestion de l'énergie nécessaire au fonctionnement de l'ensemble des infrastructures ;
- gestion du réseau routier interne et du réseau routier d'accès ;
- gestion de l'urbanisme (architecture, espace vert, circulation, activité économique...) ;
- gestion du bruit.

Parce que ces paramètres ont été très souvent insuffisamment pris en compte, le milieu urbain connaît un ensemble important de dysfonctionnements :

- pollution de l'air importante liée au cumul des pollutions industrielles et de la circulation automobile. On a pu mettre en évidence qu'elle engendrait des difficultés respiratoires (principalement chez les enfants, les asthmatiques et les personnes âgées) et des états de fatigue ;
- pollution sonore pouvant avoir des conséquences graves chez les individus (troubles du sommeil, troubles psychologiques...). Elle tend à augmenter la virulence des rapports entre les individus ;
- dégradation du milieu urbain par des phénomènes mêlant des problèmes de société tels que l'exclusion, la violence, à des conditions d'habitat particulières

telles que les grands ensembles, le manque d'espace vert, l'éloignement géographique par rapport au centre-ville… Ce genre de considérations n'a pas toujours été pris en compte par le passé, mais on a pris conscience, depuis, de l'influence des conditions de vie quotidiennes sur l'humeur et la santé des individus.

Si, pour tous les problèmes évoqués dans ce chapitre, il ne semble pas être possible d'apporter de véritables réponses aux questions qui nous sont posées, il importe cependant de comprendre le principe de raisonnement et d'être capable de développer une réflexion d'ensemble sur le sujet. La question est de savoir si l'homme mesure toujours suffisamment les conséquences du progrès scientifique dont il est à l'origine. Dans son évolution, dans ses innovations permanentes, l'homme se construit de nouvelles inconnues qui tendent toujours à se complexifier. Le progrès, dans un contexte de société de consommation, est une valeur incontournable et bien accueillie lorsqu'il améliore les conditions d'existence. Mais à trop vouloir susciter de nouvelles satisfactions, on augmente les risques de dérives. Il semble ainsi important que l'homme développe une vigilance autour de ces questions sensibles. Cette problématique sera plus précisément développée dans le chapitre consacré à l'éthique (chapitre 12).

LES SOLUTIONS PRÉCONISÉES

Contre le gaspillage et la pollution de l'eau

On est de plus en plus amené à réfléchir à la gestion des réserves d'eau. En Australie, dans le bassin de Murray-Darling, les autorités ont limité les prélèvements d'eau des agriculteurs quand elles ont appris qu'un quart seulement de l'eau du bassin arrivait jusqu'à la mer, que l'utilisation de l'eau par l'agriculture avait entraîné la mort de nombreux poissons d'eau douce et avait augmenté la salinité de celle-ci. En cas de sécheresse, en France, il est courant d'interdire dans certaines régions l'arrosage des jardins. L'une des premières solutions passe donc par une gestion plus rigoureuse des quantités d'eau utilisées. Cela passe aussi par une amélioration des techniques de recyclage. En Israël, plus de 70 % des eaux ayant subi un retraitement servent à l'irrigation. La qualité des eaux passe, quant à elle, par une meilleure maîtrise de l'utilisation des engrais, des pesticides, une plus grande surveillance des déversements des produits chimiques par l'industrie en général afin de préserver la nappe phréatique.

Cependant, il importe aussi de modifier les comportements des individus. Dans les pays industrialisés aux climats tempérés, on a tendance à considérer l'eau comme une ressource inépuisable. Les réseaux de retraitement des eaux sont certes performants mais leur qualité est fortement remise en cause. Il y a donc un gaspillage important contre lequel on commence à lutter, mais cette tendance s'explique surtout par l'augmentation considérable du prix de l'eau plus que par une réelle prise de conscience des enjeux écologiques. On est pourtant plus vigilant dans les petites habitudes du quotidien : ne pas laisser couler les robinets inutilement, mise en place de double système d'évacuation dans les toilettes, privilégier la douche plutôt que le bain... des petits gestes quotidiens qui réduisent considérablement la consommation.

Contre la pollution de l'air

En France un grand nombre de mesures ont été prises, en direction de l'automobile entre autres, principal vecteur de pollution de l'air. On peut citer par exemple :

- les pots catalytiques ;
- la circulation alternée ;
- la sensibilisation au covoiturage ;
- les voitures électriques ;
- le GPL (gaz de pétrole liquéfié) ;
- les filtres sur les cheminées industrielles ;
- l'utilisation de la bicyclette et l'augmentation des espaces réservés aux « deux roues » ;
- le développement des transports publics (ex : retour au tramway) ;
- les moteurs hybrides.

Le sommet de la Terre, à Rio en 1992, a marqué la prise de conscience internationale du risque de changement climatique. Les États les plus riches, pour lesquels une baisse de croissance semblait plus supportable et qui étaient en outre responsables des émissions les plus importantes, y avaient pris l'engagement de stabiliser en 2000 leurs émissions au niveau de 1990.
En 1997 le Protocole de Kyoto introduit ces engagements sur le terrain juridique. Car contrairement à la Déclaration de Rio, le Protocole de Kyoto prévoit des sanctions pour les États qui ne respecteraient pas les dispositions de l'accord. Cependant, le texte ne précise pas les contraintes qui pourraient être imposées.
C'est grâce à la ratification du Protocole de Kyoto par la Russie (17,4 % des émissions), en novembre 2005, que l'entrée en vigueur a pu se faire.
L'Union européenne a pesé fortement dans les négociations pour arriver à ce résultat et a fait des concessions car l'adhésion de la Russie était particulièrement importante depuis le retrait des États-Unis du protocole en 2001.
Les pays signataires ont accepté globalement de réduire de 5,5 % leurs émissions de gaz à effet de serre sur la période 2008-2012 par rapport au niveau atteint en 1990.

Contre le gaspillage énergétique

L'économie d'énergie, dont on peut dire qu'elle trouve ses origines dans la crise pétrolière des années 1970, conduit aujourd'hui à une réflexion plus pointue sur d'éventuelles formes d'énergie moins coûteuses et plus écologiques :

- l'énergie éolienne ;
- l'énergie solaire ;
- la biomasse ;
- les piles photovoltaïques.

Ces formes d'énergie sont souvent développées ponctuellement et dans des sites spécifiques et ne répondent pas encore à des besoins importants. Les opposants au nucléaire tendent cependant à vouloir que les recherches se dirigent plus dans ce sens et que cette source d'énergie soit abandonnée tant qu'une solution pour le traitement des déchets radioactifs n'aura pas été trouvée.

L'économie d'énergie passe, là aussi, par l'ensemble des comportements individuels :

- surveiller sa consommation d'eau ;
- surveiller sa consommation d'électricité.

Contre les dérives alimentaires

Les produits « bio »

Ils sont apparus sur le marché depuis une vingtaine d'années en France. Ils répondent aux inquiétudes des consommateurs en termes de qualité de l'alimentation. Il n'est pas vraiment possible d'affirmer que ces produits sont absolument meilleurs pour la santé, bien qu'on doive noter qu'ils sont dépourvus d'additifs, de colorants, mais ils sont incontestablement plus bénéfiques pour l'environnement de par le mode de production (utilisation d'engrais naturels, production à plus petite échelle, emballages non polluants...). De plus, ils offrent une véritable alternative à la standardisation de l'alimentation insufflée par les grands groupes agroalimentaires. On trouvera ainsi dans les magasins « bio » des produits plus spécialisés introuvables dans les commerces traditionnels (lait de riz, produits laitiers à base de soja, variétés de céréales, mais aussi des produits de soins à base d'ingrédients naturels, huiles essentielles...). L'inconvénient de ces produits réside dans le prix, souvent plus élevé. Ils répondent donc aux exigences d'un public qui, au nom d'un plus grand respect de l'environnement et d'une plus grande diversité alimentaire, est prêt à payer plus cher.

Cela pose le problème du caractère inégalitaire du « mieux manger ». Une alimentation saine et plus respectueuse de l'environnement doit-elle être l'apanage des populations les plus favorisées ?

La transparence des informations dans la production industrielle et agricole

Souvent les scientifiques qui travaillent pour l'industrie s'avèrent être les mêmes qui statuent sur la dangerosité des produits mis sur le marché. Comme nous l'avons vu pour les produits transgéniques, les dangers ne sont pas toujours complètement mesurés et ce d'autant moins que les intérêts de l'économie ne se confondent pas souvent avec ceux de la protection environnementale. En obligeant les entreprises à plus de transparence, le nombre d'agressions subies par l'environnement diminuera certainement. C'est très souvent sous la pression d'associations locales ou d'organismes non gouvernementaux, comme le très célèbre Greenpeace, que sont obtenues des informations plus pointues et que subsiste une vigilance toujours plus forte.

Des progrès dans le traitement des déchets

La notion de recyclage a fait son chemin à tel point que certains produits intègrent directement dans leur prix de vente le coût du recyclage. C'est le cas pour :

- la récupération des piles électriques ;
- le tri des déchets ménagers (papier, verre, plastique, produits biodégradables...).

Pour d'autres produits issus de l'industrie chimique ou nucléaire, il n'a pas été possible de trouver des moyens de traitement viables. On est donc contraint à des stockages importants qui sont à l'origine de vives polémiques conduisant par exemple à interdire l'immersion en mer des fûts de produits toxiques. Dernièrement en France, on réfléchissait sur la capacité de stockage des déchets et sur la nécessité de les laisser accessibles pour le cas où les progrès scientifiques permettraient dans un avenir proche leur traitement.

L'application du « principe de précaution »

Le principe de précaution est devenu incontournable dans la gestion des risques en matière de sécurité sanitaire, alimentaire et environnementale. Les techniques médicales, agroalimentaires, biotechnologiques font fréquemment de véritables révolutions en raison de la rapidité du progrès et il n'est pas toujours évident de savoir quelles conséquences réelles, au-delà des nouveaux espoirs, cela peut avoir sur les populations humaines qui exigent de plus en plus de garanties en matière d'absence de dangers. Face aux risques potentiels qui peuvent accompagner de nouvelles applications scientifiques, le principe de précaution est ainsi de plus en plus souvent invoqué même si certains considèrent qu'un recours abusif peut entraver la bonne marche du progrès.

Il existe plusieurs définitions du principe de précaution. Il a été appliqué en premier lieu dans le domaine de l'environnement avec l'apparition des problèmes d'ozone et d'effet de serre. Ce principe fut inventé par les scientifiques dans les années 1970. « ***Le principe de précaution consiste à adopter, par anticipation, des mesures de protection et de prévention relatives à une source potentielle de dommages, même en l'absence de preuves concluant et permettant d'établir un lien de causalité entre l'activité en question et les dommages redoutés.*** » Il s'agit de transformer l'incertitude en principe d'action plutôt que de privilégier l'abstention ou l'immobilisme de l'attente. Cela signifie qu'il faut tenir compte des signaux d'alerte et agir avant d'attendre la preuve de leur validité.
Pour bien saisir la portée de ce principe nous pouvons citer des exemples concrets :

- la « vache folle » : retrait de la viande bovine au moment fort de la crise pour éviter la contamination à l'homme alors que la transmissibilité n'était pas formellement identifiée ;
- le retrait du vaccin de l'hépatite B dans les écoles en raison d'un risque aujourd'hui contesté de développement de la sclérose en plaques ;
- le moratoire actuel sur les OGM en Europe.

L'ÉCONOMIE DE L'ENVIRONNEMENT

Comme nous avons pu le constater, il existe un rapport intime entre économie et environnement. La diminution de la consommation de combustibles à base de carbone pour des raisons écologiques est contrariée par les dysfonctionnements économiques qu'engendrerait une variation importante des achats de pétrole. Face à la concurrence étrangère, il est évident que l'agriculture dans des régions comme l'Europe est sujette à des impératifs de rentabilité qui passent par des techniques industrielles dont on a pu voir qu'elles étaient néfastes pour l'environnement. Si le respect de l'environnement a longtemps été considéré comme une entrave pour le monde industriel, il ouvre aujourd'hui de nouvelles portes et va jusqu'à créer de nouveaux secteurs économiques créateurs d'emploi :

- le marché du « bio » ;
- l'industrie du recyclage ;
- le marché des produits « verts » (les bombes aérosol protégeant la couche d'ozone ou les nappes phréatiques) ;
- la réflexion autour de nouvelles formes d'énergies.

Si les notions de protection de l'environnement font leur chemin dans les pays industrialisés, elles n'entrent pas encore dans les préoccupations des

pays en voie de développement qui sont confrontés à l'urgence et pour lesquels les mesures environnementales sont des contraintes trop souvent insurmontables.
Pour que l'économie de marché intègre les réalités de l'écologie, les sociétés doivent développer le principe selon lequel les individus et les entreprises doivent indemniser tous ceux qui subissent des dommages de leur fait, c'est-à-dire faire payer « les pollueurs », encourager les industries propres et taxer les autres. Certains économistes réfléchissent d'ailleurs sur la possibilité d'introduire dans la fiscalité des taxes spécifiques aux problèmes environnementaux. De telles réformes influeraient énormément sur le mécanisme des marchés et, dans une période où le chômage et les phénomènes d'exclusion deviennent alarmants, elles ne connaissent pas un succès énorme. Cependant les représentations politiques tendent de plus en plus à sensibiliser l'opinion aux problèmes de l'environnement. Le ministère de l'Écologie lance des campagnes de sensibilisation à l'environnement. En juin 2004, la semaine du développement durable est marquée notamment par la lutte contre la publicité non adressée, qui représente 40 kg par Français par an. La campagne s'attaque aussi aux sacs en plastique des supermarchés et à l'emballage des produits de consommation courante.

SUJETS TYPES

1) La pollution favorise aussi les infarctus

Selon une étude menée en Côte D'or, le taux de pollution atmosphérique global et la présence de micro-particules dans l'air augmentent le risque d'infarctus, plus particulièrement chez les fumeurs. Le docteur Yves Cottin, cardiologue au centre hospitalier universitaire de Dijon, a analysé plus de trois cents dossiers de patients admis en cardiologie de janvier 2001 à décembre 2002. Il a comparé ces données avec les indices (allant de 1 à 10) de qualité de l'air les jours précédant l'hospitalisation. Résultat : quand l'indice dépasse 7, le taux d'infarctus est majoré de 163 % dans la population générale et de 250 % chez les fumeurs.

Science et Vie, janvier 2004

▲ ***Quelle réflexion globale sur l'environnement vous inspire cet article ?***

Propositions de réponse

- Il s'agit d'établir un lien entre problèmes environnementaux et problèmes de santé.

- On commence à mettre en place des outils de détection de plus en plus performants de la pollution et de ses conséquences sur la santé (pollution de l'air, problèmes liés à l'alimentation, trou dans la couche d'ozone…).
- La pollution de l'air en milieu urbain a des effets néfastes chez les enfants, les personnes âgées, les asthmatiques ; elle occasionne des gênes respiratoires, des états de fatigue, et l'article met en avant des implications également dans les accidents cardiaques.
- Il est extrêmement difficile de lutter contre ce type de pollutions qui sont directement liées aux activités humaines quotidiennes (circulation automobile, rejets atmosphériques des industries…).

2) La justice suspend la vente du Régent, accusé de tuer les abeilles (extrait)
La sévère mise en examen de BASF Agro est une nouvelle étape du combat que mènent depuis dix ans les apiculteurs contre les fabricants de pesticides. Constatant des intoxications massives depuis 1994 dans les colonies, les producteurs de miel accusent notamment le Gaucho, fabriqué par Bayer, une autre société allemande, et le Régent, propriété de BASF, deux marques d'enrobages de semences commercialisées respectivement depuis 1991 et 1996. Mises dans le sol lors des semis, les molécules actives, l'imidaclopride pour le Gaucho et le finopril pour le Régent, libèrent leurs principes actifs au fur et à mesure de la croissance de la plante et la protègent des assauts des insectes. Ces substances extrêmement concentrées sont censées avoir disparu au moment de la floraison.
Plusieurs études, sur lesquelles s'appuient les apiculteurs, affirment cependant que les molécules se retrouvent encore dans la fleur, notamment de tournesol, que viennent butiner les abeilles.

Benoît Hopquin, Le Monde, 20 février 2004

▲ ***L'inquiétude des apiculteurs vous semble-t-elle justifiée ?***

Propositions de réponse

- On ne doit pas négliger les conséquences environnementales de l'utilisation des pesticides. Les techniques employées par l'agriculture ont déjà prouvé qu'elles pouvaient avoir des impacts sur l'environnement : pollution des nappes phréatiques par exemple.
- Une modification des écosystèmes peut, à long terme, avoir des conséquences y compris pour l'homme. Les abeilles ne fabriquent pas que du miel, elles participent à la pollinisation, leur disparition est donc un réel problème écologique.
- Tout risque doit pouvoir être apprécié. C'est un exemple d'application possible du principe de précaution.

11 ▸ L'ACTION HUMANITAIRE

HISTORIQUE

Des groupes d'individus ont créé des organisations avec l'intention d'agir, à la place des gouvernements qui n'interviennent pas pour des raisons diplomatiques ou sociales, au niveau national ou international pour des missions d'aide humanitaire.

Ce sont les ordres religieux catholiques qui, dès le Moyen Âge, ont joué des rôles à la fois social, moral, politique et humanitaire, allant même jusqu'à s'opposer à la royauté. L'essentiel de leurs missions d'alors et qui demeure aujourd'hui concerne l'accueil des malades et les soins aux blessés ; c'est ainsi que les chevaliers de l'Ordre de Saint-Jean-de-l'Hôpital sont devenus chevaliers de l'Ordre de Malte.

Dans les pays nordiques et aux États-Unis, des structures protestantes ont joué un rôle philanthropique très important.

Les prémices de l'aide humanitaire dans le champ de la médecine sont nées du travail du chirurgien des armées napoléoniennes, Dominique Larrey.

En 1863, la Croix-Rouge est fondée par Henri Dunant, après la bataille de Solférino en juin 1859 qui fit 40 000 morts entre la France et l'Autriche. La vision des morts et des nombreux blessés agonisant sur le champ de bataille aboutit à la publication du livre *Souvenir de Solférino*. La prise de conscience d'un groupe de personnalités genevoises et l'insistance de l'auteur (première conférence de Genève) conduisent à la signature par douze puissances occidentales de la première convention humanitaire, dont le but est de s'engager à protéger en temps de guerre tous les blessés quel que soit leur camp. Cette initiative généreuse, fondée sur sept principes fondamentaux qui sont l'humanité, l'impartialité, la neutralité, l'indépendance, le bénévolat, l'unité, l'universalité, permettra à Henri Dunant d'obtenir le prix Nobel de la Paix en 1901.

Le statut de la Croix-Rouge, défini en 1928, comprend deux organismes distincts :

- le Comité International de la Croix-Rouge (CICR) qui a deux rôles : la protection des victimes de conflits armés, la définition et le développement du droit humanitaire;
- le deuxième organisme correspond aux sociétés nationales créées dans chaque pays qui forment des volontaires aux actes de secourisme et interviennent également dans le domaine social, entre autres missions.

Le terme de Croissant-Rouge se substitue à celui de Croix-Rouge dans les pays musulmans pour des raisons religieuses. En Israël, il s'agit du Losange-Rouge.

L'action humanitaire vers le tiers monde débutera dans les années 1950. Aux États-Unis est créé le mouvement *Peace Corps*. Les fondations Ford et Rockfeller interviennent dans ce contexte-là.

En Europe, on voit apparaître des mouvements tiers-mondistes tels que Terre des Hommes, Frères des Hommes, qui travaillent dans le cadre du développement (sur du long terme). Quelques années plus tard, dans les années 1960, sera créée en France, à l'initiative de l'État qui la financera, l'Association des Volontaires du Progrès de France (AVPF).

Les mouvements des « *French doctors* » ou le « sans-frontiérisme » vont naître dans les années 1970 à l'initiative de quelques médecins, dont le Dr Kouchner, infirmier(ère)s et logisticiens pour créer le mouvement Médecins Sans Frontières (MSF) en 1971.

Le « sans-frontiérisme » obtiendra ses lettres de noblesse avec la guerre du Biafra (1968-1969) par le témoignage de ce génocide.

Depuis, de multiples conflits, génocides et catastrophes naturelles se sont produits dans le monde (guerres du Liban, du Vietnâm, d'Erythrée, du Soudan, du Kurdistan, d'Afghanistan, du Salvador, du Nicaragua, tsunami, etc.). L'ampleur des drames humains est telle que beaucoup d'organisations vont naître au fil du temps.

LE CONCEPT DE « DEVOIR D'INGÉRENCE »

Lors des missions humanitaires effectuées par les équipes médicales et de logistique auprès des victimes des conflits ou catastrophes, et après ces missions, ce concept impose, comme droit absolu, l'obligation de témoigner auprès de l'opinion publique des circonstances de l'événement « pour éveiller une conscience politique ». La plupart des organisations revendiquent le « sans-frontiérisme » et le « devoir d'ingérence », c'est-à-dire se tenir auprès des victimes des conflits, en témoignant pour éviter que ces drames ne se reproduisent. Les témoignages impliquent bien entendu une véritable liberté de parole des organisations. Cette liberté de parole passe par une indépendance vis-à-vis du politique, mais aussi une indépendance financière. En effet, le financement est fait par des dons de particuliers et des fonds privés.

LES ORGANISATIONS NON GOUVERNEMENTALES (ONG)

Internationalement reconnues, les ONG sont des associations de personnes souhaitant collaborer et travailler dans le domaine sanitaire et/ou social, du développement, en étant capables de mobiliser leurs ressources financières. Ces associations sont sans but lucratif, c'est-à-dire sans gain financier. De ce fait, les membres sont généralement bénévoles. Le terme de « non gouvernementales » tient au fait qu'elles déterminent leurs stratégies indépendamment de celles des gouvernements. Les ONG dont l'activité essentielle consiste en un travail de coopération avec les pays en développement sont appelées Organisations de Solidarité Internationales (OSI).

D'une manière générale les ONG de l'urgence interviennent à court terme pour des actions immédiates, alors que les ONG/OSI de développement interviennent sur le long terme, mais toutes font preuve d'un grand mouvement de solidarité dans l'humanitaire.

Le dénombrement des ONG est difficile et les chiffres connus peu fiables, qu'il s'agisse des ONG par pays, continent ou sur l'ensemble de la planète. L'estimation au début du troisième millénaire va de 5000 à plus de 20000 déployant une activité internationale. L'annuaire établi tous les trois ans en France par la Commission Coopération Développement en recense 329 en 2004.

Les ONG contemporaines, dont le terrain d'action est en constante évolution, ont essentiellement trois domaines d'élection :

- le développement humanitaire (Médecins du Monde, Action contre la Faim, Handicap International...) ;
- les droits de l'homme (Action des Chrétiens pour l'Abolition de la Torture...) ;
- l'environnement (Greenpeace...).

Le fort activisme des ONG les amène à investir des champs nouveaux, tels que :

- la construction de la paix ;
- la protection des biens culturels ;
- le développement durable ;
- la lutte contre le SIDA ;
- la lutte contre la corruption...

La communauté des ONG françaises de développement et humanitaires paraît vouloir s'engager dans un processus de construction d'une organisation internationale des ONG.

SUJET TYPE

Haïti : pauvreté et guerre civile (extrait)
Le 5 février, Gonaïves, importante localité haïtienne, est aux mains des rebelles. Puis, les villes tombent les unes après les autres, la plupart sans affrontements directs, les policiers ayant déserté les commissariats. Le 29 février le président Aristide démissionne et quitte le pays.
Gonaïves, au nord-ouest du pays, compte environ 200 000 habitants. Dans cette ville enclave, aucune organisation humanitaire n'est présente. Le 17 février, une équipe de Médecins sans Frontières (MSF) réussit à y entrer pour évaluer les besoins. À cette date, malgré le sentiment d'être dans une ville « assiégée », la situation nutritionnelle semble stable et l'accès aux soins n'est pas remis en question. Haïti est l'un des pays les plus pauvres de la planète ; en temps « normal » , la situation y est donc difficile pour les populations : soins payants et donc accessibles à une minorité. Ainsi, l'hôpital principal de Gonaïves est presque vide et ne dispose ni d'électricité (sauf pour le bloc opératoire), ni d'eau courante. La principale inquiétude de nos équipes est le statut nutritionnel : en effet, cette population pauvre pourrait très vite souffrir d'une rupture dans la chaîne d'approvisionnement alimentaire. Par ailleurs, dans l'ensemble du pays les blessés n'ont peu ou pas accès aux structures de santé. La plupart reçoivent à peine les premiers soins avant d'être expulsés. Dans de nombreux cas, ils sont refoulés à l'entrée de l'hôpital car ils n'ont pas l'argent nécessaire pour payer leur traitement. De plus les groupes armés n'ont pas hésité à rentrer dans les hôpitaux et à assassiner les blessés suspectés d'appartenir au « camp ennemi ».

Infos Médecins Sans Frontières n° 108, avril 2004

▲ ***Quelles informations pouvez-vous tirer de ce texte sur l'action d'une ONG ?***

Propositions de réponse

- Définir ce qu'est une ONG et préciser ce qu'est MSF.
- On peut lire dans cet article que l'ONG MSF intervient dans un contexte de guerre et d'urgence.
- Elle témoigne des événements dramatiques qui se déroulent lors d'un conflit : pénurie alimentaire, pénurie d'eau, non-accès aux soins, problèmes énergétiques (pas d'électricité), blessés assassinés...
- MSF met en avant l'absence d'ONG ou d'institutions internationales sur le terrain.
- Cet article met en évidence à la fois la grande difficulté qu'il y a pour une ONG à intervenir dans des situations extrêmes et la nécessité de l'intervention. On peut parler là du devoir d'ingérence.

12 ▸ L'ÉTHIQUE

L'évolution récente de la science médicale appliquée aux domaines de la procréation médicalement assistée, des transplantations d'organes, de l'expérimentation de nouvelles thérapeutiques renforce la préoccupation et la réflexion sur l'éthique.
Les progrès scientifiques soulèvent des interrogations qui peuvent être éclaircies par des spécialistes de disciplines comme la philosophie, la théologie, le droit, la politique et la médecine entre autres.
Sur le plan historique, le serment d'Hippocrate, que tous les médecins prêtent, constitue le texte de référence en matière d'éthique. ***Ce serment recommande que tout acte médical doive être effectué sans nuire et à l'avantage du patient (primum non nocere).***
Beaucoup plus tard, le physiologiste français Claude Bernard posera, à travers la médecine expérimentale lors d'études de vivisection, les considérations morales en vigueur au XIXe siècle.

LA THÉORIE DE L'EUGÉNISME

La théorie de l'eugénisme consiste, pour le psychologue et physiologiste anglais Francis Galton, en 1883, à « améliorer les lignées, à sélectionner les races les plus douées au détriment des moins bonnes ». C'est la « science qui s'occupe de toutes les influences susceptibles de donner aux races les mieux douées un plus grand nombre de chances de prévaloir sur les races les moins bonnes ».
Cette théorie influencera la création de programmes de stérilisation pour prévenir les maladies raciales. Les idées sous-tendues sont le support des théories sociales, raciales et politiques qui envisageaient l'écrasement des faibles.
L'argumentation de Claude Bernard devant la communauté scientifique consiste en l'expérimentation humaine pour permettre de sauver la vie.
Plus récemment, pendant la Seconde Guerre mondiale, les médecins nazis ont effectué d'horribles expériences sur les prisonniers des camps de concentration. Nombreuses furent ces expériences sur les Juifs et les Tsiganes lors de

cette période d'extermination massive. Ce fut au nom des théories eugénistes et de la suprématie de la race arienne que les nazis devaient éliminer, stériliser, sélectionner tous les êtres considérés comme inférieurs.
Les médecins furent impliqués dans ces programmes de stérilisation, de sélection et d'exécution pour les actes chirurgicaux, d'injections de médicaments mortels et la mise au point de gaz utilisés à grande échelle. Les scientifiques agirent dans le contexte de l'idéologie barbare des nationaux socialistes.
Après la guerre le procès de Nuremberg (1945-1947) jugera les criminels nazis responsables, qu'ils soient médecins ou non.

LE CODE DE NUREMBERG

Le Code de Nuremberg du 19 août 1947 énonce les ***dix principes régissant les pratiques en cas d'expérimentations effectuées chez l'homme*** :
1. Consentement volontaire du sujet pourvu de la capacité légale totale de consentir sans contrainte d'aucune sorte et avec connaissance détaillée de la nature et des risques de l'expérience ; l'expérimentation ne peut déléguer sa responsabilité dans ce domaine.
2. L'expérience doit être nécessaire et impossible à réaliser autrement.
3. Elle doit être préparée par des expériences animales et une étude approfondie de la question à l'étude.
4. Elle doit éviter toute souffrance et tout dommage non nécessaires.
5. Elle ne doit pas présupposer la mort ou l'invalidité du sujet, sauf dans le cas d'auto-expérimentation.
6. Les risques ne doivent pas excéder la valeur efficace réelle.
7. On doit s'efforcer d'éviter tout dommage éventuel.
8. L'expérimentateur doit être qualifié.
9. Le sujet doit pouvoir interrompre l'expérience.
10. L'expérimentateur doit être prêt à interrompre en cas de danger possible.

Le Code de Nuremberg constitue ainsi un code d'éthique médicale indispensable, même si bien des principes éthiques furent souvent bafoués dans des expérimentations médicales réalisées après cette période.
Après le Code Nuremberg, plusieurs déclarations internationales furent proclamées : Helsinki en 1964 et Tokyo en 1975, puis Venise et Manille qui stipulent entre autres que « l'intérêt du sujet doit toujours prévaloir aux intérêts de la science, bien que la recherche sans finalité thérapeutique soit admise ».
L'expérimentation ne peut être menée sans le consentement libre et informé du sujet sur les finalités de la recherche.
Dès 1983, la France se dotait d'un ***Comité consultatif national d'éthique*** (CCNE) pour les sciences de la vie et de la santé. Il a été créé pour des missions de

réflexion sur des problèmes moraux posés par la recherche en matière de santé, de biologie et de médecine. Il est composé de personnes de disciplines et de courants de pensées différents, représentant les composantes intellectuelles de la société. Les 40 membres n'ont aucun pouvoir décisionnel mais exercent une influence considérable auprès de l'opinion publique, du législateur.
La loi Huriet-Sérusclat, du 20 décembre 1988, définit sur le plan juridique le cadre des recherches biomédicales chez l'homme. La loi a pour objectif de renforcer la protection des personnes participant aux recherches biomédicales, renforcer la qualité scientifique des recherches dans l'intérêt de la santé publique. Il faut le consentement libre et écrit du sujet participant à une expérimentation.
La loi du 6 août 2004 relative à la bioéthique prévoit des dispositions pénales contre les « crimes contre l'humanité et contre l'espèce humaine » ; les « crimes d'eugénisme et de clonage reproductif » ; le fait de mettre en œuvre une pratique eugénique tendant à l'organisation de la sélection des personnes ; les infractions contre l'espèce humaine, atteintes volontaires ou involontaires à la vie ou à l'intégrité physique ou psychique de la personne, atteintes aux libertés, à la dignité, à la personnalité, mise en péril des mineurs, atteinte aux biens.

QUELQUES GRANDS THÈMES CONCERNANT L'ÉTHIQUE

L'euthanasie

Il s'agit de l'ensemble des mesures visant à procurer une mort sans souffrance. En France, l'euthanasie est assimilée à un meurtre ou à un assassinat si préméditation, et à une non-assistance à personne en danger.
Le CCNE a initialement désapprouvé qu'un texte législatif réglementaire légitime l'acte de donner la mort. Toutefois, depuis quelques années, le CCNE est favorable à un débat public sur la question de l'accompagnement des fins de vie, comprenant le thème de l'euthanasie. Il recommande la nécessité d'une réflexion commune sur la question des circonstances précédant le décès.
Ce débat dans notre société est en lien avec la qualité de la vie, les progrès de la science et de la médecine, l'augmentation de l'espérance de vie. L'accroissement de la longévité conduit de plus en plus les personnes à vivre en institution ou à l'hôpital ; les progrès médicaux peuvent augmenter l'espérance de vie ce qui génère parfois, en contre-partie, une incompatibilité avec la qualité de vie. Ainsi beaucoup de personnes se sentent « dépossédées de leur mort », empêchées de prendre en charge leurs derniers instants.

La responsabilité des soignants est de respecter l'autonomie et la dignité de la personne, ce qui a progressivement amené au développement des soins palliatifs dans les années 1980 et en particulier dans les services de gérontologie. Les soins palliatifs sont des soins actifs pour les personnes malades gravement atteintes ou en phase terminale. Il s'inscrivent dans une prise en charge globale de la personne. Depuis 1991, ces soins font partie des missions de l'hôpital et leur accès est présenté comme un droit des malades. Du point de vue déontologique, le Code de Déontologie médicale énonce que ***le médecin doit s'efforcer de soulager les souffrances de son malade et de l'apaiser moralement, accompagner le mourant jusqu'à ses derniers moments, assurer par des soins la qualité d'une vie qui prend fin, sauvegarder la dignité du malade et réconforter son entourage***. Les soins évoluent alors du curatif au palliatif.

Vouloir prolonger la vie peut conduire à des excès : ***l'acharnement thérapeutique*** se définit comme une obstination déraisonnable, le refus d'admettre que l'homme est voué à la mort et qu'il n'est pas curable. C'est pourquoi les mentalités évoluent et ainsi beaucoup de soignants refusent l'acharnement thérapeutique au risque de précipiter le moment de la mort. Pour cela, la lutte contre la douleur s'impose comme un devoir pour les soignants, ce qui permet un réel respect de l'individu. Ne pas prolonger la vie par la réanimation ou par une sédation profonde conduit à une ***« euthanasie passive »***. Cela revient à avancer le moment de la mort pour éviter cet acharnement thérapeutique. Les principes éthiques sont ainsi respectés.

Il existe des associations qui revendiquent le droit de mourir dans la dignité (par exemple ADMD, Association pour le Droit de Mourir dans la Dignité). Leurs membres considèrent que, la mort étant inéluctable, les hommes veulent dans nos sociétés occidentales être rassurés sur les conditions de leur fin de vie. Ils refusent la déchéance physique et intellectuelle. L'assistance à une délivrance douce devient un acte humanitaire.

Il est de plus en plus admis que l'individu est seul juge de la qualité de sa vie et de sa dignité. Personne ne peut juger à sa place. La dignité est une convenance envers soi que nul ne peut interpréter. Elle relève de la liberté de chacun. La tentative de suicide n'est plus poursuivie en France depuis 1792, mais l'assistance à la mort consentie relève du Code pénal. Alors, faut-il dépénaliser l'euthanasie ?

Si personne n'a le droit d'interrompre la vie, personne ne peut obliger quelqu'un à vivre. D'où la revendication d'un droit à l'euthanasie. Ce droit n'impose aucune obligation à quiconque. La demande d'assistance à une mort consentie doit être formulée librement, consciemment, clairement, de manière réitérée. Elle est toujours révocable afin de protéger la liberté individuelle et l'autonomie de la personne.

Dans ce débat sur l'euthanasie, l'impératif éthique consiste à ne jamais oublier qu'une demande d'assistance à une mort consentie, ou une demande d'« ***euthanasie active*** », reste l'ultime espace de liberté auquel a droit l'homme. Mais rappelons que l'euthanasie active est passible de sanctions pénales, alors que l'euthanasie passive est admise par le corps médical dans le monde entier.

Dans son rapport de mars 2000 « Fin de vie, arrêt de vie, euthanasie », le CCNE persiste à faire de l'euthanasie un acte exigeant une pénalisation. Mais il demande que soit organisée une sorte de « clémence judiciaire » pour ceux qui s'en seraient rendus coupables dans des situations exceptionnelles de graves souffrances incurables, malgré les soins adéquats, avec le consentement du malade et de la famille, dans le cadre d'une décision collégiale prise par une équipe médicale. À cet égard nous pouvons penser à la situation de Vincent Humbert en 2004, affaire dont la justice fut saisie.

La loi du 22 avril 2005 relative aux droits des malades en fin de vie modifie le Code de la santé publique (CSP) sur les soins palliatifs, le Code de l'action sociale et des familles. Les soins prodigués à un malade ne doivent pas être poursuivis avec une « obstination déraisonnable », ils peuvent être interrompus ou ne pas être entrepris s'ils semblent inutiles, disproportionnés et n'ayant pour objet que la prolongation artificielle de la vie (art. 110.5 du CSP). Lorsqu'une personne, en phase avancée ou terminale d'une maladie incurable, décide de limiter ou d'arrêter le traitement (euthanasie passive ou indirecte), le médecin peut respecter la volonté du patient sans risquer de sanctions pénales à condition d'avoir indiqué la procédure suivie, ainsi que la décision formulée clairement par le malade notifiée dans le dossier médical et l'avoir informé, ainsi que la personne de confiance, des conséquences de cette décision. En effet, toute personne majeure peut rédiger des « directives anticipées » indiquant ses souhaits quant aux conditions de limitation ou d'arrêt de traitement dans l'hypothèse où elle se trouverait dans l'impossibilité d'exprimer sa volonté. Ces directives sont valables pour une durée de 3 ans et révocables à tout moment (art. 7 de la loi, art. 111.11 du CSP). Le médecin peut instaurer un « traitement à double effet », c'est-à-dire qui soulage la souffrance mais risque de précipiter le décès. Dans la législation française, le terme « euthanasie » n'existe pas, les députés français acceptent plus couramment les expressions comme « mort volontairement donnée au malade incurable », « suicide assisté », « non-intervention médicale » ou « interruption des soins et traitements du malade ». La mort donnée à un patient (euthanasie active) est considérée comme un homicide, c'est-à-dire un acte volontaire de tuer, donc puni par la loi dans le Code pénal. La loi d'avril 2005 introduit la notion de « testament de vie », puisque le patient peut anticiper l'expression de sa volonté, en rédigeant des directives. Pour l'association ADMD, la loi ne va pas assez loin car elle ne permet pas une aide active à mourir, même si cette association milite pour l'exception d'euthanasie.

La procréation médicalement assistée

La procréation médicalement assistée (PMA) a pour but de permettre à des couples stériles d'avoir un enfant. Si l'infertilité vient de la femme, il est possible de pratiquer une fécondation in vitro avec don d'ovocyte. Il s'agira d'une insémination artificielle avec donneur si l'infertilité ou le risque de désordres génétiques (aberration chromosomique) vient du père.
Le don de gamètes est anonyme à partir d'une sélection biologique réalisée sur l'état sanitaire du donneur. Est dépistée, par exemple, la présence ou non du VIH, du virus des hépatites, etc.
Pour réaliser cette PMA, le médecin prend en compte les caractétistiques physiques telles que la couleur de la peau, des cheveux, etc. Les gamètes sont conservés au Centre d'Étude et de Conservation des Œufs et du Sperme (CECOS).
Grâce à cette technique, il y a en France 9 000 naissances par an par fécondation in vitro.
La loi 2004-800 du 6 août 2004 sur la bioéthique prévoit l'assistance médicale à la procréation par des pratiques cliniques et biologiques permettant la conception in vitro, le transfert d'embryons et l'insémination artificielle, ainsi que toute technique d'effet équivalent permettant la procréation en dehors du processus naturel, dont la liste est fixée par le ministre chargé de la Santé, après avis de l'Agence de la biomédecine. La PMA est destinée à répondre à la demande parentale d'un couple afin de remédier à l'infertilité dont le caractère pathologique a été diagnostiqué ou d'éviter la transmission à l'enfant ou à un membre du couple d'une maladie d'une particulière gravité. « L'homme et la femme formant le couple doivent être vivants, en âge de procréer, mariés ou en mesure d'apporter la preuve d'une vie commune d'au moins 2 ans et consentant préalablement au transfert des embryons ou à l'insémination. Font obstacle à l'insémination ou au transfert des embryons le décès d'un des membres du couple, le dépôt d'une requête en divorce ou en séparation de corps ou la cessation de la communauté de vie, ainsi que la révocation par écrit auprés du médecin chargé de mettre en œuvre l'assistance médicale à la procréation. » (art. 2141-2 du CSP).
Sont interdits : le fait de procéder à une intervention ayant pour but de faire naître un enfant génétiquement identique à une autre personne vivante ou décédée; le fait de procéder à la conception in vitro ou à la constitution par clonage d'embryons humains, le fait, à l'issue d'une interruption de grossesse,

de prélever, conserver ou utiliser des tissus ou cellules embryonnaires ou fœtaux dans des conditions non conformes à celles prévues par la loi.

La question spécifique de l'« arrêt Perruche »

Cette problématique remonte à la grossesse de Madame Perruche. Celle-ci fut atteinte de la rubéole, ce qui provoqua une lésion fœtale grave et incurable. L'examen sérologique effectué pendant sa grossesse révéla qu'elle était immunisée et donc qu'il n'y avait aucun risque pour son enfant. Mais l'enfant naquit avec de sévères handicaps liés à la rubéole.
L'erreur médicale manifeste n'a pas permis à la mère de recourir à une interruption volontaire de grossesse (IVG) pour des motifs thérapeutiques, que la loi autorise à tout moment de la grossessse. De ce fait, il a été reconnu par la cour de cassation que l'enfant avait subi un préjudice.
La question qui se pose ici est de savoir si l'enfant né handicapé peut demander réparation de ce préjudice, ce qui signifie en d'autres termes le droit de ne pas naître handicapé.
Mais alors, qu'en est-il des autres handicapés ? N'y a-t-il pas discrimination vis-à-vis de ceux qui ne peuvent réclamer réparation dans la mesure où leur handicap n'est pas lié à une faute médicale ?
Des associations se sont mobilisées pour faire annuler cet arrêt. La jurisprudence Perruche a été annulée par la loi « anti-Perruche » promulguée en mars 2002. Interrogé, le CCNE s'est prononcé : « Dans le cas des handicaps congénitaux, la solidarité nationale doit être garantie de telle sorte que la décision de la mère mise au courant du risque de naissance d'un enfant handicapé ne dépende que de son appréciation personnelle de la situation et de la responsabilité envers l'enfant qui pourrait naître, en particulier de sa souffrance possible, et non pas des difficultés matérielles d'accueil et de soins qu'elle et son conjoint auraient à affronter sans disposer de l'aide nécessaire et possible. »
Aujourd'hui de nombreuses familles touchées par le handicap d'un parent, d'un enfant suite à une erreur médicale sont confrontées à des difficultés matérielles considérables au quotidien du fait que la solidarité nationale à laquelle fait référence le CCNE n'apporte pas les réponses nécessaires pour la prise en charge de ces personnes ; elle reste très insuffisante. Ces familles considèrent que la défense de grands principes éthiques n'intègre pas assez leur réalité quotidienne et déplorent la loi « anti-Perruche ».

Don et greffe d'organe

La loi de bioéthique de 1994 considère que, dès lors qu'une personne n'a pas exprimé son refus de son vivant notamment par son inscription sur le registre

national automatisé, le prélèvement d'organe est possible. Toutefois le médecin ne peut effectuer un prélèvement qu'après avoir recueilli le témoignage de l'entourage (la famille). Il est considéré qu'il s'agit alors d'un ***«consentement présumé»***. Il s'agit «d'intégrer le prélèvement dans des missions de service public des établissements de santé», de transformer «l'autorisation de prélèvement en obligation». Ceci devrait permettre de lutter contre la pénurie de greffons, sachant que chaque année plus de 200 personnes décèdent faute de greffe.
La loi 2004-800 du 6 août 2004 relative à la bioéthique, sur avis de l'Agence de la biomédecine, prévoit de contrôler les activités médicales et biologiques, veiller à la transparence de ces activités, promouvoir le don d'organes, de tissus et de cellules issus du corps humain, ainsi que le don de gamètes. Elle prévoit également de mettre en œuvre un suivi de l'état de santé des donneurs d'organes et d'ovocytes, d'enregistrer l'inscription des patients en attente de greffe, d'assurer la gestion des greffons, de gérer le fichier des donneurs volontaires de cellules hématopoïétiques ou de cellules mononucléées périphériques pour les malades qui ne peuvent recevoir une greffe apparentée.
Beaucoup d'oppositions de personnes de leur vivant ou des familles des défunts sont liées au manque d'information du public sur cette question. Mais on peut citer aussi les croyances religieuses ou même philosophiques, la méconnaissance de la volonté du défunt, la douleur des familles confrontées parfois brutalement à la mort de leur proche et qui sont incapables de donner leur accord pour le prélèvement car le sentiment d'atteindre le défunt dans son unité et son intégrité est fort.
Le don d'organes de son vivant peut se faire pour un rein, une partie du foie, de la moelle osseuse, etc., mais au bénéfice d'un proche seulement (enfant, parent, frère, sœur), cela entrant dans le cadre de la loi de bioéthique.
Au niveau international, la pénurie d'organes peut conduire à des dérives majeures dont les victimes sont principalement originaires des pays les plus pauvres. On dénonce fréquemment des trafics d'organes mis en place par des réseaux mafieux. Cependant il est difficile en raison de la clandestinité de ces filières d'en percevoir l'ampleur. Il importe également de se méfier de la rumeur et des annonces à caractère sensationnel et médiatique.

Le clonage

Le clonage reproductif

Le clonage reproductif est interdit et est «un crime contre l'espèce humaine» selon le CCNE. Ainsi, les pouvoirs publics considèrent qu'il est prématuré d'expérimenter sur l'homme compte tenu du niveau des connaissances actuelles dans ce domaine.

Le clonage reproductif vise à la reproduction asexuée à partir d'une cellule ou d'un organisme d'entités biologiquement identiques. Expérimentalement ont été ainsi reproduits la brebis Dolly et d'autres animaux. Appliqué à l'homme, il a pour but de concevoir un embryon humain dont le génome est identique à celui d'un être vivant ou décédé, ce qui est « gravement attentatoire » à la dignité humaine. Il devrait devenir « un crime contre l'espèce humaine quasi imprescriptible, passible d'une peine d'au moins 20 ans de prison », si les députés adoptent cette proposition lors de la révision de la loi de bioéthique. Le clonage reproductif sera inscrit dans le Code pénal comme crime et délit contre les personnes. Ce crime sera imprescriptible et poursuivi même s'il est commis hors de France.
Des crimes contre l'espèce humaine, des crimes d'eugénisme et de clonage reproductif tendant à l'organisation de la sélection des personnes sont passibles de sanctions. Le fait de procéder à une intervention ayant pour but de faire naître un enfant génétiquement identique à une personne vivante ou décédée est punissable de réclusion criminelle et amendes.
« Cette pratique, contraire à la dignité de l'homme, est criminelle », a déclaré le Président de la République.

Le clonage thérapeutique

Le clonage thérapeutique est lui aussi interdit et passible de sanctions judiciaires.
Il permettrait, quant à lui, de greffer sur un organe malade des cellules souches appelées aussi cellules totipotentes pour le régénérer. Ces cellules existent dans l'organisme adulte mais elles sont en nombre plus conséquent dans les tissus embryonnaires. L'obtention par clonage d'embryon viserait à récupérer ces cellules pour un usage thérapeutique, par exemple greffer des cellules nerveuses pour traiter la maladie d'Alzheimer, ou des cellules myocardiques pour un cœur malade. Les cellules seraient prélevées, cultivées et greffées.
En France le clonage thérapeutique reste interdit car l'on considère que la frontière avec le clonage reproductif est infime. Seule la finalité change. Dans un cas on cherche à reproduire un individu à l'identique, et de l'autre on fait de l'embryon un « produit médicament ». Il y a là un risque de dérive possible en raison de l'instrumentalisation de l'embryon.
Toutefois, les scientifiques revendiquent le droit d'effectuer des recherches sur les embryons congelés surnuméraires qui ne font plus l'objet d'un projet parental. Il existe encore dans ce domaine un flou juridique et des questions éthiques non résolues, et ce d'autant plus au niveau international. D'un côté certains chercheurs aspirent à plus de marge de manœuvre au nom du progrès scientifique et de la lutte contre des pathologies aujourd'hui incurables,

de l'autre certains s'alarment des dérives éthiques possibles. La concurrence entre les laboratoires de recherche dans le monde renforce la complexité du débat. Il existe des enjeux économiques importants.

SUJET TYPE

Polémique en Suisse autour d'une association qui offre la mort aux candidats au suicide (extrait)
Ludwig Minelli a créé, le 17 mai 1998 à Zurich, une association dont la devise est : « Vivre dignement, mourir dignement ». Dignitas a désormais plus de 2 200 adhérents, soit 150 % d'augmentation de plus qu'en 2002. Pour une cotisation de 25 francs suisses, ils peuvent demander son aide pour mettre fin à leurs souffrances...
En matière de suicide assisté, la Suisse est un îlot juridique. L'article 115 du Code pénal suisse stipule que l'aide au suicide « sans motifs égoïstes » n'est pas condamnable. Dignitas agit donc, presque, dans la légalité.

Afsané Bassir Pour, Le Monde, 8 février 2003

▲ ***Quels commentaires vous inspire cet extrait d'article ?***

Propositions de réponse

- Cet article soulève la question de la fin de vie et celle de l'accompagnement vers la mort.
- Il évoque aussi le choix de chacun de pouvoir décider de sa propre mort.
- Le problème est de savoir qui peut prendre en charge la responsabilité morale de tels actes.
- En France l'euthanasie est interdite même si des associations revendiquent le droit de mourir dans la dignité. On s'aperçoit dans cet article qu'une association suisse profite du vide juridique pour apporter des solutions à des personnes en fin de vie. On pourrait critiquer et parler de dérive éthique.

13 ▸ LES SECTES

La problématique que soulèvent les sectes s'inscrit pleinement dans le contexte de crise que connaissent les sociétés modernes. Elles révèlent tour à tour le désœuvrement psychologique des individus, l'absence de repères identitaires et traduisent une misère sociale et affective. Les évolutions sociales, la déstructuration de la famille, les problèmes de chômage, l'absence de communication entre les individus ont constitué et constituent encore un terrain propice au développement des sectes qui prétendent souvent répondre aux interrogations de ceux qui ne trouvent plus dans les référents classiques une solution viable. Il nous a donc semblé important d'aborder ce chapitre dans un ouvrage traitant des principaux problèmes de société.

QU'EST-CE QU'UNE SECTE ?

Une secte est un groupe de personnes qui poursuit des activités ayant pour effet d'exploiter la sujétion psychologique ou physique, portant atteinte aux libertés des personnes qui participent à ces activités.

Dans les trente dernières années des faits divers remarquables ont mis l'accent sur le phénomène sectaire. On peut citer le suicide collectif des 923 membres du Temple du Peuple au Guyana en 1978, celui des 88 membres de la secte de Waco au Texas en 1993, et celui des 53 membres de la secte de l'Ordre du Temple solaire en Suisse et au Canada en 1994. Si de tels événements spectaculaires ont permis de mettre à jour le danger des mouvements sectaires, ils n'ont pas pour autant contribué à éradiquer leur essor. Au-delà de ces épisodes dramatiques, les sectes continuent de manière insidieuse à se développer et à mettre en danger moral ou physique des centaines de milliers d'individus dans le monde.

Deux difficultés majeures s'imposent de prime abord : comment définir une secte d'un point de vue sémantique et juridique, comment gérer ce phénomène dans des sociétés démocratiques où la liberté de pensée, la liberté religieuse et la liberté d'association sont des droits fondamentaux ?

Les définitions

L'absence de définition claire, reconnue, du concept de secte est symptomatique du polymorphisme et de l'aspect insidieux de leur développement.

Étymologie

Le terme de secte est apparu aux XIIIe et XIVe siècles; il a deux origines latines qui le rattachent au verbe *suivre* ou au verbe *couper*. Cette alternative sémantique explique qu'on ne trouve pas dans les dictionnaires des définitions identiques. Le dictionnaire Littré définit la secte comme «***un ensemble de personnes qui font profession d'une même doctrine***» ou «***qui suivent une opinion accusée d'hérésie ou d'erreur***».

Définition juridique

Il n'existe pas de définition précise des sectes. La conception française de la laïcité entraîne la neutralité de l'État vis-à-vis de toute croyance, pourvu que ses manifestations «ne troublent pas l'ordre public institué par la loi» (Déclaration des Droits de l'Homme et du Citoyen, article 10).

Sectes et religions

Les sectes et les religions sont fondamentalement opposées par leurs finalités. Si, historiquement, le terme de secte a une connotation religieuse, actuellement les buts des mouvements sectaires sont totalement contraires aux principes d'une religion par les arguments doctrinaux et l'approche comportementale basée sur la nocivité des sectes : conditionnement des adeptes, destruction d'eux-mêmes et de leur famille, rupture du lien social, escroqueries intellectuelles, morales et fiancières. L'adepte manipulé est ainsi progressivement entaîné dans un état de dépendance annihilant sa liberté individuelle sous des apparences multiformes d'épanouissement.

COMMENT SE FAIT LE CONDITIONNEMENT ?

Sachant que les sectes se caractérisent par la présence d'un gourou, une doctrine présentée comme un message unique de salut et un groupe hiérarchisé, le conditionnement progressif se fait généralement en quatre étapes.

Première étape : séduire

La séduction tend :
- à survaloriser le futur adepte : « Nous avons besoin de toi pour une grande mission » ;
- à lui garantir le bonheur, la liberté, la connaissance.

Deuxième étape : annihiler l'esprit critique

L'esprit critique de l'adepte est progressivement annihilé :
- en créant un état de fatigue par le travail durant de longues journées (démarchages à domicile, méditations, prières nocturnes...), qui rend l'adepte plus malléable ;
- en réduisant l'intimité : l'adepte n'est jamais seul, la confession est obligatoire et dirigée ;
- en privant l'adepte de toute communication avec l'extérieur.

Troisième étape : favoriser les ruptures

L'adepte est amené à rompre :
- avec la famille, les amis, la société ;
- avec l'école, les études (abandon de la scolarité) ;
- avec les soins : la médecine est dite inutile, la psychiatrie dangereuse.

Quatrième étape : rendre le retour impossible

À terme, la réinsertion sociale de l'adepte devient impossible du fait :
- de l'absence de revenus ;
- de l'absence de formation ;
- de la destruction sociale (rupture des liens avec l'extérieur, la famille, les amis...).

DÉLITS ET DANGERS

Les dangers que représentent les sectes méritent une attention particulière puisqu'ils justifient la vigilance des pouvoirs publics à leur égard.

Les délits

On peut citer :

- les délits relatifs aux atteintes physiques à la personne humaine : mauvais traitements, coups et blessures, séquestration, non-assistance à personne en danger ou pratique illégale de la médecine ;
- les diffamations, la dénonciation calomnieuse ou la violation de la vie privée auxquelles certaines sectes n'hésitent pas à avoir recours pour s'opposer à leurs détracteurs (ce fut le cas pour l'Association de défense de la famille et de l'individu qui connût, de la part de l'Église de scientologie, une véritable diffamation publique, assimilée à l'injure) ;
- l'exercice illégal de la médecine et de la pharmacie, la médecine parallèle ;
- l'escroquerie intellectuelle, morale et financière ;
- la publicité mensongère ;
- les nombreuses fraudes fiscales, d'autant que les sectes se présentent souvent sous forme d'associations à caractère religieux, ce qui leur permet d'obtenir d'importants bénéfices non déclarés ;
- les escroqueries, les tromperies ou les abus de confiance ;
- les violations du droit du travail ou de la sécurité sociale : de nombreux adeptes travaillent au sein des sectes sans être déclarés, sans rémunération, sans couverture sociale, au nom du bénévolat.

Les dangers

Les critères de dangerosité (déstabilisation mentale, exigences financières exorbitantes, embrigadement des enfants, atteintes à l'intégrité physique...) sont en fait ceux retenus par la Direction centrale des Renseignements généraux et le rapport Gest-Brard-Sauvaigo, pour permettre d'identifier et donc de définir ce qu'est une secte. C'est à la nocivité de ces courants que les pouvoirs publics s'intéressent car il est contestable de s'opposer à la liberté d'expression dès l'instant où elle ne menace pas l'intégrité humaine.

LES RECOURS POUR LES ADEPTES OU LES ANCIENS ADEPTES

Les recours juridiques sont difficiles pour les raisons évoquées plus haut. Le milieu associatif apporte une aide précieuse. On peut citer pour la France :

- l'Union nationale des associations de défense des familles et de l'individu (UNADFI) ;
- le Centre de documentation, d'éducation et d'action contre les manipulations mentales (CCMM).

Les associations ne peuvent pas se porter partie civile dans les procès incriminant les sectes, elles le peuvent parfois indirectement parce que la loi les autorise à le faire dans la lutte contre les violences sexuelles. Mais elles ne peuvent intervenir autrement. Elles sont pourtant très importantes, elles apportent une aide considérable aux familles, aux anciens adeptes et participent à la prévention (diffusion de brochures d'information par exemple).

LA LUTTE CONTRE LES SECTES

La loi n° 2001-504 du 12 juin 2001 tend à renforcer la prévention et la répression des mouvements sectaires portant atteinte aux droits de l'homme et aux libertés fondamentales. Elle porte notamment sur :

- la dissolution civile de certaines personnes morales (chap. I);
- l'extension de la responsabilité pénale des personnes morales à certaines infractions (chap. II);
- les dispositions concernant la peine de dissolution encourues par les personnes morales pénalement responsables (chap. III);
- les dispositions limitant la publicité des mouvements sectaires (chap. IV);
- les dispositions relatives à l'abus frauduleux de l'état d'ignorance et de faiblesse (chap. V).

Il convient de citer le rapport annuel de la mission interministérielle de lutte contre les sectes, de janvier 2000. Ce rapport débute par la citation de l'article 4 de la Déclaration des droits de l'homme et du citoyen de 1789 : « La liberté consiste à pouvoir faire tout ce qui ne nuit pas à autrui : ainsi l'exercice des droits naturels de chaque homme n'a de bornes que celles qui assurent aux autres membres de la société la jouissance de ces mêmes droits. Ces bornes ne peuvent être déterminées que par la loi. »
Depuis le 26 avril 2006, le rapport de la mission interministérielle de vigilance et de lutte contre les dérives sectaires (MIVILUDES) dénonce les groupes charismatiques et les communautés pseudo-évangéliques. Le rapport souligne « une progression sensible des dérives satanistes en France qui ont pu se manifester dans un certain nombre de profanations ». Le rapport demande le renforcement de la protection des mineurs face à « l'emprise sectaire ».

QUESTION TYPE

L'erreur serait de caricaturer les sectes. Si ces mouvements ne donnaient pas à l'homme un sens, une compréhension globale du monde, si leurs « méthodes révolutionnaires » (non prouvées scientifiquement) ne touchaient pas à des points subtils de l'affectivité, si les adeptes ne ressentaient pas des sensations nouvelles, s'ils n'obtenaient pas des réponses apaisantes à leurs angoisses, s'ils ne voyaient pas grandir en eux un espoir immense, ils ne survivraient pas, arrêteraient de croître et de se multiplier.

Extrait de : Bernard Fillaire, Les Sectes. Paris, Flammarion, Collection Domino, 1996.

▲ ***En quoi ce texte permet-il de dire que la lutte contre les sectes est difficile ?***

Propositions de réponse

- Les sectes répondent à de véritables attentes chez les adeptes. C'est l'une de leurs forces que de donner des réponses à des inquiétudes légitimes, des détresses morales, des situations d'isolement affectif et intellectuel : le sens de la vie, le refus de la misère et de l'injustice, la peur de la fin du monde...
- Elles semblent proposer des issues, des alternatives que les sociétés à travers leurs institutions n'offrent pas.
- Les adeptes se sentent d'autant mieux qu'ils ont le sentiment d'être reconnus, écoutés, même si les méthodes peuvent sembler particulièrement douteuses.
- Le combat contre les sectes est donc difficile car elles trouveront toujours un public.
- Les sectes donnent souvent d'elles une image positive, respectable et se dotent de statuts (association, église, séminaire...) qui officialisent leur présence dans la vie publique.

14 ▸ LE CHÔMAGE

Au mois de mars 2004 on comptait près de 2,4 millions de chômeurs, soit environ 9,6 % de la population active, dont près d'un million de chômeurs de longue durée (au chômage depuis plus d'un an). Une situation grave qui traduit un problème majeur et place le chômage au centre des défis politiques. La lutte contre le chômage est la préoccupation majeure des Français et des gouvernements qui se succèdent depuis sa montée en puissance dans les années 1970. Parce qu'il est à la fois le générateur et la conséquence de nombreux problèmes sociaux, le chômage se trouve régulièrement au centre de l'actualité.
Depuis la naissance de l'industrialisation au cours du XIXe siècle, le travail a connu une véritable sacralisation pour devenir aujourd'hui le symbole de l'identité et de l'intégration sociale. L'individu est souvent défini selon le rôle qu'il occupe dans la société et le travail s'avère être devenu sa première fonction sociale. Si de nouveaux courants de pensée tendent à considérer qu'une évolution de cette conception est nécessaire et que doivent se développer des habitudes de vie plus axées sur le loisir, le travail n'en reste pas moins une base incontournable et l'absence de travail le premier fléau social.
Les lecteurs sont invités à bien saisir la dimension sociale du travail pour mieux appréhender les dysfonctionnements sociaux que le chômage engendre.

DÉFINITIONS

La connaissance de certaines définitions est indispensable pour comprendre l'ensemble des informations concernant le chômage.

La population active

La population totale est constituée de la population active et de la population inactive. Lorsqu'on annonce le chiffre du chômage, on détermine en fait ***la part de la population active qui est sans emploi.***

Selon les conventions adoptées en 1954, la population active réunit ***les actifs ayant un emploi et les personnes disponibles à la recherche d'un emploi.***
La population inactive regroupe quant à elle les enfants d'âge préscolaire, les élèves et les étudiants des établissements scolaires et universitaires, les mères de famille sans profession rémunérée et les retraités.

Le chômage selon le Bureau international du travail (BIT)

Le BIT définit comme chômeur toute personne qui :
- est dépourvue d'un emploi ;
- est à même de travailler ;
- cherche un travail rémunéré ;
- est effectivement en quête de ce travail.

Le chômage selon l'Agence nationale pour l'emploi (ANPE)

Chaque mois, le ministère du Travail annonce via les médias le nombre des demandes d'emploi déposées à l'ANPE. L'agence considère comme chômeur toute personne qui :
- est sans emploi ;
- est disponible pour travailler ;
- recherche un emploi à temps plein ou partiel, à durée indéterminée ou déterminée.

Les demandeurs d'emploi inscrits depuis plus d'un an à l'ANPE sont qualifiés de chômeurs de longue durée.
Selon les organismes qui le diffusent, le chiffre du chômage varie car les paramètres qui servent à définir un chômeur ne sont pas toujours exactement les mêmes. L'INSEE (Institut national des études statistiques et économiques), l'ANPE ou le BIT n'annoncent donc jamais un chiffre tout à fait identique. Il sera alors nécessaire de toujours spécifier l'origine du chiffre que l'on avancera.

DES EXPLICATIONS

D'un point de vue théorique

De manière extrêmement simplifiée, on peut mettre en opposition deux visions du chômage.
- L'une tend à considérer que le chômage provient d'une insuffisance de la demande de biens et de services. Le chômage que la France connaît depuis les années 1970 serait principalement d'ordre conjoncturel, c'est-à-dire

qu'il serait lié en grande partie à un dysfonctionnement court de l'activité économique. Les partisans de cette conception sont généralement favorables à des politiques économiques axées sur la relance des dépenses publiques. Favoriser la consommation revient alors à relancer les productions et donc les créations d'emplois.
- L'autre point de vue considère que le chômage est lié à une inadéquation entre les salaires proposés et les salaires demandés. La diminution du chômage suppose alors une plus grande flexibilité des salaires. L'existence du salaire minimum ou de minima sociaux est considérée comme une entrave à cette flexibilité et le chômage est qualifié en partie de volontaire.

Il est bien évident que cette approche théorique est extrêmement succincte et surtout qu'elle ne prend en compte que la dimension purement économique du problème. Le principe des acquis sociaux est profondément ancré dans la société française et ne saurait être complètement remis en cause au nom du réalisme économique. C'est pourquoi les analyses théoriques ne permettent pas de trouver une solution radicale au problème du chômage. Cela est d'autant plus vrai que l'économie s'est internationalisée et a rajouté de nombreuses variables sociales au problème du chômage.

La crise économique

La crise économique a connu ses débuts au moment du choc pétrolier du 17 octobre 1973. L'augmentation concertée du prix du baril de pétrole par les pays de l'OPEP (Organisation des pays exportateurs de pétrole) a provoqué alors de véritables poussées inflationnistes (augmentation du niveau des prix) provoquant du même coup une montée alarmante du chômage qui, depuis cette période, n'a cessé de progresser.

Le progrès technologique

La mécanisation et la robotisation en permettant la diminution des coûts de production se sont très fortement développées, engendrant le chômage des populations les moins qualifiées car les plus facilement substituables.
Le développement de nouvelles technologies a eu aussi pour conséquence de provoquer le déclin de certains secteurs industriels (métallurgie, industrie minière...).

Mondialisation : l'internationalisation des marchés

On n'a de cesse depuis quelques années de parler des phénomènes de mondialisation pour expliquer une partie des dysfonctionnements du marché du travail. On constate en effet que l'économie ne peut plus être considérée uniquement au niveau national mais à l'échelle de la planète. Cela s'explique par :

- le progrès des systèmes de communication (informatique, fax, télécommunications, Internet...);
- le développement industriel des pays en voie de développement et l'émergence des PNI (pays nouvellement industrialisés);
- la possibilité par le biais des accords internationaux de délocaliser les productions.

Pour certains, la mondialisation, en permettant la délocalisation des entreprises dans les pays où la main d'œuvre est moins chère, tend à augmenter le chômage des moins qualifiés dans les pays industriels. Pour d'autres, elle permet de relancer l'économie en ouvrant de nouveaux marchés et insuffle une nouvelle dynamique dans le secteur de la haute technologie, apanage des pays industriels.

Ces deux points de vue sont en fait recevables l'un et l'autre et ont pour conséquence :

- dans les pays industriels : de devoir reformuler le principe des acquis sociaux pour mieux faire face à la concurrence étrangère; de développer la formation pour une meilleure adéquation avec l'essor de la technologie;
- dans les pays en voie de développement et les PNI : de devoir développer les contraintes sociales pour une plus grande harmonisation des conditions de travail dans le monde (interdire le travail des enfants, mettre en place des règles et des droits en matière de travail et de protection sociale...).

Les phénonènes de mondialisation de l'économie inquiètent souvent les populations et en particulier les travailleurs les moins qualifiés dont la mobilité géographique est réduite et qui sont les premières victimes de ces restructurations. Les nombreux licenciements du fait de la délocalisation des entreprises sont souvent mal perçus, d'autant que les enjeux internationaux sont souvent difficiles à comprendre.

Le travail féminin

L'évolution des mœurs, les progrès en matière de contraception ont permis aux femmes de s'émanciper mais cela a aussi eu pour effet d'augmenter la part de la population active et donc de participer à l'évolution du chômage.

« L'auto-alimentation du chômage » et le chômage de longue durée

En perdurant, le chômage a lui-même fini par détériorer les conditions d'entrée sur le marché du travail d'un plus grand nombre d'individus. Il engendre :

- la dégradation des conditions financières et sociales ;
- l'échec scolaire ;
- le manque de formation ;
- la perte de mobilité ;
- la perte de motivation ;
- l'obsolescence des qualifications dans un contexte d'évolution technologique systématique.

Tous ces éléments – sur lesquels nous reviendrons dans la section sur les conséquences du chômage – conduisent à rendre plus difficile et plus longue l'entrée ou le retour sur le marché du travail. On parlera alors de chômage de longue durée. On peut dire pour donner une image de ce point que « le chômage génère son propre chômage ».

Un problème de qualification

On déplore souvent un décalage entre les besoins des entreprises et les qualifications des demandeurs d'emploi. Ce problème est en réalité assez complexe. En France, depuis une vingtaine d'années, l'image des métiers manuels et techniques s'est beaucoup détériorée au profit des emplois du secteur des services. Cette dévalorisation a entraîné des désaffections importantes dans certains secteurs. Il manque de travailleurs dans les métiers du bâtiment par exemple. Les raisons de la détérioration de l'image de certains métiers sont multiples : la volonté d'avoir plus de bacheliers, le développement des bacs professionnels, l'évolution des mentalités, le sentiment d'injustice de ceux qui refusent de faire le métier que leurs parents ont fait, le « mirage » de la société de consommation qui valorise la réussite sans l'effort… Ce problème est compliqué et la solution est souvent de faire appel à l'immigration.

L'AIDE AUX CHÔMEURS

La Constitution de la Ve République repose en grande partie sur le respect des droits de l'homme. Le droit au travail et au minimum de subsistance pour chaque citoyen s'avère l'un des fondements de notre Constitution. C'est dans cet esprit que s'est mis en place après la Seconde Guerre mondiale notre système de protection sociale et qu'ont été précisés les droits des salariés. Nous donnerons les principaux leviers d'intervention qui existent sans entrer dans le commentaire. Si le problème du chômage concerne l'ensemble de la classe politique, les moyens de lutte ou les aides fournies peuvent varier ou évoluer en fonction des dirigeants politiques. La France ayant vu régulièrement des alternances de pouvoir ces dernières années, les politiques de lutte contre le chômage ont souvent été révisées avant même parfois d'avoir été complètement exploitées. Au-delà du débat idéologique cela traduit surtout l'impuissance des gouvernants face à une situation de chômage de plus en plus structurelle et à laquelle s'ajoutent de fréquentes phases conjoncturelles d'absence de croissance.

L'assurance chômage

En France il existe un double système d'indemnisation des chômeurs :

- l'État qui doit assurer la solidarité nationale (allocation spécifique de solidarité);
- l'UNEDIC qui, depuis 1958, est l'initiateur de l'assurance chômage.

L'UNEDIC (Union nationale pour l'emploi dans l'industrie et le commerce) est le regroupement des ASSEDIC (Associations pour l'emploi dans l'industrie et le commerce). Elle est gérée paritairement par les principales organisations syndicales des salariés et du patronat. L'assurance chômage est financée par les cotisations et redistribuée sous forme d'allocation, l'AUD (allocation unique dégressive).

Lorsque le chômeur arrive en fin de droits, c'est de l'État qu'il perçoit l'allocation de solidarité.

Le PARE (plan d'aide au retour à l'emploi)

Le PARE était la grande nouveauté de l'assurance chômage en date du 1er janvier 2001 et qui s'appliquait jusqu'au 31 décembre 2003. Son but était de réformer et de faciliter le système d'aide de retour à l'emploi. Un contrat est désormais signé entre les ASSEDIC, l'ANPE et le demandeur d'emploi.

Le PARE s'appliquait automatiquement à tous les demandeurs d'emploi qui s'inscrivaient au chômage à partir du 1er juillet 2001. Les autres, inscrits avant cette date, pouvaient bénéficier des dispositions antérieures (AUD).

Le PARE vise à mieux cibler la situation et les objectifs du chômeur. Il permet de bénéficier :

- d'un entretien approfondi dans le mois suivant la signature du contrat;
- d'un Projet d'Action Personnalisé (PAP) déterminant les emplois qui pourront lui être proposés ainsi que les formations éventuellement nécessaires pour y accéder;
- d'entretiens individuels toutes les 2 à 4 semaines;
- de l'allocation de l'assurance chômage dénommée « allocation d'aide au retour à l'emploi ». À la différence de l'AUD, le montant de celle-ci est désormais identique jusqu'à la fin de l'indemnisation. Les conditions d'attribution restent sensiblement les mêmes que pour l'AUD.

Le PARE a fait l'objet de nombreuses polémiques et il n'a pas remporté le succès escompté tant les besoins de recherche individualisée de travail sont importants.

RMI (revenu minimum d'insertion) et RMA (revenu minimum d'activité)

Créé en 1988, le RMI, financé par l'impôt sur la fortune, est une allocation d'insertion. Elle s'adresse aux chômeurs en fin de droits ou aux personnes n'ayant jamais cotisé. Son allocataire s'engage par contrat à participer aux démarches d'insertion : stage de formation, réadapatation au travail, préparation à des qualifications... Il faut être âgé au minimum de 25 ans, sinon avoir la charge d'un ou de plusieurs enfants.
Aujourd'hui, le RMI est accompagné de la gratuité des soins.
D'un montant actuel de 433 euros pour une personne seule, le RMI est perçu aujourd'hui par plus d'un million d'individus. Ayant été largement critiqué par une partie de l'opinion publique qui considérait que son instauration tendrait à développer encore plus « l'assistanat », le RMI est devenu pour beaucoup une indispensable indemnisation, un véritable revenu de subsistance qui, face à l'ampleur grandissante de la précarité, ne saurait plus être contesté. Cependant on continue de considérer que le RMI, lorsqu'il ne s'accompagne pas d'une réelle politique de retour au travail, n'est pas assez « encourageant ».
Depuis le 1er janvier 2004, le RMA vient compléter le dispositif du RMI. Son objectif est de rendre le RMI « plus incitatif au retour au travail ». Il n'est pas obligatoire a priori. Il correspond à un contrat de travail de 20 heures par semaine sur une période de 6 mois renouvelable deux fois sur 18 mois maximum et calculé sur la base du SMIC proportionnellement aux horaires. Il s'accompagne de la préservation des droits liés au RMI. Il est actuellement très critiqué par une partie de la classe politique qui considère que le RMA offre avant tout une main d'œuvre peu coûteuse aux entreprises et, qui plus est, payée par l'État. Certains redoutent alors une précarisation supplémentaire du travail.

LES CONSÉQUENCES DU CHÔMAGE

Au niveau économique

Plus le chômage augmente, plus la part des actifs qui cotisent diminue et plus les allocataires deviennent nombreux. Logiquement ce phénomène participe au déficit des dépenses publiques et entraîne celui de l'assurance chômage.
Le système de protection sociale est aussi affecté, et ce d'autant plus que les populations confrontées au chômage se fragilisent et deviennent plus fortement consommatrices de soins et de médicaments.
D'un point de vue strictement économique, l'aggravation du chômage diminue la demande via la baisse de la consommation et contribue à dégrader les conditions de l'économie.

Au niveau individuel

Exclus du système du travail et de consommation, les chômeurs se désocialisent peu à peu. Cette désocialisation peut aller jusqu'à l'exclusion et la marginalité. Un chômage prolongé peut engendrer :

- la précarité financière ;
- la perte du logement ;
- la perte de mobilité (difficultés pour chercher du travail, se rendre dans les administrations) ;
- des troubles psychologiques (anxiété, angoisse, dépression...) qui peuvent conduire les individus à adopter des conduites toxicomaniaques (alcoolisme, consommation excessive de médicaments, toxicomanies diverses...) ou les pousser au suicide.

Il est bien évident que lorsque de telles conditions sont réunies, les risques s'étendent à l'entourage et peuvent indirectement entraîner :

- l'éclatement familial (le divorce par exemple) ;
- l'échec scolaire des enfants ;
- la délinquance.

On observe depuis quelques années des cas de plus en plus nombreux de « chômage de deuxième génération ».

Lorsque la situation de chômage devient dramatique, on assiste à des processus de marginalisation totale. C'est le cas des SDF (sans domicile fixe) qui se retrouvent confrontés :

- à la sous-alimentation ;
- au froid ;
- aux agressions naturelles ;
- aux risques sanitaires.

Plus le chômage dure, plus l'individu verra ses conditions sociales, sanitaires et psychologiques se dégrader.

Au niveau social

La population touchée par le chômage s'avère de plus en plus importante et le fossé se creuse entre le monde de la précarité et le reste de la population. La cohésion sociale est donc menacée. On entend parler souvent de « lutte contre la fracture sociale », de société plus solidaire. Les manifestations de chômeurs et de précaires plus nombreuses illustrent les difficultés croissantes dans ce domaine.

Au niveau de l'organisation du travail

Face à la crise économique et pour répondre aux besoins de flexibilité des entreprises, le travail précaire comme les CDD (contrats à durée déterminée),

le travail intérimaire se sont développés. La précarité atteint non seulement ceux qui ne trouvent pas d'emploi, mais aussi ceux qui sont encore impliqués sur le marché du travail.
On peut aussi dénoncer l'émergence du travail clandestin et du travail « au noir » qui permettent aux employeurs d'échapper aux ponctionnements des charges patronales jugées trop lourdes et entravent les créations d'emplois par l'État. On rappellera que le travail non déclaré n'offre aucune couverture sociale et augmente la précarité de l'emploi.

Les populations vulnérables

Certaines populations s'avèrent plus touchées par le chômage que d'autres :
- les jeunes qui souffrent d'une insuffisance ou d'une absence de diplômes ;
- les jeunes diplômés issus de l'enseignement supérieur mais dont les qualifications ne correspondent pas aux exigences du marché du travail ;
- les femmes qui subissent la discrimination à l'embauche et connaissent un taux de chômage supérieur à celui des hommes ;
- les hommes de plus de 50 ans dont les qualifications sont jugées obsolètes et dont la rapidité d'exécution des tâches est jugée insuffisante par les employeurs qui leur préfèrent les jeunes, nombreux sur le marché ;
- les immigrés qui représentent 6 % de la population active et qui, après avoir été massivement embauchés dans la période de croissance, se trouvent aujourd'hui confrontés à des difficultés d'intégration sociale et à de nombreuses discriminations sur le marché du travail ;
- les handicapés pour lesquels l'inadaptation des infrastructures et la réticence des employeurs n'encouragent pas l'embauche.

On peut considérer au regard de l'ampleur du chômage que toutes les catégories sociales sont concernées, mais le cumul de certains facteurs sociaux rend cependant la sortie du chômage plus difficile pour les catégories sociales les plus défavorisées.

LA LUTTE CONTRE LE CHÔMAGE

La lutte contre le licenciement abusif

Les entreprises contraintes de licencier doivent obtenir l'autorisation de l'Inspection du travail. Si le licenciement est justifié, les salariés ont droit à des indemnisations.
Les salariés ont aussi la possibilité par le biais des délégués syndicaux de faire appel aux prud'hommes pour contester la validité d'un licenciement.

La lutte contre le travail non déclaré

L'URSSAF peut effectuer des contrôles dans les entreprises et vérifier ainsi les contrats de travail de tous les salariés. En cas de non-respect des droits du travail, les employeurs peuvent être sanctionnés.
Depuis 1994, l'État a mis en place le système des chèques emploi-service géré administrativement par l'URSSAF. Il a pour objectif principal de développer les emplois à domicile ou d'inciter les employeurs à déclarer des emplois déjà existants. Ce type d'emploi concerne principalement l'aide ménagère, la garde d'enfant, l'aide aux personnes âgées ou handicapées...
La contrepartie pour les employeurs réside dans les avantages fiscaux qu'ils peuvent en tirer.

Les exonérations patronales

Souvent considérées comme des entraves à la création d'emploi, les charges patronales font l'objet de nombreuses polémiques. Certaines mesures ont donc été prises dans le sens d'un allégement de ces charges en vue de favoriser l'emploi :

- la loi du 13 janvier 1989 qui permet l'exonération des charges patronales pendant deux ans pour l'embauche d'un premier emploi ;
- l'exo-jeune qui permet l'exonération des charges patronales dans les entreprises de moins de 500 salariés pour l'embauche des jeunes de 18 à 25 ans ;
- l'exonération sur les bas salaires de 100 % à 120 % du SMIC (salaire minimum interprofessionnel de croissance) ;
- les exonérations pour l'embauche de personnels handicapés. Des partenariats sont mis en place entre les entreprises et la COTOREP.

Les contrats d'insertion

En 1984 on a vu apparaître les TUC (travaux d'utilité collective) qui sont des emplois à mi-temps pour une durée de trois mois à un an.
En 1989 les TUC et les plans d'insertion du RMI se sont regroupés sous une autre appellation, les CES (contrats emploi solidarité). Ayant pour but de permettre à des populations principalement jeunes de ne pas être trop longtemps écartées du marché du travail, les CES considérés comme des sous-emplois par les syndicats de salariés ont été et restent très controversés.
On peut aussi citer :

- les CRE (contrats de retour à l'emploi) ;
- l'AIF (action d'insertion et de formation) qui s'adresse particulièrement aux chômeurs de longue durée et aux RMIstes.

En 1998 ont été mis en place des contrats de 5 ans subventionnés par l'État, les « emplois-jeunes ». Ils concernaient les administrations et les collectivités locales :

- le secteur de l'Éducation nationale, où les jeunes sont censés participer à des actions de surveillance et de soutien scolaire afin de renforcer la présence adulte auprès des élèves. Face aux problèmes que rencontre l'école depuis quelques années en matière de violence, ses embauches ont eu lieu mais les personnels enseignants ont bien précisé que ces emplois ne pouvaient en aucune mesure compenser le manque dénoncé d'enseignants ;
- mais aussi la police, les mairies...

Ces emplois n'ont pas été renouvelés par le gouvernement suivant qui prépare d'autres formes de contrat en entreprises.

Les contrats d'insertion nombreux et variés montrent en général une efficacité relative. Beaucoup ne trouvent pas à l'issue de ces contrats de véritables emplois même si on doit se satisfaire des situations où ces périodes de travail ont généré de nouvelles aspirations et des créations de nouveaux postes.

Le partage du temps de travail

Face à la difficulté de créer de nouveaux emplois, de nouvelles conceptions de l'organisation du travail ont émergé. Elles reposent en fait sur le principe de la division du temps de travail.

La loi de Robien de 1996 accordait déjà une réduction des charges patronales aux entreprises qui réduisaient la durée du travail avec nouvelles embauches à la clé ou maintien des effectifs. Cette loi favorisait les entreprises qui engageaient cette démarche mais ne présentait aucun caractère obligatoire.

Les lois Aubry sur les 35 heures mises en place sous le gouvernement Jospin obligent les entreprises à diminuer le temps de travail à 35 heures depuis le 1er janvier 2000. On parle de RTT : réduction du temps de travail. Désormais au-dessus de 36 heures et pour vraiment inciter les entreprises à embaucher, les heures de travail doivent être payées en heures supplémentaires.

Le passage aux 35 heures suppose que doivent être passées des conventions de restructuration entre les responsables des entreprises et les syndicats de salariés. Les négociations ont été rendues complexes à différents niveaux :

- sur la diminution ou la non-diminution des salaires consécutive à la baisse des horaires ;
- sur le développement d'une plus grande flexibilité du travail ;
- sur l'annualisation du temps de travail ;
- sur l'extension de cette restructuration à l'ensemble des salariés, cadres compris.

Cette mesure légale fait encore l'objet de vives polémiques. Elle est considérée comme dangereuse face à la compétitivité internationale par l'organisation syndicale du patronat, le MEDEF, qui voit dans le maintien des salaires et en l'absence de plus de flexibilité une entrave importante à la rentabilité des entreprises. Elle est perçue avec méfiance par les organisations syndicales des salariés qui ne veulent pas voir dans les restructurations les conditions de travail se dégrader au nom du réalisme économique. Le gouvernement Raffarin a d'ailleurs apporté depuis des assouplissements à la loi.

Un premier bilan sur les 35 heures

Le bilan est très contrasté. La mesure est apparue pour ceux qui bénéficient réellement de la RTT comme un vrai progrès social : plus de temps libre, plus de temps de loisir, plus de temps pour la vie de famille... La remise en cause totale des 35 heures serait d'ailleurs très mal perçue par un pan important de la société pour lequel cette nouvelle législation a déjà obenu ses titres de noblesse. Cependant, nombreux sont ceux qui voient dans l'application des 35 heures une impasse dans l'organisation du travail. La RTT a fait apparaître des lacunes dans le fonctionnement de certains services, a mis en exergue la pénurie de personnels comme les infirmières par exemple. Les plus bas salaires dénoncent une limitation de leur pouvoir d'achat du fait de la restriction des heures supplémentaires. D'autres encore jugent l'application des 35 heures incompatible avec la charge de leur profession (c'est le cas pour les métiers de l'artisanat ou pour certains cadres).
La RTT est donc perçue de manière globale comme un progrès social mais elle rencontre de nombreuses oppositions de la part de ceux qui ont vu leurs conditions de travail se dégrader. Chez les chefs d'entreprise, elle est généralement mal accueillie puisqu'elle génère des contraintes.
On estime que la RTT a engendré la création de 350 000 emplois mais certains n'hésitent pas à les attribuer à la reprise de la croissance que la France a connue de 2000 à 2002.

À la lecture de ce chapitre on se rend compte de la difficulté qu'il y a à appréhender le chômage tant les liens qui unissent la sphère économique et la sphère sociale sont complexes. Il est intéressant cependant de voir que les dernières mesures en vue de lutter contre le chômage conduisent à une nouvelle approche de la place du travail dans nos sociétés modernes. Après avoir été longtemps sacralisé, le travail, pourtant encore indispensable à l'intégration des individus, semble laisser la place à un peu plus de temps libre; on parle d'ailleurs de plus en plus de société de loisir.

Ce chapitre doit être parfaitement maîtrisé pour mieux saisir l'ampleur des dysfonctionnements sociaux que nous allons aborder par la suite car le chômage se retrouve systématiquement impliqué, alternativement ou simultanément, comme catalyseur de drames sociaux ou comme conséquence de ces derniers.

SUJET TYPE

La dégradation des conditions de travail s'amplifie chez les sous-traitants des pays en développement (extrait)
Le résultat de l'enquête est sans appel : la très large majorité des ouvrières qui travaillent dans les ateliers situés dans les principaux pays de l'Europe et des États-Unis bénéficient de conditions de travail de plus en plus précaires en raison des nouveaux schémas industriels planétaires. La plupart des ouvrières n'ont pas de contrat de travail, fournissent un nombre considérable d'heures supplémentaires (de 80 à 180 heures mensuelles à Guangdong, en Chine) le plus souvent non payées, tout en n'ayant droit à aucune couverture sociale. « L'exploitation, qu'elle soit volontaire ou non, de la situation des travailleurs vulnérables fait partie intégrante des stratégies d'emploi qui régissent les chaînes d'approvisionnement », affirme-t-on à Oxfam. Selon l'ONG, les avantages de la flexibilité dont profitent les entreprises occidentales sont obtenus « grâce à une précarisation de l'emploi pour ceux situés au bas de l'échelle ».
Résultat : au Chili, 75 % des femmes qui travaillent dans le cueillette des fruits, ensuite expédiés dans les supermarchés occidentaux, effectuent plus de 60 heures par semaine sans contrat de travail. Au Bangladesh, moins de la moitié des ouvrières du secteur textile et de l'habillement ont un contrat de travail.

Florence Amalou, Le Monde, 28 février 2004

▲ ***Quelle information principale ressort de cet extrait d'article ? La situation en France vous semble-t-elle comparable ?***

Propositions de réponse

- L'article nous apprend que les populations ouvrières des pays en développement sont exploitées (absence de contrat de travail, horaires importants) au profit des chaînes des pays industrialisés.
- En France il existe un Code du travail qui évite que de telles situations se produisent : la semaine de travail est passé à 35 heures, les heures

supplémentaires sont limitées, il existe des inspecteurs de l'URSSAF pour s'assurer que les salariés ont des contrats de travail...

- Le paradoxe : les pays comme la France sont les premiers à bénéficier de cette exploitation car cela engendre une baisse des prix. Cela met en évidence les phénomènes de la mondialisation avec toutes les injustices qu'elle représente sans législation internationale sur le droit des travailleurs.

15 ▸ L'EXCLUSION

LE PRÉAMBULE DE LA CONSTITUTION FRANÇAISE

« Tout être humain qui, en raison de son âge, de son état physique ou mental, de la situation économique, se trouve dans l'incapacité de travailler, a le droit d'obtenir de la collectivité des moyens convenables d'existence. »
Ainsi, les individus formant la communauté nationale ont la reconnaissance de droits identiques, quels que soient leur origine, leur race, leurs convictions philosophiques et religieuses, leur niveau social, leur sexe ou leur âge.

DESCRIPTION DU PROBLÈME

Il s'agit d'un véritable phénomène social où les individus exclus d'aujourd'hui sont loin de l'image traditionnelle du clochard qui, autrefois, était à la fois rejeté parce que sale, agressif, alcoolisé, mais aussi toléré (et inséré) dans la cité, son quartier, bénéficiant du pécule donné par les uns et les autres.
Le « clochard », terme remontant au XIXe siècle et qui signifie « vieux boiteux errant », est certes un exclu parmi d'autres exclus bien que faisant partie du décor et de l'environnement urbain. Il se produit chez lui, au fil du temps, une disparition de son image corporelle en tant que corps intègre et de ce fait il est incapable de se sentir en bonne santé ou malade, exposé en permanence à l'alcool et au tabac ainsi qu'à la malnutrition et aux intempéries, avec le cortège de troubles qui en découlent tels que gastralgies, hépatites, troubles du comportement, violence, manque de sommeil, etc.
Les clochards constituent la plupart du temps le dernier degré de la désocialisation. Pour une tranche d'âge comprise entre 35 et 60 ans, il y aurait environ 10 hommes pour 1 femme dans cette population d'individus exclus, mais ils ont « noyé » un groupe d'exclus plus jeunes de malades mentaux (psychopathes, psychotiques). Parmi ce groupe, on trouve des immigrés clandestins de divers pays d'Afrique, mais aussi des Européens, qui déambulent de gare en gare, voire de région en région ou de pays en pays pour un

voyage sans but. S'agit-il d'une errance sans fin ou de « voyages pathologiques » de certains malades psychiatriques ? Pour eux également, l'alcoolisme et le tabagisme font partie de ces conduites addictives nécessaires à leur survie.

Un troisième groupe, et sans aucun doute le plus important quantitativement, comprend les individus en rupture de société, de famille, de travail. Ils sont RMIstes ou chômeurs en fin de droits, survivant tant bien que mal, plutôt mal, à la limite de la désocialisation. Ce sont des « hors lieux » au bord de l'épuisement et assistés par diverses aides dont le RMI. Certaines de ces personnes ont été intégrées dans le tissu social mais un « coup dur » est venu les désinsérer progressivement selon un processus connu : perte d'emploi, perte de logement, etc., jeunes des banlieues en échec scolaire et sans formation professionnelle ou sans débouché sur le marché du travail.

Ces différents exclus sont à des degrés divers désocialisés, les repères socioculturels et affectifs disparaissant au fur et à mesure. Exclus, on les nomme aussi SDF (sans domicile fixe), ces humains seraient-ils devenus les nouveaux « lépreux », « pestiférés » d'une société qui n'en veut pas ? La société est ainsi faite qu'éviter l'exclusion semble une utopie tellement les inégalités sociales sont grandes.

Les élus locaux ont perçu la progression importante de la pauvreté et de la précarité, certains en sont arrivés à prendre des arrêtés municipaux « anti-mendicité » devant l'ampleur du phénomène dans certaines communes touristiques.

Le constat fait aujourd'hui montre que 10 millions environ de personnes (17 % de la population) vivent avec moins de 700 euros par mois et la moitié vit avec 480 à 650 euros par mois, c'est-à-dire au-dessous du seuil de pauvreté selon les critères de l'INSEE. On compte selon les chiffres publiés par la Caisse Nationale d'allocations familiales (CNAF) plus de 1 112 000 RMIstes (433 euros en 2006) et de « fin de droits ». Il peut être réducteur d'assimiler RMI et pauvreté, mais l'augmentation croissante des bénéficiaires constitue un des indices de cette croissance. Une partie de la population des exclus serait en droit d'obtenir le RMI mais n'y accède pas. Douze à treize millions de personnes disposeraient, selon le « collectif grande cause nationale », de ressources à peine supérieures.

Un million d'enfants (8 %) vivaient sous le seuil de pauvreté en 2005, et 42 000 sont atteints de saturnisme car vivant dans 50 000 logements insalubres selon l'Observatoire National de la pauvreté et de l'exclusion sociale.

Les discours politiques ont souvent évoqué le drame que représente, pour des millions de personnes, la survie dans une société qui refuse leur intégration par un niveau de vie décent. Mais il existe un certain décalage entre l'annonce, lors d'une campagne électorale, d'un programme politique et la prise en charge réelle des problèmes : ce ne fut que le 29 juillet

1998 que la loi d'orientation relative à la lutte contre les exclusions fut votée.
Comment une société peut-elle et doit-elle combattre les inégalités socio-économiques qui influencent l'accès à la santé et éviter la mort prématurée d'un grand nombre de personnes ? L'évolution sociale et la croissance économique doivent-elles paradoxalement générer une précarisation d'une population en âge d'activité et qui a droit, comme n'importe quel groupe social, à des libertés, y compris celle du travail ? Or, on constate depuis une dizaine d'années une régression sociale qui génère des drames sanitaires au sein de groupes particulièrement fragiles. Ces groupes humains exposés sont confrontés à des problèmes de survie tellement graves que le cycle infernal de l'exclusion ne peut pas s'arrêter.
L'angoisse liée au manque de travail ou au doute du lendemain, au manque de confiance en soi et envers les autres, l'absence de solidarité, la solitude, les soucis, etc. entraînent l'adoption de comportements à risque défavorables au maintien d'un bon état de santé qui compromettent d'autant la réinsertion.
Le phénomène de précarisation pour ces populations nouvelles, jeunes et adultes en pleine force de l'âge, est en lien direct avec le chômage massif actuel.
Dans son rapport sur la santé en France rédigé en 1994, le Haut Comité de la Santé Publique met en évidence les disparités entre les groupes ou à l'intérieur des groupes sociaux concernant les facteurs de risque pour la santé face aux pathologies non traitées. Néanmoins, il n'y a pas de pathologies spécifiques à la pauvreté. Le constat montre que la santé de la population française s'est améliorée depuis 20 ans... malgré les écarts liés à ces disparités sociales. « Dès que l'on se penche sur les écarts que cachent la moyenne et les descriptions synthétiques, dès que l'on s'intéresse davantage aux problèmes qualitatifs, il devient nécessaire de nuancer, voire de contredire le jugement globalement positif que nous avons porté, surtout si l'on prend en compte l'état de santé de certains groupes et sous-groupes de population définis principalement selon des critères sociaux. »

DÉFINITIONS

Exclusion

Mot composé du latin *ex* qui signifie *hors de*, et *claudere* qui signifie *fermer*; par extension, le mot signifie « interdiction ou rejet de ceux qui ne font pas partie d'un groupe ». Les exclus seraient ceux qui ne possèdent pas les mêmes droits et ne peuvent pas participer aux mêmes activités que les autres.

Pauvreté

Il s'agit de l'état d'une personne ou d'un groupe qui dispose de peu de ressources. Cette notion est relative et le seuil de pauvreté est très variable selon l'histoire, la culture, le niveau de vie moyen du groupe observé.
Pour la collectivité ou une personne, la pauvreté a toujours des conséquences sanitaires par absence d'hygiène ou insuffisance alimentaire.

Précarité

Ce terme signifie l'absence d'une ou de plusieurs des sécurités qui permettent aux individus, groupes, familles, d'assumer leurs responsabilités et de jouir de leurs droits fondamentaux. La précarité provoque l'insécurité et a des conséquences plus ou moins graves.
Elle peut affecter divers domaines de l'existence et déboucher sur la « grande pauvreté » quand elle se prolonge dans le temps, et compromet les chances de reconquérir ses droits dans un avenir prévisible.

Extrême pauvreté

Observée par différents indicateurs, il s'agit de la pauvreté existant depuis longtemps, par exemple :

- accumulation de difficultés (santé, logement, éducation) ;
- histoire personnelle ou collective ;
- appartenance à une population autochtone ou à un groupe vivant dans le pays d'accueil depuis plus de 10 ans.

Les indicateurs économiques (salaires, revenus...) ne doivent pas être les seuls critères utilisés. Les facteurs socio-culturels doivent décrire avec précision la réalité de la pauvreté.

LA LOI RELATIVE À LA LUTTE CONTRE L'EXCLUSION

La loi d'orientation n° 98-657 du 29 juillet 1998 relative à la lutte contre les exclusions a pour principes stipulés dans son article premier :
« La lutte contre les exclusions est un impératif national fondé sur le respect de l'égale dignité de tous les êtres humains et une priorité de l'ensemble des politiques publiques de la nation.
« La présente loi tend à garantir sur l'ensemble du territoire l'accès effectif de tous aux droits fondamentaux dans les domaines de l'emploi, du logement,

de la protection de la santé, de la justice, de l'éducation, de la formation et de la culture, de la protection de la famille et de l'enfance.
« L'État, les collectivités territoriales, les établissements publics dont les centres communaux et intercommunaux d'action sociale, les organismes de sécurité sociale ainsi que les institutions sociales et médico-sociales participent à la mise en œuvre de ces principes.
« Ils prennent une politique destinée à connaître, à prévenir et à supprimer toutes les situations pouvant engendrer des exclusions.
« Ils prennent les dispositions nécessaires pour informer chacun de la nature et de l'étendue de ses droits et pour l'aider, éventuellement par un accompagnement personnalisé, à accomplir les démarches administratives ou sociales nécessaires à leur mise en œuvre dans les délais les plus rapides.
« Les entreprises, les organisations professionnelles ou interprofessionnelles, les organisations syndicales de salariés représentatives, les organismes de prévoyance, les groupements régis par le code de la mutualité, les associations qui œuvrent notamment dans le domaine de l'insertion et de la lutte contre l'exclusion, les citoyens ainsi que l'ensemble des acteurs de l'économie solidaire et de l'économie sociale concourent à la réalisation de ces objectifs.
« En ce qui concerne la lutte contre l'exclusion des Français établis hors de France, les ministères compétents apportent leur concours au ministère des affaires étrangères. »
La loi couvre l'ensemble des domaines :
- chapitre I : accès à l'emploi. L'article 5 définit les mesures concernant la lutte contre l'illettrisme et l'acquisition accélérée d'une expérience professionnelle. L'article 16 institue dans chaque département un conseil départemental de l'insertion pour l'activité économique ;
- chapitre II : mise en œuvre du droit au logement ;
- chapitre III : accès aux soins. L'article 67 prévoit l'accès à la prévention et aux soins des personnes les plus démunies, qui constitue un objectif prioritaire de la politique de santé ;
- chapitre IV : exercice de citoyenneté. La loi définit la procédure de traitement des situations de surendettement ;
- section 2 : amélioration des conditions de vie et d'habitat. L'article 123 de cette section porte sur l'amélioration des conditions de vie et d'habitat avec des « mesures d'urgence contre le saturnisme » ainsi que des « mesures relatives à la protection des occupants de certains meublés ». L'article 127 prévoit l'attribution de l'allocation d'insertion du chapitre V relatif au droit à l'égalité des chances par l'éducation et la culture.

Tel est l'esprit de la loi pour combattre un fléau national qui a ses racines profondément ancrées.

LA CHARTE D'OTTAWA

L'application de ces mesures passera par la prise en compte de l'ampleur du problème par les acteurs du secteur sanitaire et social, mais aussi par toute l'opinion publique afin d'appréhender les mutations de notre société.
Rappelons que, à l'initiative de l'ONU (Organisation des Nations Unies), le 17 octobre est la journée mondiale pour le refus de la misère.
La Charte d'Ottawa de l'OMS (Organisation Mondiale de la Santé) de novembre 1986 stipule que « l'individu doit pouvoir se loger, accéder à l'éducation, se nourrir convenablement, disposer d'un certain revenu, bénéficier d'un écosystème stable, compter sur un apport durable de ressources et avoir droit à la justice sociale et à un traitement équitable ». Telles sont les conditions indispensables à la bonne santé collective et à la cohésion sociale.

L'INFLUENCE DES PHÉNOMÈNES SOCIAUX

Les populations urbaines précarisées subissent les problèmes sociaux et les problèmes de l'habitat, en particulier dans les grands ensembles. Ceux-ci sont considérés comme des facteurs de risque pour la santé, avec taux de chômage élevé, concentration d'individus, familles nombreuses, désorientation et échecs scolaires de jeunes sans perspective, fréquence des accidents...
Pour ces populations, le rapport à la santé est souvent l'objet de négligence ou de déni de soi et c'est lors d'une maladie ou d'un accident qu'elles ont recours aux soins. L'accès au système de santé est généralement difficile car le système d'offre libéral est souvent moins développé et coûteux, du fait des honoraires médicaux et des frais pharmaceutiques à avancer.
Les études qualitatives qui portent sur les parcours de la vie des personnes en grande difficulté montrent l'interaction entre les processus de fragilisation sociale (désintégration sociale) et de dégradation de la santé ; les difficultés d'insertion à l'école, dans l'emploi, face au logement convergent avec des troubles psycho-relationnels et les ruptures familiales. Telles sont les constantes repérées dans la reconstitution des histoires de la vie de ces personnes.
Pourtant l'allongement de l'espérance de vie, la qualité de la vie, l'évolution des profils de morbidité (des maladies) et des causes de décès sont au crédit des grands progrès réalisés ces dernières années.

Lien entre précarité et maladies

Les individus pauvres sont souvent exposés à la pollution, aux mauvaises conditions de logement, au bruit, à la promiscuité, aux inquiétudes permanentes. Il en découle, au fil du temps, une usure pour « le corps et l'esprit » (OMS, 1993). Le cumul de ces différents facteurs de risque constitue, de ce fait, des symptômes qui agissent de façon convergente chez ces personnes devenues fragiles. Il convient d'ajouter aux mauvaises conditions de vie des problèmes de malnutrition, d'hygiène, d'insécurité liée à la violence, de dégradation de l'image de soi (image corporelle), de l'estime de soi, du regard des autres (social), sans parler des rapports au système sanitaire et social que certains semblent ignorer.

Il y a donc un lien entre la misère, le manque de logement et le mauvais état de santé, confirmé par des affections dermatologiques, des troubles dentaires, visuels et auditifs, l'alcoolisme, la toxicomanie, la recrudescence de la tuberculose, des troubles psychiques tels que dépression, tentative de suicide, etc., des troubles du sommeil, une surconsommation de tranquillisants et autres, rendant plus difficile encore l'insertion ou la réinsertion sociale.

L'accès aux soins

L'hôpital public est devenu un lieu de recours aux soins pour les plus démunis. La loi du 31 juillet 1991 portant réforme hospitalière rappelle, dans ses missions, l'obligation d'accueil et d'admission s'il y a urgence et dans tous les cas l'accès aux soins si l'état de la personne le justifie. Dans la réalité pratique de l'exclusion et de la précarité, cet accès n'est pas aussi évident devant les démarches administratives à effectuer. Ce recours à la médecine hospitalière est toujours l'aboutissement d'un état de santé aggravé, faute d'avoir consulté plus tôt.

L'adaptation progressive du système hospitalier public s'est développée avec des consultations ouvertes à tous; l'exemple le plus connu de l'Assistance publique-Hôpitaux de Paris est la « consultation Baudelaire » à la polyclinique de l'hôpital Saint-Antoine à Paris. Il s'agit d'un dispositif permettant une consultation médicale externe, la délivrance de médicaments, l'entretien social avec un agent administratif pour faire un bilan de la situation administrative du patient, l'accès aux droits sociaux en termes de couverture par l'assurance maladie, l'obtention de l'aide médicale, la demande de la carte nationale d'identité, etc. : un ensemble de démarches administratives qui participent à la réinsertion.

Le Conseil général, le département, le Centre communal d'action sociale (CCAS), la Sécurité sociale, éventuellement des associations sont implantés à l'hôpital dans le cadre des conventions entre les préfets et les hôpitaux. C'est la circulaire du 21 mars 1995 qui a permis ce dispositif et plusieurs centaines de conventions ont été signées depuis. Le rapport Lebas (médecin responsable de la consultation Baudelaire) a démontré que les antennes d'accueil ont permis à 30 % des malades soignés de retrouver une protection sociale dès la première consultation et que 40 à 60 % des patients récupèrent leurs droits grâce au suivi social. La création de réseaux de santé dont l'hôpital est un élément central devrait permettre d'obtenir un recul significatif de ce fléau.

L'hôpital public a historiquement une mission d'accueil et de soins aux plus démunis. Les soignants et travailleurs sociaux sensibilisés et formés ont un rôle primordial à jouer. Dans cette lutte contre les exclusions, il ne faut pas négliger le rôle indispensable des associations humanitaires qui parent aux carences du système de soins avec la création de dispensaires par Médecins sans frontières (MSF), Médecins du monde (MDM), le Secours populaire français (SPF), le Secours catholique, REMEDE, COMEDE, RESO, FNARS, les Samu sociaux, etc.

Le rapport du 20 février 1998 du Haut Comité de la Santé Publique destiné au ministre de l'Emploi et au secrétaire d'État à la Santé stipulait que dans notre société, la « pénurie de soins affecte une partie importante de la population, tant ses effets sont visibles dans la vie quotidienne des Français ». Son ampleur aujourd'hui est telle qu'elle touche aussi les couches sociales qui bénéficiaient, il y a quelques temps encore, d'une relative stabilité de revenu et d'emploi. Ce sont des situations de fragilisation économique, sociale et familiale découlant d'une série d'événements et d'expériences qui, quelle que soit la catégorie sociale, caractérisent la précarité.

Les phénomènes de précarisation caractérisés par l'absence d'une ou plusieurs sécurités sont devenus plus massifs. Ils représentent, selon les données statistiques, 20 à 25 % de la population française totale, soient 12 à 15 millions de personnes. Le Haut Comité de la Santé Publique estime que ces inégalités sociales menacent notre société dans sa cohésion sociale.

L'état de santé de l'individu adulte découle de conditions favorables à son développement dès sa conception et tout au long de l'enfance et l'adolescence. Si ces conditions sont défavorables (peu ou pas de soins des parents, défaillance des dispositifs sociaux et du système scolaire), elles peuvent conduire à une situation de vulnérabilité et compromettre ainsi la santé ultérieure de la personne.

Des comportements à risque et des conduites de consommation ou surconsommation (tabac, alcool, drogues...) deviennent des facteurs péjoratifs au maintien d'un bon état de santé. Ce sont les dégradations de la qualité de la vie dans les zones péri-urbaines, la précarisation de l'emploi et d'autres qui

vont entraîner un environnement au quotidien défavorable à l'épanouissement de la santé, une mauvaise image de soi, un sentiment de dévalorisation, d'inutilité et parfois de honte qui peuvent générer une souffrance psychique, voire créer des maladies organiques telles que maladies cardiovasculaires ou cancers.
Le rapport évoque l'amélioration générale de la santé de la population avec une espérance de vie sans cesse croissante, malgré des inégalités sociales qui peuvent la remettre en cause par dégradation de la santé des couches sociales les plus défavorisées. Le problème de la santé des jeunes doit devenir un axe majeur de santé publique.

Mesures favorisant l'accès aux soins

La législation française permet une couverture sociale satisfaisante. En effet, la généralisation progressive de l'assurance maladie ainsi que la création de l'assurance personnelle en 1978 a permis l'accès à l'assurance maladie du régime général de l'ensemble des personnes dépourvues d'activité professionnelle et ne disposant d'aucun revenu, ainsi que de l'ensemble des personnes ayant une activité professionnelle insuffisante pour l'ouverture des droits subordonnés au versement d'une cotisation.
La loi CMU, depuis juillet 1999 (loi n° 99-641 du 27 juillet 1999), permet de bénéficier de la couverture maladie, donc de lutter contre les exclusions, constituant ainsi un progrès social considérable.

INSERTION-INTÉGRATION

Mesures de réinsertion à caractère curatif

Il faut tenir compte des groupes sociaux défavorisés, du faible niveau d'éducation, du lieu d'habitation, du pays d'origine, du statut socio-économique et de l'engagement plus ou moins prononcé dans la voie de la précarisation. On doit proposer des solutions les plus proches des besoins, en tenant compte de chacun, de chaque souffrance, puisque la précarisation résulte de l'interaction entre la réalité objective et le vécu intime, subjectif de l'individu. Le dispositif doit être décentralisé et transversal, précise le Haut Comité de la Santé Publique, en favorisant l'accès à la protection sociale par la création de cellules d'alerte « pauvreté/précarité » décentralisées :

- améliorer l'accès aux soins par la généralisation du tiers payant, la prise en charge de tout ou partie du ticket modérateur en dessous d'un niveau minimum de revenu ;

- instauration de la Couverture Maladie Universelle (CMU) (loi n° 99-641 du 27 juillet 1999) proposant une assurance maladie de base pour les personnes qui ne répondent pas aux critères d'ouverture des droits à la Sécurité sociale et une couverture complémentaire santé pour les personnes dont les revenus sont les plus faibles. La CMU offre le rattachement au régime général d'assurance maladie pour l'individu ne bénéficiant pas de prestations en nature d'un régime d'assurance maladie et de maternité, à titre personnel ou en qualité d'ayant droit (enfant, conjoint, concubin, partenaire lié au Pacs). Les personnes n'ayant pas de résidence régulière en France peuvent prétendre à l'Aide médicale État. Dans le cas des personnes SDF, elles doivent se faire domicilier auprès d'un organisme agréé ou d'un centre communal ou intercommunal d'action sociale ;
- renforcer le rôle pivot du médecin généraliste au sein, par exemple, de réseaux et filières de soins et en renforçant les plans départementaux d'accès aux soins ;
- protéger l'enfance des conséquences des inégalités sociales dans le cadre d'un dispositif global de suivi social et sanitaire allant de la grossesse jusqu'à l'âge de 12 ans ;
- prévenir la souffrance psychique de l'adolescent en créant des lieux d'écoute et de transition par des intervenants sociaux afin d'éviter ou de limiter les conduites addictives, les prises de risque et la violence ;
- renforcer les mesures protégeant les personnes qui quittent la vie active en situation précaire et les personnes âgées dépendantes.

Mesures d'intégration et de cohésion sociale à caractère préventif

Il s'agit de renforcer la cohésion sociale en favorisant l'intégration de l'ensemble des habitants du pays. Ces mesures doivent renforcer les sécurités fondamentales et empêcher les groupes les plus fragilisés de glisser vers la précarité. Les mesures prioritaires préconisées par le Haut Comité de la Santé Publique pour lutter contre la précarité sont :

- combattre la montée du chômage et la détérioration des conditions de travail et de la santé au travail ;
- rétablir la fonction d'intégration de l'Éducation nationale par une politique de lutte contre l'illettrisme et la protection de la vie scolaire des enfants et adolescents, par l'éducation sanitaire ;
- faire évoluer le système de protection sociale par la simplification et l'universalisation des droits sociaux. Cela passera par l'allocation universelle de revenu, le droit au logement décent, le concept de « panier minimum » de prestations sociales et sanitaires.

L'application de ces mesures découlera de la prise en compte de l'ampleur du problème par les acteurs du secteur sanitaire et social, mais aussi par toute l'opinion publique afin de mieux appréhender les mutations de notre société.

LE PROBLÈME DES ENFANTS

Selon un rapport de février 2004 du Conseil de l'emploi, des revenus et de la cohésion sociale (CERC), il y aurait un million d'enfants de moins de 18 ans pauvres, soit 7,8 % de cette tranche d'âge. Chiffre probablement sous-évalué, puisque ne sont pas pris en compte les populations des DOM-TOM, les sans-abri, les personnes logées en collectivité ou dans des abris de fortune.
Le CERC décrit les conditions de vie de familles vivant en dessous du seuil de pauvreté (environ 550 euros par mois). Ces enfants sont pour beaucoup en échec scolaire, ils sont nombreux à quitter le système éducatif vers l'âge de 16 ans. « Ces sorties précoces se font le plus souvent sans diplôme, ce qui augmente le risque de pauvreté future. » Ils ont des problèmes de santé tels que l'obésité, des maux dentaires (le recours aux dentistes est nettement inférieur chez eux que chez les enfants des ménages non pauvres). Leur habitat est souvent dégradé voire insalubre. En effet, le logement d'un enfant pauvre sur deux présenterait de l'humidité, des problèmes de chauffage et un mauvais état général. Un quart de ces familles pauvres vivent dans un logement bruyant et surpeuplé. Les familles sont fréquemment monoparentales et les ménages comprennent souvent au moins 4 enfants.
Le CERC recommande un « programme national de lutte contre la pauvreté des enfants » :

- il faut d'abord ***favoriser l'accès à l'emploi des parents***, en offrant un système de garde d'enfants accessible à l'ensemble des ménages. Le CERC demande la création d'un « réel service public local couvrant la petite enfance dès les premières années de la scolarité ». L'allocation de parent isolé doit être assortie d'un dispositif d'aide au retour à l'emploi (formation, accompagnement) ;
- ***améliorer la redistributivité des revenus de transfert***, en augmentant les prestations attachées (allocation familiale) dès la présence d'un premier enfant, afin de réduire « le risque de pauvreté » dans ces familles ;
- ***lutter contre l'échec scolaire***, en « concentrant un effort très intensif et très précoce, dès le CP, sur les élèves en difficulté » ;
- ***soutenir les familles immigrées*** : « la lutte contre le risque d'échec scolaire des enfants doit être coordonnée avec les politiques d'aide à l'intégration

des parents». Il faut combattre les discriminations dans le monde du travail, afin de montrer aux jeunes issus de cette immigration que «leur réussite scolaire pourra améliorer leur avenir».

SUJET TYPE

Personnes démunies et accès aux soins (extrait)
De nos jours, 10 millions de Français (17% de la population) vivent avec moins de 700 euros de ressources par mois.
La moitié à peine bénéficie de la couverture maladie universelle (CMU), l'autre est juste au-dessus du seuil CMU (566 euros par mois) et n'a pas les moyens de s'acquitter d'une couverture supplémentaire de type mutuelle.
La réforme de l'aide médicale État (AME), destinée aux étrangers en situation irrégulière, prévoit la fin de l'accès immédiat à l'AME et de l'accès gratuit aux soins. Cette mesure adoptée par les parlementaires en janvier 2004 renforce les inégalités sociales pourtant quelques ONG, par exemple Médecins Du Monde, se sont mobilisées pour combattre cette mesure contraire à une politique de santé publique en prise directe avec la réalité sociale.
La coordination d'accueil des familles demandeuses d'asile à Paris (CAFDA) permet l'accès à une consultation d'accueil et d'orientation. Ces familles étrangères en ont bien besoin, car elles ont de nombreux enfants, des femmes enceintes de plusieurs mois et qui n'ont jamais eu de suivi médical, alors pour ce groupe d'individus, l'aide s'impose toujours dans un contexte d'urgence.
C'est pourquoi les permanences d'accès aux soins de santé (PASS), les centres médico-sociaux (CMS), le dispensaire de la Croix Rouge, le dipensaire de Médecins du Monde (MDM) peuvent venir en aide médicalement à ces personnes, surtout aux enfants, qui composent environ 50% de cette population.

Journal «Médecins du Monde» (MDM), avril 2004

▲ ***Que pensez-vous de cette situation sociale qui laisse de plus en plus de personnes en grande difficulté, voire en marge de la société?***

Propositions de réponse

- La loi du 29 juillet 1998 relative à la lutte contre les exclusions, la loi CMU, sont un réel progrès social. Malheureusement, les inégalités ne cessent de s'accroître, les exclus sont de plus en plus des familles monoparentales, des personnes en fin de vie, des jeunes en errance.

- Les personnes en précarité pâtissent des mauvaises conditions d'hygiène, d'alimentation, de logement, etc.
- L'urbanisation renforce cette précarité : sans-abri, nombreux logements anciens provoquant le saturnisme (contamination au plomb), en particulier chez les enfants.
- La solitude dans les villes et aussi à la campagne est un facteur de risque supplémentaire d'exclusion. L'évolution du chomage qui touche près de 10 % de la population renforce cette inégalité sociale et conduit de plus en plus d'individus à vivre avec les minima sociaux, voire même en dessous.

16 ▸ LES ADDICTIONS. LE DOPAGE DANS LE SPORT

LA TOXICOMANIE

Définition

Selon l'OMS (Organisation Mondiale de la Santé), la toxicomanie est définie comme ***l'absorption volontaire, abusive, périodique ou chronique, nuisible à l'individu et à la société, d'une drogue (naturelle ou synthétique)***.
Cette absorption entraîne un état de dépendance physique et psychique qui peut conduire à des accidents de sevrage. Le toxicomane est un malade qui présente des problèmes de santé consécutifs à la prise régulière de drogue.

Les différents produits

La classification des drogues

On distingue trois familles de substances addictives : les dépresseurs, les stimulants, les perturbateurs ou hallucinogènes. Toutes ces substances modifient l'activité cérébrale et influent sur le niveau de vigilance, l'humeur, etc.

Produits licites
Les classifications ont intégré les produits licites : ***alcool, tabac, médicaments susceptibles d'entraîner des phénomènes de dépendance***.

Produits illicites
Les opiacés (morphine, héroïne, codéine, etc.) sont des antalgiques obtenus à partir de l'opium.
L'héroïne est un opiacé dérivé de la morphine. Elle est présentée sous forme de poudre blanche, beige ou brune provenant des Pays-Bas, de Belgique, de Turquie, de Thaïlande. Sa composition est de 2 à 8 % de principe actif, le reste est constitué de talc, lactose, bicarbonate, plâtre, etc. Le mode d'administration le plus fréquent est l'injection intraveineuse provoquant un état de somnolence, d'apathie, une sensation de bien-être et de calme pour

une durée d'environ trois heures. La dépendance physique et psychique est grande ; les surdosages par intraveineuses ou « overdoses » provoquent des accidents et des décès par coma et/ou inhibition des centres respiratoires. Un toxicomane peut s'injecter deux grammes, alors que la dose létale est de deux cents milligrammes. La toxicomanie à l'héroïne est dévastatrice et a contribué à l'épidémie du SIDA par le biais du partage de seringues contaminées.

La cocaïne est un stimulant extrait de la famille de coca. La cocaïne, principalement sniffée, est un excitant.

Le crack est un mélange de cocaïne et de bicarbonate de soude, présenté sous forme de « caillou » blanchâtre. Il se fume à la pipe et entraîne une dépendance physique et psychique avec une forte tolérance au produit. Ce produit dangereux provoque un sentiment de toute-puissance, un comportement violent, une augmentation du désir sexuel, des hallucinations et des pulsions suicidaires. L'utilisation de cette drogue est souvent associée avec des produits de substitution à l'héroïne.

Les amphétaminiques (ecstasy) ont des effets stimulants physiques et psychiques.

Les hallucinogènes (LSD, mescaline, peyotl) entraînent peu de phénomènes de dépendance.

L'ecstasy (méthylène-dioxyméthamphétamine) a un effet désinhibiteur. Souvent présenté sous forme d'un médicament, ce produit hallucinogène à des effets proches du LSD agissant au bout de deux heures. Les conséquences sont l'hyperthermie, les vomissements, la déshydratation, et à plus long terme dépression, grande fatigue, hypertension ou insuffisance rénale.

Les LSD (diéthylamide de l'acide lysergique), obtenus à partir de l'extrait d'un champignon parasitant le seigle nommé « ergot de seigle », provoquent des hallucinations auditives, tactiles, visuelles… appelées « trip ». Cette drogue, tout comme l'ecstasy, est consommée dans des « raves parties ».

Les poppers sont des produits vasodilatateurs. Ils exacerbent la sexualité, l'exaltation. Ils augmentent les perceptions sensorielles et peuvent provoquer des hallucinations.

Le cannabis est une plante très consommée, présentée sous forme d'herbe, d'huile ou de résine. Il peut être fumé ou mangé. Dénommé « shit », « teuch », « marijuana », « kif », « marie-jeanne », etc., selon les pays, il produit des effets différents selon les doses. Il peut être anxiolytique, euphorisant, excitant.

Le GHB (gamma hydroxybutyrate) est un dépresseur du système nerveux central utilisé en anesthésie. Il est vendu en poudre ou en granulés. Appelé « pilule du viol », ce produit est utilisé pour neutraliser les victimes de viol en provoquant chez elles une amnésie.

La kétamine ou ***K*** est un anesthésique qui a des effets hallucinogènes. Elle est sniffée dans les « raves parties ». Les conséquences sont graves lorsqu'elle est

associée à de l'alcool, pouvant provoquer des vomissements, des pertes de connaissance, des désordres neurologiques et psychiques.
Les dépresseurs de l'attention (barbituriques, anesthésiques, benzodiazépines) ont également des effets différents selon les doses : anxiolytiques, hypnotiques.
Certains solvants comme le toluène, le trichloréthylène, l'éther, ont des effets proches de ceux de l'alcool lorsqu'ils sont « sniffés ».

Le dernier rapport

Le rapport du Professeur Rocques (INSERM-CNRS) de juin 1996 propose une nouvelle classification des drogues, qu'elles soient licites (comme le tabac et l'alcool) ou illicites. Les substances peuvent être classées « hédoniques susceptibles d'entraîner des effets plus ou moins accentués de dépendance psychique » en trois groupes en fonction de leur dangerosité :
- le premier groupe concerne les substances opiacées (telles que l'héroïne), la cocaïne et l'alcool ;
- le second groupe concerne les psychostimulants tels que les hallucinogènes, le tabac et les benzodiazépines (anxiolytiques et hypnotiques) ;
- le troisième groupe concerne le cannabis.

Compte tenu des nouvelles connaissances scientifiques, les experts du rapport Rocques précisent que « les progrès récents de la connaissance du fonctionnement du système nerveux central (...) ont permis d'éclaircir certaines questions posées par la consommation de substances psychoactives capables d'engendrer des conduites caractérisées par une utilisation répétée de quantités importantes d'une ou plusieurs de ces substances, et susceptibles, pour certaines, de générer des phénomènes de dépendance (addiction) ». Ces substances sont l'héroïne (opiacé) et la cocaïne, l'amphétamine, l'alcool, le tabac, le cannabis, les benzodiazépines (psychostimulants).
Rappelons que les opiacés et les benzodiazépines sont utilisés en thérapeutique sous forme de médicaments. Au contraire, il n'est pas prouvé d'effet thérapeutique avec la nicotine, la cocaïne ou le cannabis.
Le rapport rappelle que les phénomènes d'addiction peuvent conduire à des actes portant atteinte à autrui (trafics, vols, accidents, etc.), d'où les deux catégories :
- les drogues dures (illicites) ;
- les drogues licites considérées moins dangereuses.

Les auteurs du rapport notent que la consommation de cannabis (illicite) n'a fait qu'augmenter chez les adolescents et jeunes adultes.
À propos de l'ecstasy, le rapport Rocques stipule que cette drogue de synthèse est en usage croissant dans de nombreux pays industrialisés. Il existerait une toxicité potentielle de cette substance, en particulier le syndrome

mortel d'hyperthermie observé lors de « raves parties » où d'autres facteurs comme l'activité physique intense, la déshydratation, la consommation associée d'alcool, de cannabis ou cocaïne, de médicaments, peuvent potentialiser la toxicité de l'ecstasy. Pour les spécialistes du rapport, « les troubles anxieux se manifestent, le plus souvent, sous forme d'une crise aiguë d'angoisse, survenant peu de temps après la prise de cette substance et pouvant revêtir l'aspect d'une véritable attaque de panique avec son cortège de manifestations psychiques et somatiques ». Il y aurait également des réactions dépressives. Le produit est une drogue principalement consommée par des jeunes adultes bien intégrés socialement.
Pour conclure sur l'objet de ce rapport, les auteurs élaborent un tableau comparatif de la dangerosité de la consommation des drogues « hédoniques ». Aucune de ces substances n'est complètement dépourvue de danger. Toutes sont hédoniques, y compris le tabac, mais à un degré moindre, toutes activent le système dopaminergique, toutes sont susceptibles d'entraîner des effets plus ou moins accentués de dépendance psychique.

La consommation

30,6 % des 15-64 ans déclarent avoir consommé du cannabis au cours de leur vie, soit +23 % par rapport à 2000. Cette augmentation de l'expérimentation au cours de la vie ne concerne pas les 15-25 ans. On dénombre plus de consommateurs réguliers : 1,7 % en 2000 contre 2,8 % en 2005 (consommateurs réguliers). L'expérimentation des autres drogues est plus rare, elle concerne moins de 4 % des 15-64 ans pour le poppers qui est le produit le plus expérimenté après le cannabis. La consommation des autres drogues illicites ne dépassent pas 1 % pour chacune d'entre elles.
L'estimation des héroïnomanes est d'environ 160 000, pour une consommation régulière et prolongée sur une durée moyenne de toxicomanie de 8 ans.
Le cannabis demeure le produit le plus consommé (on estime que près de 5 millions de personnes en ont consommé une fois dans leur vie), mais la consommation d'ecstasy dans le cadre de « raves parties » ou en boîte de nuit, pour une population de jeunes bien insérés, augmente.
La prise de drogues n'a cessé de croître. Cette augmentation s'explique en partie par la banalisation et une meilleure déclaration de l'usage de drogue. Les hommes sont plus consommateurs que les femmes. Depuis 20 ans, la consommation de drogues chez les adolescents est montrée par diverses enquêtes ; les jeunes de 11-19 ans scolarisés sont de plus en plus nombreux à expérimenter une drogue illicite. Le haschich est la drogue la plus expérimentée, la cocaïne et l'héroïne sont très peu consommées. Les adolescents les

plus exposés au risque de la prise de drogues sont ceux qui expriment une grande insatisfaction. Le tabagisme, l'alcoolisation, le malaise psychologique, l'absentéisme scolaire et la violence subie ou exprimée sont des indicateurs de risque souvent associés à la consommation répétée de drogue.
Les toxicomanes ayant recours au système sanitaire et social et les interpellations pour usage illicite de stupéfiants sont considérés comme des indicateurs de l'importance du phénomène toxicomane en France. L'indicateur en corrélation avec l'activité des services de police, de gendarmerie et de douane, plus précisément regroupé par l'activité de l'OCRTIS (Office Central de la Répression du Trafic Illicite de Stupéfiants) est la demande de soins.

L'aspect sanitaire et social

Les aspects socio-démographiques

Les toxicomanes sont essentiellement des hommes, dont 90 % sont concernés par le système judiciaire et 75 % par le secteur sanitaire et social.
La majorité des consommateurs se situe dans la tranche d'âge comprise entre 20 et 35 ans. Le manque d'insertion professionnelle touche plus de 70 % des toxicomanes. Parmi ceux-ci, 57 % sont des chômeurs, les autres ont un emploi précaire avec des contrats à durée déterminée.
La situation sociale de beaucoup de toxicomanes avec les problèmes de logement, d'insertion, de revenu, est en lien avec les états de pauvreté dans la société.

Les conséquences de la toxicomanie sur la santé

Ce sont les pathologies infectieuses, en particulier l'infection par le VIH et le virus de l'hépatite C, qui sont les plus flagrantes. Les taux de séropositivité sont en diminution depuis 1991, la proportion de sujets contaminés se situe entre 12 et 20 %, surtout chez des toxicomanes à l'héroïne usant de la voie intraveineuse. Plus d'un quart des cas de SIDA sont liés à la toxicomanie. C'est à partir de 1996 que l'on observe une baisse due à la diffusion des traitements anti-rétroviraux chez les sujets séropositifs, retardant l'entrée dans le SIDA.
L'autre cause de mortalité chez les toxicomanes est la « surdose » ou « overdose », recensée par la police.
Après le SIDA, une surmortalité dans la classe d'âge 15-34 ans est liée aux homicides et autres morts violentes (suicides) imputables aux comportements à risque.
Les troubles psychiatriques sont fréquents et divers avec des dépressions graves ou des délires pouvant conduire au suicide ou aux accidents. Les hépatites B sont, elles aussi, lourdes de conséquences et représentent 50 à 60 % des cas de contamination.

Qui devient toxicomane ?

Ce sont les sujets dont la personnalité présente une prédisposition psychologique telle que la fragilité, les attitudes impulsives et parfois des troubles psychiatriques. La prise de drogue peut devenir un acte de contestation envers les adultes ou un moyen d'intégration pour certains individus. L'influence du contexte familial perturbé par l'absence du père ou l'alcoolisme de celui-ci, une mère dépressive ou surprotectrice, trop de laxisme ou de coercition jouent également un rôle, de même que l'influence du milieu comme le désœuvrement, le chômage, les actes de délinquance (vol, agression,…), la prison. Toutes ces considérations constituent des facteurs de risque pouvant conduire un sujet vers la toxicomanie.

La prévention

La législation

Il s'agit de faire appliquer la législation décidée par les pouvoirs publics. La loi du 31 décembre 1970 régit la lutte contre les toxicomanies et édicte les mesures sanitaires de lutte contre la toxicomanie, la répression du trafic, l'usage illicite de substances vénéneuses. La loi prévoit le placement de la personne usant de façon illicite de stupéfiants sous la surveillance de l'autorité sanitaire (DDASS) qui décidera de la nécessité ou non de la cure de désintoxication.

Le toxicomane est pris en charge gratuitement pour les soins et bénéficie de l'anonymat : c'est l'injonction thérapeutique, c'est-à-dire l'obligation de se soigner sous peine d'emprisonnement s'il y a refus par le patient.

D'autres mesures préconisées depuis cette loi s'inscrivent dans la politique de réduction des risques :

- interdiction de vente du trichloréthylène aux mineurs (arrêté du 4 mai 1984) ;
- interdiction de délivrance d'éther sans ordonnance (arrêté du 26 juin 1984) ;
- interdiction d'utiliser des colles et solvants à l'école (décision du 5 janvier 1984 de l'Éducation nationale) ;
- vente libre de seringues et aiguilles à usage unique (décret du 13 mai 1987) afin de réduire la transmission du VIH ;
- répression plus grande pour ceux qui incitent à consommer de la drogue (loi du 15 janvier 1986) ;
- possibilités pour la police judiciaire et les douanes d'infiltrer les réseaux et filières.

La lutte française dépend du Comité Interministériel de Lutte contre la Toxicomanie (CILT) et de la Délégation Générale à la Lutte contre la Drogue et la Toxicomanie (DGLDT) (décret du 6 décembre 1989).

Il existe une information pour le public : par exemple le centre Didro, le centre Marmottan, Drogue info-service (n° vert 24 h/24 h : 08 00 23 13 13).

Les actions

Créée en 1992, l'association d'Auto-Support des Usagers de Drogues (ASUD) bénéficie de l'aide de la Direction générale de la santé et de Sidaction. Cette association incite à l'utilisation des traitements de substitution et diffuse une information relative aux risques liés à la prise de drogue. Elle considère le toxicomane comme une « personne responsable ».

Depuis 1993, se sont ouverts des lieux d'accueils appelés souvent « boutiques » (au nombre d'une trentaine) ou dispensaires de vie et des centres médico-sociaux pour interrompre l'intoxication. Les boutiques participent à la politique préventive de réduction des risques chez les usagers de drogues en distribuant des outils de préventions tels que trousses ou Stéribox® (programme d'échange de seringues).

Trois centres d'hébergement d'urgence se sont également ouverts pour toxicomanes en situation de grande précarité : les « sleep-in ». Depuis 1994, le premier centre d'hébergement reçoit 30 usagers de drogue chaque soir. Une équipe pluridisciplinaire composée d'un médecin, d'une infirmière et d'une assistante médico-sociale assure la permanence et offre des soins aux toxicomanes.

Il existe aussi des « ateliers d'insertion » qui ont pour mission l'aide à l'insertion socio-professionnelle par des remises à niveau, une aide à la recherche d'emploi et une formation.

Expérimentalement, ont été créés des « quartiers intermédiaires sortants » dans quelques établissements pénitentiaires pour hommes et femmes. Le travail effectué consiste, durant le mois précédant la sortie de prison, en une prise en charge globale permettant de récupérer les éléments essentiels d'une citoyenneté retrouvée. Les détenus sont aidés pour se réinsérer et éviter leur retour en prison.

Les « raves parties »

C'est un problème de société, on peut difficilement interdire un regroupement de dix mille personnes sans interventions lourdes et leurs conséquences. À l'heure actuelle il vaut mieux l'autoriser pour mieux le contrôler, et surtout impliquer les organisateurs pour les rendre responsables.

Au niveau européen

Rappelons que depuis 1971, il existe le Groupe Pompidou, l'Observatoire Européen des Drogues et des Toxicomanies (OEDT). Le groupe sert de forum pour la coopération inter-gouvernementale au sein du Conseil de l'Europe :

les activités portent sur l'échange d'informations et de formations dans les domaines de l'épidémiologie, de la réduction de la demande de drogue, du trafic et de la répression.

Depuis 1982 et 1983, le Groupe Pompidou a pour objectifs à travers l'étude Multi-Villes :

- l'amélioration de la qualité ;
- l'utilité et la comparabilité des indicateurs de l'usage de drogue ;
- le développement d'un réseau des principales villes européennes pour comprendre les tendances de l'usage de drogue.

Le programme d'actions communautaires orienté sur la promotion de la santé est doté d'un budget de 27 millions d'euros. Il inclut l'organisation de la semaine européenne de lutte contre la toxicomanie. Les priorités de ce programme portent sur les différents niveaux de prévention et la réinsertion. Les thèmes abordés sont :

- les jeunes ;
- les drogues de synthèse et la polytoxicomanie ;
- la prévention de la rechute ;
- la prise en compte des populations particulièrement vulnérables (usagers de drogues faisant l'objet de mesures pénales, populations migrantes).

JEUX VIDÉOS, INTERNET : DE NOUVELLES FORMES DE DÉPENDANCE

On savait déjà que les jeux vidéos et les écrans d'ordinateur pouvaient avoir des conséquences pour les personnes épileptiques. On découvre aujourd'hui des phénomènes de dépendance aux jeux et à la pratique d'Internet.

Le progrès des technologies dans le domaine des jeux vidéos offre aujourd'hui des plongées dans des univers virtuels de plus en plus perfectionnés. Certaines personnes s'enferment littéralement dans des jeux en réseau (on joue avec d'autres joueurs généralement à distance) sur la toile (Internet). Des jeux qui n'ont quasiment pas de fin : on construit par exemple des empires, des domaines, des armées. Plus on joue, plus on gagne de pouvoirs. Pour certaines personnalités, ces conquêtes virtuelles représentent une forme de réalisation sociale, mais qui reste elle aussi parfaitement virtuelle. Il s'opère un véritable décalage avec la réalité quotidienne. On joue sur de longues périodes, plus de 24 heures, la nuit, des week-ends entiers, dès qu'on rentre de l'école ou du travail. Le fait de jouer en réseau avec d'autres personnes donne le sentiment de communiquer, mais on constate en fait un véritable isolement des joueurs devant l'écran. Certains élèves se retrouvent en échec scolaire car ils concentrent toute leur énergie sur le jeu. Les parents,

déconnectés parfois des nouvelles réalités technologiques, ne s'en alarment pas, pensant que leurs enfants seront de grands informaticiens. Un leurre, car les jeux ne préparent aucunement à l'apprentissage du savoir informatique, ils familiarisent principalement à l'outil mais ils ne forment pas de nouveaux génies informatiques.
De même, les sites de conversation communément appelés « cha't » attirent des internautes qui n'hésitent pas à rester des heures en communication virtuelle.
Dans des cas graves, certaines personnes se sont rendues compte qu'elles devenaient dépendantes psychologiquement. Les centres de toxicomanie qui ont vu affluer des demandes d'informations ont d'abord pris le phénomène à la légère, avant de réaliser que certaines situations devenaient particulièrement dangereuses pour des individus qui se désocialisaient complètement et perdaient pied avec la réalité, des symptômes très proches de ceux rencontrés dans des formes de toxicomanie plus « traditionnelles ». Les études dans ce domaine sont encore peu nombreuses faute de recul.

SPORT ET DOPAGE

Le sportif de haut niveau a des échéances avec l'obligation de performances, or il ne peut être au maximum tout le temps. La tentation de prendre un stimulant est forte et même encouragée par le milieu pour atteindre la gloire. Les institutions font beaucoup d'efforts pour l'information et la prévention auprès des sportifs à tous les niveaux, mais le désir de réaliser un exploit est primordial dans l'esprit de l'athlète. Sur le plan de la répression, l'effort se porte sur les trafiquants, car le sportif ne peut être sanctionné que par sa fédération et non pénalement.
Procès, enquêtes, scandales, décès prématurés, aveux d'anciens champions, le sport depuis quelques années est dans la tourmente. Le dopage est devenu une triste réalité du sport et les victimes sont de plus en plus nombreuses : cyclistes, footballeurs, tennismen… Cela est d'autant plus choquant que le sport est porteur de valeurs qui ne sont pas compatibles avec le dopage. « Se doper, c'est tricher. » Le sport incarne l'effort, la volonté, l'esprit d'équipe, le respect de l'adversaire, la santé, l'équilibre. Il est érigé comme modèle pour les jeunes au point de servir d'outil d'intégration, il est un symbole du rapprochement des peuples (les jeux olympiques, le mondial de football par exemple). Lorsqu'un sportif se dope, il s'éloigne de ces valeurs fondamentales. De plus, les conséquences physiologiques sont dramatiques : arrêts cardiaques, handicaps, troubles hormonaux, cancers…

Pourquoi se doper ?

L'usage d'hormones de croissance, d'anabolisants, d'EPO (érythropoïétine), permet d'augmenter la masse musculaire et favorise une meilleure oxygénation, indispensable durant l'effort. L'idée est bien sûr d'augmenter et d'améliorer les performances. Le sport s'est fortement développé et médiatisé. Sponsors, chaînes de télévision, presse sont à l'affût des records et des nouveaux héros. Pour exister, un sportif doit faire de nombreuses compétitions au risque de s'épuiser. Mais il doit aussi faire partie des meilleurs. Les enjeux financiers entraînent des dérives incontestables. Si l'un se dope, l'autre est contraint de le faire aussi s'il veut exister.
On sait aujourd'hui que l'on se dope dès l'entrée dans le circuit professionnel. Les jeunes sportifs sont souvent dans l'obligation d'accepter les méthodes des équipes qu'ils intègrent au risque d'en être exclus. Un véritable business est organisé. Les sportifs subissent un système et acceptent de se doper sans prendre vraiment conscience des dangers qu'ils encourent. La lutte contre le dopage est d'autant plus difficile que les enjeux financiers et les salaires des sportifs sont de plus en plus importants. Les spécialistes du dopage développent des stratégies pour dissimuler les produits dopants lors des contrôles de plus en plus nombreux.
L'une des difficultés majeures pour un sportif qui se dope est qu'il connaît des problèmes de dépendance et d'accoutumance aux produits dopants. Privé de ces produits, il est souvent privé de ses résultats.

LA TOXICOMANIE : FLÉAU SOCIAL

Les débats autour de la dépénalisation de certaines drogues comme le cannabis relèvent certainement plus d'une banalisation de ce type de toxicomanie en général que d'une atténuation des dangers auxquels les consommateurs se confrontent. Ils traduisent clairement l'incapacité des sociétés industrielles à faire face à l'extension de l'univers de la drogue. Il faut bien comprendre que l'inclusion du marché des drogues dans l'économie mondiale rend la lutte contre les toxicomanies de plus en plus décalée de certaines réalités. Le marché des drogues constitue en effet :

- une part importante de la production de certains pays du tiers monde, qui à la fois fournit un revenu aux paysans mais aussi alimente les conflits guerriers, la vente de drogue permettant l'achat d'armes. Les principaux producteurs d'armes étant souvent au rang des pays industrialisés, la logique de lutte contre la toxicomanie semble alors malmenée ;

- une probable source de subsistance dans les sociétés industrialisées pour des personnes victimes du chômage ou d'autres formes d'exclusion. Le trafic dans les « cités » ou les quartiers dits difficiles est de notoriété publique. Mais il est trop souvent devenu une alternative à l'absence d'emploi et participe paradoxalement à atténuer les tensions sociales.

De plus, le marché des drogues s'est organisé dans le circuit financier (on parle aujourd'hui de « narcodollars ») et il devient plus difficile encore de lutter contre ce qu'on peut qualifier de fléau au regard des chiffres énoncés précédemment.

Les réflexions autour de la dépénalisation des drogues prouvent l'échec des sociétés occidentales dans leur lutte contre la toxicomanie et ne reposent très souvent que sur la volonté de reconnaissance d'un phénomène de société.

SUJET TYPE

> Simon, toxicomane, aime à dire que si sa vie est actuellement bien difficile, entre galère et prison, entre défonce et manque, il revendique, tout de même, le droit au bonheur. Le bonheur, ce serait pour lui non pas un état d'esprit mais une réalité. Il serait heureux si... S'il n'avait plus besoin de drogues, s'il avait une femme, des enfants, un foyer, un travail. Si j'avais... je serais...
>
> Simon pense qu'il n'a jamais été vraiment heureux. Même petit il était souvent triste, malheureux. Il avait du mal à s'endormir, il était constamment angoissé, il avait peur de mourir.
>
> Simon n'a pas, mais pas du tout, le goût du malheur. Il a pris de la drogue parce qu'il était malheureux, incompris. Quand il est défoncé, quand il y arrive, et c'est de plus en plus rare, il n'est pas heureux, non, mais il oublie qu'il est malheureux, il s'en fiche.
>
> *Sylvie Geismar-Wieviorka, Les toxicomanes. Paris, Le Seuil, 1995.*

▲ ***De cet extrait, quelles informations vous semblent importantes pour expliquer le problème d'un toxicomane ?***

Propositions de réponse

- On peut relever plusieurs éléments importants : problème d'intégration sociale (prison, galère, recherche d'un travail, construction d'un foyer...), quête du bonheur ou lutte contre le malheur, sentiment de souffrance psychique qui semble remonter à l'enfance (angoisse, peur de mourir, difficulté à s'endormir).

- On aborde aussi le problème de l'accoutumance : « quand il est défoncé, (...) c'est de plus en plus rare ».
- Le toxicomane apparaît dans une position de souffrance et de désespoir ; avant d'être un délinquant, il est une victime. Cependant l'évocation de la prison montre qu'il y a une intimité forte avec les problèmes de délinquance.

17 ▸ L'ALCOOLISME

Il s'agit d'un véritable fléau social, aux conséquences sanitaires et socio-économiques importantes en France.

DÉFINITION

L'impossibilité, pour un individu donné, de s'abstenir de boire en permanence caractérise ***l'alcoolisme chronique***. Le besoin irrépressible de boire périodiquement de l'alcool jusqu'à l'ivresse constitue ***l'alcoolisme aigu***.

L'alcoolisme constitue pour le patient l'absence de maîtrise à ne pas consommer de l'alcool. L'alcoolique ne peut pas s'abstenir de boire, il en est dépendant. L'absorption répétée ou constante d'alcool va avoir sur la santé de la personne des conséquences plus ou moins graves à plus ou moins long terme.

Le terme d'« alcoolisme » recouvre donc la conduite d'alcoolisation, situation complexe tant sur le plan psychologique, biologique que social. Les altérations somatiques et psychiques résultent de cette intoxication. Autrefois considéré comme un « dégénéré », l'alcoolique est de nos jours reconnu comme alcoolo-dépendant dans la nomenclature de l'OMS (Organisation Mondiale de la Santé) classant les maladies.

Il existe plusieurs types d'alcoolismes en référence à différentes classifications et en rapport avec des comportements, des raisons différentes. Les plus connus sont repérés chez des individus qui ont une immaturité affective et parfois une déficience psychique pathologique. Chez ces patients, la dépendance est essentiellement psychologique, l'intoxication est irrégulière et anarchique.

Une autre forme possible est l'absorption d'alcool afin de calmer une tension nerveuse, conduisant toujours à l'ébriété. Il existe également chez certains individus une imprégnation continue et une abstention impossible, le syndrome de sevrage (tremblements, agitation, confusion, sueurs, épilepsie, etc.) apparaissant dès l'arrêt de la consommation.

Un autre type d'alcoolisme est plus spécifique aux femmes, dont l'Institut de Recherches Scientifiques sur les Boissons (IREB) estime le nombre à environ 2 millions. Ces femmes consomment plus de trois verres d'alcool par jour, cette prise de boissons quotidienne se fait souvent dans un climat de solitude, de honte et de grande culpabilité. L'anxiété est latente, parfois aussi la dépression ; la prise de tabac ou de médicaments (psychotropes ou tranquillisants) est souvent associée. Un million et demi de ces femmes boivent plus de neuf verres par jour, alors que les hommes alcoolo-dépendants en consomment plus de seize.
C'est le pouvoir psychotrope de l'alcool que les femmes recherchent le plus souvent malgré des particularités psychologiques, cliniques, biologiques et sociales très différentes qui exposent aux complications somatiques.

CLASSIFICATION DES BOISSONS ALCOOLISÉES

- ***Boissons fermentées***, par exemple le vin, la bière, le cidre.
- ***Boissons distillées***, par exemple l'eau de vie.

Les degrés alcooliques exprimés pour les boissons représentent le volume d'alcool. Par exemple :

- le vin contient de 9 à 15 degrés ;
- la bière contient de 3 à 6 degrés ;
- les apéritifs tels que les boissons anisées contiennent de 40 à 45 degrés ;
- les eaux de vie contiennent de 40 à 65 degrés.

SANTÉ ET ALCOOL

On estime à 2 millions les personnes dépendantes de l'alcool (alcooliques), et à 5 millions celles que leur consommation d'alcool expose à des difficultés d'ordre médical, psychologique et social (buveurs excessifs).

Mortalité

Les estimations approximatives portent sur 45 000 décès (causes directes et indirectes confondues). Il existe des disparités géographiques : l'Ouest et le Nord sont les régions les plus touchées (Bretagne, Nord-Pas-de-Calais, Picardie et Lorraine). Selon le baromètre santé 2000, les causes de surmortalité masculine touchent la tranche d'âge 35-64 ans, avec 18 388 décès contre 4 722 chez les femmes. À tous les âges, la mortalité masculine liée à

l'alcool est 2 à 5 fois supérieure à la mortalité féminine, moyennant un décès sur 7 chez les hommes, contre un sur 33 chez les femmes. Outre les décès directement imputables à l'alcool, il y a de nombreux facteurs associés dans beaucoup de maladies. Il existe une différence entre les catégories socio-professionnelles : ainsi les manœuvres sont 10 fois plus touchés que les cadres supérieurs.
Néanmoins, depuis presque 20 ans, les décès dus aux psychoses alcooliques et cirrhoses ont diminué au rythme de 600 par an. Cette baisse est liée à la diminution de la quantité d'alcool bue chaque année en France. Cette consommation d'alcool pur, par habitant et par an, est passée de 22 litres d'alcool pur en 1970 à 9 litres en 2005. La France demeure malgré tout au premier rang des pays européens.
L'alcoolisme est responsable de 40 % des accidents mortels de la route et 37 % des hospitalisations en psychiatrie. À cela s'ajoutent de nombreux accidents du travail ainsi qu'une surmortalité par suicide, coups et blessures, homicides… Les délits, les problèmes familiaux (rupture, divorce) sont aussi très nombreux.

Les maladies liées à l'alcoolisme

Les principaux troubles portent sur l'appareil digestif (œsophage, pancréas, foie) et le système nerveux central. On compte 11 706 décès par cancers (lèvres, œsophage, pharynx, larynx…), 8 863 par cirrhoses, 2 541 par alcoolo-dépendance.
Les coûts de santé, bien que difficilement évaluables, sont considérables étant donné qu'environ 30 % des hospitalisations en médecine générale ou en psychiatrie sont liées à l'alcool pour les hommes. Le traitement de l'alcoolisme et des pathologies associées ont un côut direct de 10 milliards d'euros. Le coût du dispositif spécialisé (Centre de Cure Ambulatoire en Alcoologie, centres de cure et post-cure) est estimé à 76 milliards d'euros, selon l'INSERM. Le coût de l'hospitalisation pour alcoolisme est évalué à 1 milliard d'euros en 1992 et 1,2 milliard d'euros en 1995 (étude du CREDES, 1997).
Les accidents du travail sont liés à l'alcool dans 20 % des cas. L'absentéisme pour maladie est 2 à 5 fois plus élevé chez l'alcoolique salarié.

Alcool et grossesse

Les enfants nés de mères alcooliques risquent de souffrir de malformations, de prématurité et de retard de croissance. Des campagnes d'information sont mises en œuvre pour sensibiliser le public (« Tout ce que vous buvez durant la grossesse, votre enfant le boit aussi. »).

LES MOYENS DE LUTTE CONTRE L'ALCOOLISME

Mesures législatives

Elles sont souvent d'ordre répressif : la loi de 1873 concerne la répression de l'ivresse publique, la loi du 15 avril 1954 concerne le dépistage et le traitement obligatoire imposés par les autorités judiciaires et les autorités sanitaires pour les alcooliques dangereux pour autrui.

Différentes mesures de santé publique concernant l'alcool comprennent également l'ordonnance du 29 novembre 1960 relative à la lutte contre l'alcoolisme, ainsi que les lois relatives à la sécurité routière prises entre 1970 et 2003. La loi Evin du 10 janvier 1991 réglemente la publicité, directe et indirecte, en faveur des boissons alcoolisées.

Ainsi sont réglementées la fabrication et la vente des boissons, y compris dans les débits de boisson, la conduite sous l'emprise d'un état alcoolique dont le seuil de tolérance est égal à 0,5 g/l de sang. L'alcoolisme de l'auteur d'une infraction peut être pris en compte pour imposer une obligation de soins. L'ivresse publique est réprimée avec plus de rigueur.

Il existe une législation spécifique concernant l'alcool au travail. Il s'agit de lutter contre l'alcoolisme dans les milieux professionnels en évitant l'apport de boissons alcoolisées sur les lieux de travail et en favorisant la mise à disposition pour le personnel de boissons non alcoolisées. En décembre 2001, les autorités sanitaires ont lancé une campagne sur « alcool et travail » afin de sensibiliser les professionnels d'entreprise aux risques de l'alcoolisme. L'objectif est de développer la prévention et de favoriser la prise de conscience.

Mesures d'ordre économique

On peut citer :

- l'interdiction en 1915 de boissons comme l'absinthe ;
- la suppression du privilège des bouilleurs de crus ;
- les primes à l'arrachage de vignes pour diminuer la production de boissons alcoolisées ;
- la limitation de la création des débits de boissons et l'instauration d'un périmètre de protection autour des hôpitaux, écoles et stades ;
- la taxation de l'alcool, l'interdiction de la vente aux mineurs, etc.

La législation en rapport avec la sécurité routière

- La loi du 9 juillet 1970 introduit la notion de taux légal d'alcoolémie, compris entre 0,8 et 1,2 g par litre de sang.

- La loi du 12 juillet 1978 permet le dépistage de l'imprégnation éthylique des conducteurs, même sans délit.
- La loi du 8 décembre 1983 ramène à 0,8 g le taux d'alcoolémie.
- La loi du 29 août 1995 ramène à 0,5 g le taux d'alcoolémie.

Mesures d'éducation sanitaire

Ces mesures doivent être appliquées dès l'école primaire et viser un large public.
Depuis la loi du 30 juillet 1987 la publicité pour les boissons alcoolisées est interdite à la télévision, et dans d'autres secteurs par la loi du 10 janvier 1991. Toutes ces mesures sont applicables au niveau collectif, mais il existe des mesures applicables au niveau individuel qui comprennent la prise en charge des malades alcooliques et le dépistage des buveurs dépendants. Les centres d'hygiène alimentaire et d'alcoologie (CHAA) sont des structures destinées au dépistage et aux soins des buveurs excessifs. Le dépistage repose sur des critères biologiques et cliniques qui permettront au médecin de confirmer son diagnostic médical.
La prise en charge individuelle comprend la cure de sevrage et la post-cure. La cure consiste en l'arrêt total et définitif de la consommation d'alcool, pour cela le patient doit exprimer le souhait authentique de ne plus boire. Cette cure se fait en milieu hospitalier spécialisé. La post-cure, quant à elle, consiste en un suivi psychologique du patient pour éviter les risques de rechutes. Le rôle des associations d'anciens buveurs est essentiel dans le suivi à long terme de l'alcoolique abstinent. Parmi ces associations, on peut citer Vie Libre, les Alcooliques Anonymes, la Croix Bleue, la Croix d'Or, Amitié PTT, etc.

LA DIMENSION SOCIALE DU PROBLÈME DE L'ALCOOLISME EN FRANCE

La lutte contre l'alcoolisme est d'autant plus difficile que l'alcool présente une forte valeur symbolique. L'alcool est présent lors de toutes les festivités et aucune célébration – mariage, bâptème, anniversaire, etc. – ne saurait s'en passer. L'ébriété, même légère, est recherchée parce qu'elle procure de l'allégresse, une forme d'assurance, elle lève l'inhibition. Elle facilite de surcroît l'intégration au groupe.
La consommation d'alcool est fortement banalisée, assimilée comme une pratique quotidienne sinon régulière par un grand nombre de Français, toutes catégories sociales confondues. De ce fait, le pas franchi entre la consomma-

tion modérée et la consommation excessive n'est pas toujours bien identifié et la prise de conscience – si elle a lieu – de l'alcoolo-dépendance s'avère souvent tardive.

Les phénomènes de crise, le chômage, l'exclusion, l'éclatement familial, de plus en plus marqués depuis quelques années génèrent des comportements dépressifs ou d'autres troubles psychologiques qui trouvent une « solution » dans l'alcoolisme. La perte des repères sociaux, la difficulté de vivre favorisent les conduites d'alcoolisation. La lutte n'est alors efficace que si elle est accompagnée de mesures de réinsertion sociale.

Le marché des alcools constitue un secteur économique dynamique. L'alcool est largement diffusé en France mais la réputation des vins et liqueurs français en a fait un produit important d'exportation. Bien que des quotas aient été imposés, le nombre des débits de boisson reste considérable. On peut aussi ajouter les magasins spécialisés et les grandes surfaces qui participent largement à la diffusion des boissons alcoolisées. Les lobbies des alcooliers développent de nombreuses stratégies pour maintenir leur niveau de vente malgré les législations en vigueur. L'arrivée des «premix» dans les années 1990 est un exemple concret de cette inventivité. Le premix est un mélange de soda sucré et d'alcool fort titrant de 5 à 8% en volume d'alcool, vendu sous forme de boîtes métalliques de 25 à 35 cl, avec un packaging souvent attirant pour les jeunes, comme par exemple la canette «whisky-cola». Leur conditionnement fait donc fortement penser à des sodas mais c'est bien de l'alcool qu'ils renferment.

Les médias se sont mobilisés autour des ravages de ces boissons pour la jeunesse et l'augmentation des taxes a stoppé leur vente. Cependant il serait illusoire de penser que la seule raison de santé publique ait suffi à freiner la vente de ces boissons. En effet, les premix introduits principalement par les Anglo-Saxons sur le marché européen constituaient un danger économique pour certains producteurs. On estime qu'environ 10 % de la population française vit plus ou moins directement du commerce de l'alcool. Le poids économique de ce secteur renforce les lobbies viticoles qui ralentissent les initiatives de lutte contre l'alcoolisme.

Le vin reste la boisson alcoolisée la plus consommée de façon quotidienne, avant un alcool fort et la bière. Cependant on observe une baisse de 29 % par rapport à 2000. Là encore les hommes sont plus nombreux à consommer régulièrement.

SUJET TYPE

Les Français et le vin : les raisons du désamour (extrait)

« En 1980, le vin accompagnait le repas d'un Français sur deux. C'était, devant l'eau du robinet, la boisson préférée des Français au repas. Vingt ans plus tard, le vin n'accompagne plus que le repas d'un Français sur quatre. C'est l'eau en bouteille qui a leur préférence au moment du repas », observe une étude de l'Onivins.

Le désamour semble bel et bien consommé entre les Français et le vin. Qu'on s'en réjouisse – comme ne manqueront pas de le faire les ténors de la lutte contre l'alcoolisme – ou qu'on le déplore, à l'instar des viticulteurs, le fait est là. Certes, le Français demeure, juste après l'Italien, celui qui consomme le plus de vin au monde : 58 litres par an en moyenne. Cependant, les habitudes de consommation ont radicalement changé. Selon l'Onivins, la part des « non-consommateurs de vin déclarés » a bondi de 24 % à 3 % entre 1980 et 2000. Soit une perte de trois millions de consommateurs. Ce pourcentage est certes stabilisé depuis 10 ans.

Mais le profil des consommateurs de vin a, lui aussi profondément changé. La part des réguliers (qui reconnaissent boire du vin tous les jours) est tombée entre 1980 et 2000 de 47 % à 24 %. Dans le même temps les consommateurs occasionnels (ceux qui boivent du vin une fois ou deux par semaine) sont passés de 30 % à 40 %.

Pascal Galinier, Le Monde, 28 mai 2004

▲ ***Quelles informations vous paraissent essentielles dans cet extrait au regard des politiques de santé publique ?***

Propositions de réponse

- La consommation d'alcool est un problème de santé publique dans notre société, elle provoque des cancers, des accidents, des actes de violence, des troubles psychiatriques…
- L'article met en évidence une baisse notoire de la consommation de vin en France. Un phénomène d'autant plus remarqué que la place des vins dans la culture française est particulièrement importante (repas, fêtes, convivialité…) rendant jusqu'à présent la lutte contre l'alcoolisme très difficile, et que les lobbies viticoles sont puissants. Il y a là un espoir en termes de santé publique.
- On notera qu'il y a une évolution quantitative mais aussi qualitative : on continue de boire mais on boit moins, donc on boit mieux. Un constat de 2003 de l'Office Français des Drogues et Toxicomanies (OFDT) confirme la baisse de la consommation d'alcool par habitant, imputable à la baisse de la consommation de vin et à la législation très stricte de l'alcoolémie au volant.

18 ▸ LE TABAGISME

UN PROBLÈME MAJEUR DE SANTÉ PUBLIQUE

L'OMS estime à près de 5 millions de personnes mortes chaque année de maladies liées au tabac. La perspective est de 10 millions de décès en 2020 (un décès toutes les trois secondes) si la tendance est la même, dont 70 % dans les pays pauvres.
Parmi les maladies les plus fréquentes liées au tabac, on retrouve les cancers du poumon, les bronchites et l'emphysème, les allergies, l'asthme, beaucoup de cardiopathies, etc. Le tabagisme féminin influe négativement sur le développement in utero de l'enfant provoquant un risque de déficit pondéral ou de maladies respiratoires.
On estime aujourd'hui à 13 millions le nombre de fumeurs, et à 4,9 millions celui des décès dus à la cigarette. Une progression importante devrait toucher les femmes et placer le cancer du poumon avant le cancer du sein, qui est actuellement le premier cancer chez la femme. Les prévisions pour 2025 en fonction des tendances actuelles de consommation en France envisagent 160 000 morts dont 50 000 chez les femmes.

COMPOSITION DE LA FUMÉE DE TABAC

Deux phases constituent un mélange complexe, l'une gazeuse (vapeur non condensée et gaz), l'autre particulaire. Il y aurait près de 4 à 6 000 composés chimiques différents dont 500 font l'objet d'examens toxicologiques.

Les principales substances

La nicotine est un alcaloïde qui agit sur le système nerveux central en passant au travers de la barrière hémato-encéphalique, et intervient également sur le système cardiovasculaire en accélérant le rythme cardiaque. La nicotine entraîne une dépendance, créant ainsi une toxicomanie.
L'oxyde de carbone diminue la fixation de l'oxygène sur l'hémoglobine. Il intervient dans les maladies cardiovasculaires et respiratoires.

Les goudrons provoquent des cancers avec l'effet cumulé des autres substances contenues dans le tabac.
Les substances irritantes perturbent le fonctionnement des cils vibratiles et du mucus qui protègent les voies aériennes. Ce sont des sources d'infections respiratoires et de cancer pulmonaire.

Quelques constituants du tabac

Phase gazeuse	***Phase particulaire***
Azote + argon	Nicotine
Oxygène	Hydrocarbures
Monoxyde de carbone	Phénols
Dioxyde de carbone	Crésols
Méthane	Aldéhydes
Hydrogène	Benzopyrène
Hydrocarbures	

CONSOMMATION DU TABAC

Elle a toujours été croissante depuis la création de la cigarette au XIXe siècle. On observe une baisse de la consommation dans les pays occidentaux depuis quelques années, alors que cette consommation augmente d'environ 2 % par an dans les pays en développement. La consommation française est évaluée par le nombre de cigarettes et de produits de tabac vendus dans le pays.
La consommation annuelle par individu de 15 ans et plus situe la France au 28e rang mondial. Il existe une prédominance masculine chez les adultes, 50 % d'hommes pour 29 % de femmes, mais l'écart entre les deux sexes tend à se réduire.
Selon le baromètre Santé 2005 INPES, 29,9 % des Français avouent fumer, ne serait-ce que de temps en temps. La baisse touche deux cibles prioritaires retenues par le plan cancer : les femmes (–11 %), les jeunes de 12-15 ans (–41 %). Les hommes fument moins (–9 %), mais leur nombre reste supérieur à celui des femmes (33,3 % contre 26,6 %).
Chez les jeunes, le tabagisme représente 12 % de fumeurs entre 12 et 13 ans, 50 % à 16 ans, 66 % à 18 ans avec une égalité entre les deux sexes. L'évaluation de la consommation individuelle s'exprime en paquets-année, 20 cigarettes par jour pendant un an représente un paquet-année.
Toutefois, de 1991 à 1997, la quantité de tabac vendue a diminué de 11,6 % en France, passant de 103 870 tonnes à 92 300 tonnes. Il y aurait un lien à faire entre le prix des cigarettes et la consommation. À ce titre, l'exemple de

la Grèce est significatif : elle connaît la consommation la plus élevée pour le coût le plus bas. Au contraire, les pays scandinaves qui ont mis à la hausse le prix des cigarettes ont une consommation plus faible.
En 1996, en France, le nombre de fumeurs était estimé à 13,5 millions soit 8 millions d'hommes et 5,5 millions de femmes. Les pouvoirs publics français viennent d'adopter diverses mesures de lutte anti-tabac. Les plus spectaculaires concernent les hausses successives et conséquentes du prix des cigarettes ; ainsi plus le prix du tabac augmente et plus l'évolution des ventes baisse.
L'application de la loi Evin prévoit l'interdiction de fumer dans un lieu public, la réglementation stricte concernant la publicité et le parrainage en faveur du tabac. L'inscription d'un message sanitaire (« nuit gravement à la santé », « le tabac tue ») est obligatoire sur les emballages des produits du tabac. La teneur maximale autorisée en goudron a diminué depuis 1991 (12 mg/cigarette au 1er janvier 1998).
La loi du 31 juillet 2003 interdit la vente de tabac aux mineurs de moins de 16 ans à l'instar de beaucoup de pays européens.

LES EFFETS DU TABAC SUR LA SANTÉ

La mortalité

De nos jours le nombre de décès en France est estimé à 66 000 par an, soit 12 % de l'ensemble des décès ; le tabac constitue la première cause de décès évitables. Selon une étude européenne (Eurostat), c'est en France que l'on trouve le plus de fumeurs dans la tranche d'âge 15-24 ans (53 %), suivis par les Espagnols (45,8 %). La consommation d'un paquet de 20 cigarettes par jour à 25 ans réduit l'espérance de vie de six ans, de huit ans si elle est de deux paquets.
- 32 000 cancers soient : 17 000 cancers des poumons, 11 000 cancers des voies aérodigestives supérieures, 4 000 cancers de la vessie et du pancréas ;
- 11 000 maladies cardiovasculaires ;
- 6 000 maladies respiratoires chroniques ;
- 5 000 causes diverses.

La morbidité

Le tabac serait à l'origine du quart des décès par cancer. Depuis 1950, la relation cancer du poumon et consommation de tabac est démontrée, ce type de cancer est 10 fois supérieur chez le fumeur de 20 cigarettes par jour que chez le non-fumeur. Le fumeur est d'autant plus exposé qu'il fume depuis plusieurs années et qu'il inhale la fumée.

Les cancers des voies aérodigestives supérieures sont fréquents surtout s'il y a l'association tabac/alcool. Certaines maladies cardiovasculaires sont soumises à l'influence du tabac comme facteur de risque.
Le tabagisme de la femme enceinte augmente le risque de prématurité et d'hypotrophie avec retard de croissance. Les effets néfastes peuvent également être observés chez les non-fumeurs : c'est le tabagisme passif provoquant souvent des conjonctivites et des problèmes respiratoires, surtout chez les enfants.

LA LUTTE CONTRE LE TABAGISME

À titre individuel, le fumeur doit se sevrer en rompant la dépendance au tabac. Les traitements peuvent reposer sur la prise de médicaments, la psychothérapie, la relaxation, l'acupuncture, etc., et surtout une grande volonté d'arrêter de fumer. À cette fin, les hôpitaux publics ont mis en place des consultations spécialisées « anti-tabac ».
À titre collectif, l'information depuis 1976 (loi Veil) stipule que l'usage de tabac dans les locaux à usage collectif est interdit, de même que la publicité et la propagande en faveur du tabac. La loi Evin du 10 janvier 1991 et le décret du 29 mai 1992 renforcent ces mesures, précisant les teneurs maximales en goudrons, la réglementation des locaux réservés aux fumeurs, l'interdiction de fumer dans les lieux publics, et préconisent l'information scolaire. Le rapport Hirsch propose des mesures économiques en augmentant le prix du tabac.
La vente de tabac n'a cessé de progresser jusqu'en 1976, date où fut promulguée la loi Veil entraînant une diminution des ventes ; diminution qui s'accéléra avec la Loi Evin de 1992. Cette période correspond également à la baisse du tabagisme chez les hommes, alors que la proportion de femmes fumeuses n'a cessé d'augmenter.
Cette stratégie de lutte s'inscrit dans la mobilisation nationale de lutte contre le cancer. L'objectif à atteindre pour les cinq années à venir est une diminution de 30 % du tabagisme des jeunes et de 20 % chez les adultes. La mise en place de différentes mesures telles que l'augmentation des taxes jusqu'en janvier 2004, dissuade les jeunes de fumer et engage les adultes à s'arrêter. Ces mesures entrent dans le cadre du projet de loi sur le financement de la Sécurité sociale. Une autre mesure consiste en l'interdiction de vente de tabac aux mineurs de moins de 16 ans, ainsi que l'interdiction des « paquets enfants » (paquets de dix cigarettes), comme le recommande le Conseil de l'Union Européenne en 2002, et la Convention-Cadre de l'OMS.
Il s'agit pour le ministère de la Santé d'améliorer la réglementation existante pour le respect de la délimitation des espaces fumeurs et non-fumeurs pour combattre le tabagisme passif. Les emballages des produits du tabac mettent

en évidence les avertissements sanitaires. Le message imprimé en noir et encadré rappelle un faire-part de décès ; l'information est claire, « le tabac tue ». La lutte s'engage dans l'interdiction des promotions autour des produits du tabac tandis que les industriels du secteur tentent de la détourner avec plus ou moins de succès. Le tabagisme, avec environ 5 millions de décès, constitue une véritable « épidémie industrielle » à laquelle les habitants des pays en développement sont de plus en plus exposés.

En 2003, le ministère de la Santé a investi 20 millions d'euros dans la lutte contre le tabac en aidant les associations : l'Institut National de Prévention et d'Éducation en Santé (INPES), la Mission Interministérielle de Lutte contre la Drogue et la Toxicomanie (MILDT), mais aussi les hôpitaux qui participent aux soins et à la lutte par les consultations de tabacologie. Il existe maintenant un service d'information téléphonique « Tabac Info Service » au 0 825 309 310, mais aussi un guide *J'arrête de fumer* sur le site www.inpes.sante.fr

L'ensemble des mesures de lutte contre le tabagisme inscrites au livre V du Code de la Santé publique rappelle qu'un manquement aux dispositions constitue une infraction.

La loi a sorti le tabac des références servant au calcul des indices des prix à la consommation, ce qui a permis d'augmenter sensiblement le prix du tabac. Cette hausse a été efficace puisque la quantité de tabac fumé a baissé de 11,2 % entre 1991 et 1997 et celle des cigarettes de 14,5 %.

Les dispositions relatives à l'interdiction de fumer dans les lieux à usage collectif sont inégalement appliquées, malgré la prise de conscience des méfaits, prouvés scientifiquement, du tabagisme passif. De nouvelles dispositions vont être étudiées dans le but de généraliser cette interdiction, comme c'est déjà le cas dans certains pays européens (Italie, Grande-Bretagne, Espagne...).

Il existe une journée mondiale « sans tabac » le 31 mai de chaque année.

ENTRE INTÉRÊT COLLECTIF ET LIBERTÉ INDIVIDUELLE

Le tabac, comme l'alcool auquel il est souvent associé, présente lui aussi une valeur symbolique. La cigarette confère une prestance, marque le passage à l'âge adulte, permet l'intégration au groupe... Au doigt de l'artiste, à la bouche de l'écrivain ou celle de l'ouvrier, la cigarette signe des images qui nous sont familières, quasi esthétiques, comme un apparat. Les dangers du tabac sont fréquemment rappelés, la mention « fumer provoque le cancer » figure aujourd'hui sur chaque paquet de tabac. Pourtant la consommation reste alarmante en l'occurrence chez les jeunes. Malgré la connaissance des dangers inhérents au tabagisme, un grand nombre d'individus perdurent dans leur consommation, par dépendance certainement mais aussi par choix. C'est là que s'opposent deux visions d'un même problème :

- d'un côté la liberté individuelle : le produit est légal et disponible sur le marché, il répond, au-delà du problème de dépendance ou des dommages qu'il cause chez l'individu, à un plaisir qui n'appartient qu'à celui-ci ;
- d'un autre côté l'intérêt collectif : il s'agit dans un premier temps de protéger les non-fumeurs des méfaits du tabac, dans un second temps de lutter contre le tabagisme au nom de la politique de santé. À ce niveau la dimension de « plaisir » n'est pas prise en compte, seuls les critères de mortalité et de morbidité précisent la direction des décisions à prendre.

La lutte contre le tabagisme, en limitant la consommation dans les lieux publics dans des zones spécifiques, n'a fait que restreindre l'espace des fumeurs. Mais l'absence d'espace réservé constitue une atteinte à la liberté de l'individu même si la dangerosité du produit n'est plus à démontrer. L'exemple des États-Unis où le tabagisme est très mal perçu, allant jusqu'à constituer un obstacle à l'embauche, montre bien ce qu'il peut y avoir de tendancieux dans l'imposition de normes sanitaires. La problématique réside surtout dans la contradiction qu'il y a entre la dénonciation des dangers d'un produit et sa parfaite légalité.

SUJET TYPE

> ***Les techniques de sevrage : traiter le tabagisme comme une toxicomanie*** (extrait)
> Il y a quelques décennies, définir le fumeur comme un toxicomane souffrant d'une dépendance au tabac aurait profondément choqué. Ce n'est plus le cas aujourd'hui où la majorité des consommateurs réguliers de cigarettes acceptent eux-mêmes une telle définition et reconnaissent que la volonté individuelle ne parvient pas à obtenir un sevrage durable. « Le tabagisme entraîne une dépendance et peut être considéré comme une toxicomanie à part entière », écrit le docteur Anne Borgne (hôpital Jean Verdier, Bondy). « De fait, la prise en charge de l'arrêt fait appel au même principe de traitement que les autres toxicomanies : motivation, substitution, accompagnement, traitement des troubles de l'humeur, analyse des situations à risque, prévention des rechutes. » En d'autres termes, la question de l'arrêt de la consommation de tabac ne peut se réduire à celle du choix de la méthode de substitution.
>
> *Jean-Yves Nau, Le Monde, 4 janvier 2004*

▲ ***Selon vous et en vous basant sur cet extrait d'article, en quoi la lutte contre le tabagisme reste-t-elle un combat difficile ?***

Propositions de réponse

- Le tabac est encore associé à des images valorisantes (l'acteur de cinéma, l'écrivain, l'aventurier…). De plus dans l'esprit de beaucoup de gens encore, le tabac est, comme l'alcool, un symbole de convivialité.
- Le tabac est vendu librement dans le commerce, il n'est donc pas perçu comme un produit entraînant une toxicomanie. Le fumeur ne prend souvent conscience de sa toxicomanie que lorsqu'il amorce une période de sevrage.
- Le tabac tue demain et non sur le coup. De ce fait beaucoup considèrent qu'ils peuvent continuer de fumer et qu'ils pourront toujours s'arrêter demain, mais les problèmes surgissent de plus en plus tôt en raison d'un tabagisme parfois précoce.
- Le tabac est une « béquille » pour de nombreuses personnes ayant à affronter un quotidien difficile qui ne permet pas de réelles perspectives d'avenir (chômeurs, exclus, malades mentaux…).

19 ▸ LA SITUATION SANITAIRE EN FRANCE

La situation sanitaire en France peut s'analyser par une approche des ***maladies dites « chroniques »*** : pathologies rencontrées plus fréquemment dans les pays post-industriels et liées au vieillissement de la population. Ces pathologies se distinguent des ***maladies transmissibles***, c'est-à-dire infectieuses ou parasitaires, plus fréquentes dans les pays en développement.
Néanmoins, ces deux types de pathologies coexistent dans notre pays. Avec l'arrivée du SIDA dans les années 1980, la recrudescence de la tuberculose et des infections nosocomiales, les maladies transmissibles sont redevenues d'actualité.

Présentation générale du dispositif de veille sanitaire
Direction Générale de la Santé (DSG) :
- Agence Française de Sécurité Sanitaire des Aliments (AFSSA)
- Agence Française de Sécurité Sanitaire des Produits de Santé (AFSSAPS)
- Agence Française de Sécurité Sanitaire Environnementale (AFSSE)
- Haute Autorité de Santé (HAS)
- Agence de la biomédecine
- Établissement Français du Sang (EFS)
- Institut de Veille Sanitaire (InVs)
- Institut de Radioprotection et de Sûreté Nucléaire (IRSN)
- Institut National de Prévention et d'Éducation pour la Santé (INPES)

LES MALADIES CARDIOVASCULAIRES

Mortalité et morbidité

Les maladies cardiovasculaires constituent les premières causes de morbi-mortalité en France avec 180 000 décès par an. Ce sont les relevés statistiques publiés par l'INSERM, établis à partir des certificats de décès délivrés par les médecins, qui font les constats.

Les maladies cardiovasculaires regroupent un certain nombre de pathologies dont les plus connues et fréquentes sont les infarctus du myocarde et les accidents vasculaires cérébraux. C'est en grande partie l'athérosclérose (altération dégénératrice de la paroi artérielle qui réduit le calibre du vaisseau) et l'hypertension artérielle qui sont en cause dans ces maladies. Mais il faut aussi tenir compte des facteurs environnementaux et comportementaux qui peuvent être des facteurs de risque dans le déclenchement d'une pathologie vasculaire. Les principaux facteurs de risque en termes de comportement sont le tabagisme, l'alcoolisme, le faible niveau socio-culturel qui restreint l'accès aux messages préventifs, le bas niveau scolaire, la pauvreté et l'exclusion… mais aussi le stress et le manque de recours aux soins.

Les données chiffrées de mortalité (les décès) et de morbidité (les maladies) des maladies cardiovasculaires sont en France relativement faibles et stationnaires, malgré le comportement des Français par rapport à l'alimentation (traditionnellement, la France est un pays du « bien-manger » et aussi du « trop-manger » pour un grand nombre d'individus). Avec l'alimentation, il convient de prendre en compte l'absorption de boissons alcoolisées (9 litres d'alcool pur par personne et par an selon le baromètre Santé 2005 de l'INPES).

Mais ce ***comportement alimentaire*** souvent accompagné ***d'excès de tabac et d'alcool*** constitue le « paradoxe français », justifié selon certains experts de santé publique par un rôle protecteur et sans doute bénéfique du vin sur les artères, lorsqu'il est bu en quantité raisonnable, estimée à 2 à 3 verres quotidiens. Cela constitue une explication plausible des données chiffrées relativement faibles. L'autre explication serait le rôle de plus en plus important de la prévention auprès des individus à risque et de toute la population en général. Ce sont l'éducation et l'information en santé qui porteraient leurs fruits.

La prévention

Ces différents troubles cardiovasculaires seraient en diminution si les règles de prévention hygièno-diététique (éviter les graisses saturées, augmenter la consommation des fruits et légumes) et la modification des comportements vis-à-vis des consommations de tabac et d'alcool étaient appliquées par un plus grand nombre d'individus.

Toute hypertension artérielle doit être corrigée, de même que peut être contre-indiquée la contraception hormonale (la pilule) chez la femme hypertendue, ou ayant un excès de cholestérol, ou tabagique. Il faut pratiquer régulièrement un exercice physique et ainsi lutter contre la sédentarité.

LE CANCER

Mortalité et morbidité

Avec 150 045 décès observés en 2000, les cancers représentent la deuxième cause de mortalité en France derrière les affections cardiovasculaires, soit environ 28 % des décès. Ils sont la première cause chez les hommes (32 % de décès masculins) et la seconde cause chez les femmes (23 % de décès féminins).
Les causes de décès par cancer sont, par ordre décroissant, en 2000 : le cancer du poumon, de l'intestin, des voies aéro-digestives supérieures (œsophage, pharynx, larynx, lèvres, cavité buccale), du sein, de la prostate. Le cancer est responsable de 1 décès sur 3 avant 65 ans chez l'homme (31 %) et 1 décès sur 4 chez la femme (25 %).
Les maladies (morbidité) liées au développement des cancers sont mesurées à partir des registres du cancer et de « l'enquête permanente du cancer ». Les registres prennent en compte l'espace géographique, le sexe, l'âge, le siège de la tumeur, le nombre de cancers nouveaux, et les facteurs de risque possibles. L'enquête permanente du cancer est établie par les centres de lutte contre le cancer, en suivant les patients traités dans le temps (temps de survie) et l'évolution des troubles. Le temps moyen de survie dépend de la localisation et de la diffusion des métastases.
Des études par enquêtes mettent en évidence deux types de facteurs de risque :
- les facteurs endogènes, spécifiques à l'individu ;
- les facteurs exogènes, se rapportant aux comportements et à l'environnement.

La plupart du temps, ce sont les facteurs associés qui déclenchent la maladie.

Les facteurs endogènes

Les facteurs de risque familiaux sont repérés pour les cancers du sein par exemple, auxquels certaines familles sont plus exposées. Des recherches sont en cours pour tenter de démontrer une éventuelle prédisposition hormonale pour les cancers de la prostate et du sein. De même, il existerait une prédisposition immunitaire conditionnant la croissance du cancer.
Parmi les facteurs de prédisposition individuelle, il y a des facteurs locaux de précancers, par exemple les naevus cutanés (grains de beauté), les polypes du côlon...

Les facteurs exogènes

Il existe des ***cancers chimiques professionnels*** caractéristiques de certaines pathologies professionnelles responsables de plusieurs milliers de décès annuels. Les plus connus sont liés à l'industrie du caoutchouc, du cuir, de la métallurgie, du bois, la chimie provoquant de nombreuses leucémies (amiante, goudrons...).

L'eau et l'air (pollution atmosphérique) contenant des agents chimiques cancérogènes semblent en cause dans les cancers bronchiques.

L'environnement favorise l'apparition de certains cancers (risque physique) :

- la surexposition au soleil avec un excès d'ultraviolets entraînant des cancers cutanés (mélanomes) :
- l'exposition aux rayonnements ionisants ;
- l'exposition professionnelle pouvant générer des cancers professionnels reconnus, par exemple des cancers pulmonaires dus à l'amiante, etc. ;
- l'exposition accidentelle par des accidents de centrales nucléaires (Tchernobyl) ;
- l'exposition médicale par irradiation provoquée par des traitements radiothérapeutiques.

Un grand nombre de cancers se développent sous l'influence de certains ***virus cancérogènes*** (risque biologique) et d'autres facteurs associés. Les principaux virus en cause sont :

- les papillomavirus, probablement responsables de cancers du col de l'utérus ;
- le virus d'Epstein-Barr, de type herpès, responsable de cancers des voies respiratoires supérieures ;
- le virus VIH du SIDA, dans le sarcome de Kaposi ;
- le virus de l'hépatite, dans le cancer du foie ;
- les virus des lymphomes à lymphocytes T chez l'adulte, fréquents au Japon.

Parmi ***les facteurs liés au comportement, au mode de vie***, les plus connus sont :

- le tabac, dont l'action dans le développement de certains cancers n'est plus contestée ;
- l'alcool pour les cirrhoses et les cancers des voies aérodigestives supérieures (en association avec le tabac) ;
- l'alimentation, qui contient parfois des substances chimiques qui peuvent générer des risques potentiels cancérogènes ;
- les excès de graisses (polyinsaturées) et les déséquilibres alimentaires pour les cancers du côlon, du sein et de la prostate ;
- certains additifs (colorants), interdits en France ;
- les cuissons par friture ou grillade au barbecue qui augmentent les hydrocarbures, ainsi que les préparations au fumage.

En revanche, les fibres de cellulose de son, par exemple, auraient un effet protecteur contre le cancer.

La prévention

La prévention porte sur des actions éducatives comprenant la lutte contre le tabac et l'alcool, l'hygiène alimentaire et l'information des femmes sous traitements hormonaux.

La médecine du travail et les comités d'hygiène, de sécurité et des conditions du travail (CHSCT) agissent dans le champ de la prévention par le dépistage des cancers professionnels.
Les mesures de protection de l'environnement, de l'air et de l'eau (dosage des différents polluants de l'air et meilleur traitement de l'eau) participent à la prévention.
Le rôle majeur de la prévention par le dépistage est déterminant dans les cancers du col de l'utérus et du sein (frottis de dépistage tous les 2 ans pour toutes les femmes, mammographie tous les 2 ans à partir de l'âge de 50 ans, lignée familiale du cancer du sein).
La prévention intervient également dans le cadre des traitements des précancers et des cancers déclarés dont l'efficacité thérapeutique est de plus en plus grande.
La prévention et la prise en compte du phénomène cancer est l'objet de la « Ligue française de lutte contre le cancer », dont l'information et les publications sur le sujet sont essentielles.
Par son impact en termes de mortalité et morbidité et parce qu'il n'est pas une fatalité, les autorités sanitaires, avec également la volonté politique du président de la République qui a déclaré la lutte contre le cancer grande cause nationale, la lutte contre cette maladie est devenue une véritable priorité de santé publique. Pour cela, il faut mobiliser en même temps des professionnels de santé, des structures sanitaires, surtout les hôpitaux, des associations nationales, des centres spécialisés, des collectivités territoriales (régions, départements, communes), les registres du cancer, des chercheurs et des épidémiologistes. Il s'agit pour le gouvernement de définir un plan quinquennal soumis au vote du Parlement, faisant que « la nation signifiera ainsi fortement son engagement pour la protection et l'amélioration de la santé » selon le ministre de la Santé.

Le code européen contre le cancer
(www.zoomcancer.com, rubrique Espace public)
Avec quelques précautions élémentaires, certains cancers peuvent être évités.
1. Ne fumez pas. N'enfumez pas les autres. Si vous ne fumez pas, ne commencez jamais.
2. Si vous buvez des boissons alcoolisées (bière, vin, alcool), consommez avec modération.
3. Consommez quotidiennement des fruits, des légumes et d'autres aliments riches en fibres.
4. Évitez l'excès de poids, limitez la consommation de matières grasses. Faites de l'exercice.
5. Évitez les expositions excessives au soleil, surtout pour les enfants.

6. Respectez les consignes professionnelles de sécurité : certains produits peuvent être cancérigènes.
7. Consultez un médecin si un grain de beauté évolue, en cas de grosseur ou de saignement anormal.
8. Idem en cas de troubles persistants : toux, enrouement, troubles du transit intestinal, perte de poids.
Pour les femmes :
9. Faites pratiquer régulièrement un frottis vaginal. Profitez des campagnes de dépistage.
10. Surveillez vos seins. Après 50 ans, faites effectuer une mammographie tous les 2 ans.

LES INSUFFISANCES RESPIRATOIRES CHRONIQUES

On les nomme broncho-pneumopathies chroniques, et parmi elles on regroupe l'asthme, l'emphysème, les pneumoconioses (silicose, asbestose, etc.), la dilatation des bronches, la mucoviscidose, la bronchite chronique.
Ces pathologies de l'appareil respiratoire sont invalidantes, provoquant plus de 40 000 décès par an, et ont des conséquences financières extrêmement importantes. Elles sont une priorité de la santé publique.
2,5 millions de personnes sont atteintes de bronchite chronique. L'asthme touche 2 millions de malades et les pneumoconioses environ 65 000. La bronchite chronique varie selon différents paramètres :

- elle touche 4 hommes pour 1 femme d'un âge supérieur à 40 ans ;
- c'est dans les régions du Nord, du Centre et du Midi (régions minières) où la profession de mineur était largement représentée que cette maladie est conséquente ;
- bien entendu le rôle du tabac est, là aussi, très important.

Le coût économique et social est extrêmement élevé avec plusieurs milliers d'hospitalisations, environ 60 000 chaque année. Les conséquences en termes de longue maladie et d'invalidité sont importantes, avec des coûts annuels très élevés en termes de paiement des prestations, perte de production, perte d'activité (coût social) et coût de la mortalité.

Les principaux facteurs de risque

Exogènes

Le plus important de ces facteurs étiologiques est le tabagisme, il est proportionnel au nombre de cigarettes fumées. La pollution de l'air est probablement

en cause dans beaucoup de broncho-pneumopathies chroniques bien qu'aucune certitude l'atteste.
L'excès de polluants à la faveur d'inversion du gradient de température au sol (smog acide) ou en altitude (smog oxydant) constitue la pollution aiguë et serait à l'origine d'insuffisances respiratoires aiguës ou d'asthme bronchique chez les individus prédisposés (personnes âgées).
Dans le milieu professionnel, on trouve des poussières minérales dans les aciéries, les cimenteries, les mines ; des poussières végétales dans les usines de textile ; divers corps chimiques et gaz dans l'industrie automobile, du plastique, etc. ; mais aussi dans le milieu domestique on trouve des produits détergents, des appareils ménagers mal utilisés, le contact avec des animaux domestiques, la présence d'acariens dans les logements insuffisamment aérés. Tout ceci constitue une pollution chronique.

Endogènes

Ces facteurs de risque constitutionnels prédisposent aux broncho-pneumopathies chroniques. Certains sont génétiques et la maladie bronchique est repérée dans les lignées familiales.
Les facteurs acquis tels que les bronchoalvéolites virales de l'enfant et l'asthme sont graves et sont à l'origine de nombreuses hospitalisations en pédiatrie.

La prévention

Elle passe d'abord par la suppression des facteurs de risque avec la lutte contre le tabagisme et la pollution de l'air. La prévention comprend également :
- le dépistage avant la naissance (anténatal) de la mucoviscidose ;
- le dépistage précoce des individus prédisposés dès la petite enfance, en PMI, puis en médecine scolaire pour l'enfant et en médecine du travail pour l'adulte ;
- la lutte contre les infections pulmonaires de l'enfant par des traitements adaptés (antibiothérapie) et les vaccinations.

Les explorations fonctionnelles permettent le dépistage de l'insuffisance respiratoire chez l'individu à risque. La prévention peut aussi se concevoir par l'orientation scolaire en lycée climatique des enfants asthmatiques, des placements en climatorium, ou par la rééducation respiratoire voire la réanimation respiratoire.

LES INFECTIONS ÉMERGENTES

C'est un concept de l'OMS des années 1990 apparu malgré les progrès de l'hygiène, l'utilisation (parfois exagérée) des antibiotiques, les progrès de la vaccination qui ont conduit jusqu'à la fin des années 1980 à un recul des maladies et des décès liés aux maladies infectieuses dans les pays développés. Le développement de la résistance aux antibiotiques, la survenue de nouveaux virus (hépatite C, etc.), mais aussi la résurgence d'infections comme la tuberculose, la diphtérie, le choléra, la fièvre jaune et bien entendu l'apparition du SIDA, ont fait baisser l'optimisme des années 1970-1980. À cela, il convient d'ajouter l'augmentation des infections nosocomiales, la maladie de Creutzfeldt-Jakob liée à l'hormone de croissance, l'hépatite C, les risques infectieux alimentaires résiduels, par exemple la pathologie à prions, et le risque pandémique de la grippe. Tout cela montre que le domaine des maladies infectieuses n'a pas fini d'évoluer et que l'homme est et restera exposé à des agents infectieux connus et inconnus.

C'est l'interaction entre un agent infectieux, l'hôte et l'environnement qui influence la dynamique d'une infection. L'origine des maladies émergentes relève en partie de l'évolution des technologies, des modes de production des aliments, des voyages et des modifications sociales, du commerce international, du phénomène de précarité.

Ces nouveaux risques infectieux constituent un enjeu pour la santé publique, car ils sont une menace pour tous dans le cas de la grippe ; certains groupes à risque sont encore plus exposés (toxicomanes, immunodéprimés, pauvres dans la précarité,...). Il faut donc, pour en limiter l'extension, permettre une meilleure détection et favoriser l'accès aux soins pour tous.

La maladie de Creutzfeldt-Jakob (MCJ) représente environ un cas par million d'habitants. Les facteurs de risque sont environnementaux, selon les différentes études, de même qu'il existerait des formes familiales. Il faut prendre en compte le risque iatrogène découlant du traitement par hormones de croissance chez les enfants. L'estimation actuelle porte sur 50 cas parmi les 1 000 traités.

Une variante de cette maladie vient du prion lié à l'épidémie d'encéphalopathie spongiforme bovine (ESB) qui confirme la transmission du bovin nourri à la farine de viande et d'os, à l'humain (facteur de risque alimentaire, lié à la consommation d'abats). Le recensement en France se limite à 2 ou 3 cas, et à 25 à 30 cas dans le monde. La surveillance et une sécurité totale dans l'usage de produits biologiques d'origine animale ou humaine sont indispensables, les infections à prions méritent la plus grande prévention pour éviter la transmission humaine.

LES MALADIES TRANSMISSIBLES

Définitions

On les nomme également maladies infectieuses ; elles sont nombreuses mais beaucoup moins que les maladies chroniques, sources néanmoins en 2001 de 10 125 décès dont 1 016 décès SIDA et maladies à VIH, soit (pour la France métropolitaine, source INSERM) :

- 5 118 dont 802 SIDA et maladies à VIH chez les hommes ;
- 5 007 dont 214 SIDA et maladies à VIH chez les femmes.

Ces maladies sont la première cause de mortalité dans les pays en développement, comme ce fut le cas en France jusqu'au XIXe siècle avec les épidémies de peste, choléra, variole. Les progrès thérapeutiques, avec notamment l'antibiothérapie et les vaccinations, ont contribué à cette baisse de la mortalité. Mais l'usage intempestif des antibiotiques, la résistance des microbes et l'apparition de nouveaux virus remettent en question l'approche de la prophylaxie des maladies infectieuses.

La diffusion d'une maladie transmissible se définit en terme d'***épidémie***, c'est-à-dire d'extension rapide à une partie de la population (par exemple la grippe ou la rougeole). La ***pandémie*** est l'extension massive et à l'ensemble de tous les pays (par exemple le choléra). L'***endémie*** correspond à la diffusion en permanence et à taux constant de la maladie (par exemple l'amibiase).

La ***transmission*** part toujours d'un micro-organisme : c'est l'agent causal (bactérie, virus, champignon). La transmission est effectuée de manière directe en mettant en cause un être humain malade qui transmet à un autre être humain sain les micro-organismes qu'il recèle (porteur de micro-organismes, non malade sur le plan clinique, ou porteur sain avec le staphylocoque par exemple). La transmission directe devient ***contagion*** par l'intermédiaire de l'air expiré (diphtérie, coqueluche), par la peau desquamée (varicelle), par les déjections (choléra, poliomyélite, typhoïde), par contact sexuel (IST), par le sang (hépatite B, SIDA).

La transmission indirecte se fait par un agent animé ou inanimé. Les agents animés sont les réservoirs, c'est-à-dire certains organismes vivants hébergeant des micro-organismes pathogènes (animal porteur ; exemple : l'épizootie des rongeurs qui transmettent la peste) ou des vecteurs transportant des micro-organismes d'un malade à un sujet sain (par exemple des moustiques pour le paludisme). Les agents inanimés transmettent des micro-organismes : par exemple les aliments infectés qui provoquent des toxi-infections alimentaires, l'eau souillée pouvant provoquer des dysenteries ou le choléra, ou la terre pouvant provoquer le tétanos.

La pénétration des micro-organismes pathogènes se fait par la voie muqueuse ou la voie cutanée. Pour la muqueuse rhinopharyngée, on peut citer la rougeole, les oreillons, la coqueluche, etc. ; pour la muqueuse digestive, la typhoï-

de, le choléra, l'amibiase ; et pour la muqueuse génito-urinaire, les infections sexuellement transmissibles (IST). La voie cutanée est empruntée lors des blessures pour le tétanos et la rage, lors des piqûres d'insectes pour la fièvre jaune et le paludisme à l'occasion de voyages dans les pays où sévissent ces maladies.
Le devenir du micro-organisme va déterminer la gravité de la maladie en fonction du terrain et des facteurs non spécifiques et spécifiques :

- facteurs non spécifiques, variables selon les individus en fonction des dispositions générales de santé ;
- facteurs spécifiques, propres à l'individu en fonction de ses capacités immunitaires.

L'immunité est souvent acquise par la production d'anticorps causée par une maladie antérieure ou par la prophylaxie vaccinale qui crée une immunité. L'insuffisance immunitaire peut résulter d'infections, comme par exemple le SIDA, ou de la vulnérabilité liée à l'âge du sujet.
En France, certaines maladies infectieuses sont soumises à déclaration obligatoire (DO) aux autorités sanitaires selon les décrets de juin 1986 et décembre 1987. Mais l'ensemble des maladies est répertorié par les centres nationaux de références, ou des réseaux de laboratoires et médecins.

La tuberculose

Malgré les efforts déployés et les progrès accomplis, 9 millions de nouveaux cas de tuberculose sont enregistrés chaque année dans le monde (notamment en Afrique, en Asie et en Europe de l'Est) avec 2 millions de décès. La carte épidémiologique se confond avec celle de la pauvreté.
En France, la tuberculose a provoqué la mort de plus de 1 000 personnes en 2001 selon l'INSERM, ce qui démontre la résurgence de cette infection que l'on croyait à tort disparue ou presque dans notre société.
La tuberculose figure parmi les maladies à DO depuis 1964. Actuellement, la DO de la tuberculose est la principale source d'informations sur la situation épidémiologique de la tuberculose en France. La surveillance au niveau national permet de suivre les tendances de la maladie, l'évolution des groupes à risque et l'impact de l'infection par le VIH sur l'incidence de la maladie. Au niveau départemental, elle permet d'adapter les actions de lutte antituberculeuse.

Cas de tuberculose déclarés en France par an

- 5 512 cas notifiés en France en 2004, mais 3 000 cas estimés ne seraient pas déclarés, ce qui porte à plus de 8 500 le nombre de nouveaux cas en 2004 (source : InVs).
- Incidence des cas déclarés : 9,2 cas/100 000 en France métropolitaine.

- Diminution moyenne de 11 % entre 1995 et 1996.
- 452 cas d'infection tuberculeuse chez l'enfant de moins de 15 ans, dont 2 cas de méningite tuberculeuse chez les enfants de moins de 5 ans.
- Prévalence de l'infection VIH d'au moins 6 % parmi les cas de tuberculose.

Le critère de déclaration est basé sur la présence d'une tuberculose-maladie ayant conduit à la mise en route d'un traitement antituberculeux (au moins 3 antituberculeux). La tuberculose-infection (primo-infection sans localisation patente ou simple virage des tests tuberculiniques) et les infections dues aux mycobactéries atypiques ne doivent pas être déclarées.

La ***population à risque*** est celle notamment des individus socialement défavorisés, mal logés, sous-alimentés et alcooliques. Les travailleurs immigrés constituent un groupe particulièrement exposé. Il en est de même des personnes âgées de plus de 65 ans vivant en maison de retraite, ou des jeunes RMIstes. Chez les malades atteints du SIDA, la dépression immunitaire favorise cette affection.
L'agent causal est le ***bacille de Koch*** ; la transmission est interhumaine et la contamination est respiratoire, c'est-à-dire par inhalation de micro-gouttelettes contenant des bacilles. La vaccination et l'efficacité thérapeutique constituent la lutte antituberculeuse dont le contrôle dépend de la collectivité départementale.
Le BCG est la vaccination obligatoire entre 0 et 6 ans pour entrer en collectivité (crèche ou école). Le vaccin est administré par voie intradermique. La surveillance des groupes à risque passe par le contrôle de l'allergie tuberculinique (intradermo-réaction), le radio-dépistage systématique de la tuberculose pulmonaire et la surveillance de sujets-contacts d'un tuberculeux avec risque de contamination récente.

Le syndrome respiratoire aigu sévère

Fin 2002-début 2003, l'OMS a déclenché une alerte mondiale pour permettre une coordination des réseaux de surveillance de l'ensemble des pays et d'établir un système de contrôle efficace d'une nouvelle maladie, le syndrome respiratoire aigu sévère ou SRAS, tout en cherchant à isoler l'agent pathogène responsable. En France, la mobilisation a concerné la Direction Générale de la Santé (DGS) avec l'Institut de Veille Sanitaire (InVS), l'Institut Pasteur, les hôpitaux, les SAMU, etc.
La surveillance mise en place porta d'abord sur la durée d'incubation, la contagiosité et les modes de transmission.

Il s'agit d'une pneumonie atypique transmise par un coronavirus inconnu. Partie de Chine, elle a gagné rapidement, via les transports aériens, Hong Kong, le Vietnâm, le Canada puis l'Europe. Elle a mobilisé les centres de recherche, des épidémiologistes pour circonscrire et stopper au plus vite les risques émergents.

L'OMS, dès le mois de mai 2003, recensa dans 31 pays 8 202 cas de SRAS, dont 725 décès et 4 662 cas guéris. En France, seuls 7 cas de SRAS ont été avérés, dont un seul décès.

L'application du principe de précaution a été très positive. La propagation de l'infection a été circonscrite grâce à ces contrôle drastiques, à l'isolement des malades, au renforcement de l'hygiène hospitalière, sans oublier les recommandations pour la circulation des personnes dans les aéroports internationaux, le port du masque et la déclaration des symptômes aux autorités sanitaires, l'objectif étant de retracer le parcours des voyageurs sous la responsabilité des compagnies aériennes. Les mesures ainsi prises pour les vols aériens en partance des zones affectées ont réduit le risque d'introduction du germe dans les pays indemnes.

Cette mobilisation de la communauté internationale à l'initiative de l'OMS a permis l'application des mesures de contrôle et d'arrêter l'étendue de la contamination.

La France fut touchée par le décès d'un ressortissant d'une région géographique concernée par l'épidémie. La victime était un médecin ayant été en contact avec des sujets infectés.

Toutefois, un an après, de nouveaux cas en Chine dans la province de Canton réapparaissaient. Une nouvelle menace de SRAS était redoutée par les autorités sanitaires chinoises qui ont élaboré un plan national pour faire face à une nouvelle épidémie. Les hôpitaux et les personnels de santé (440 000) étaient prêts à recevoir et prendre en charge les patients.

L'OMS tient à rappeler qu'aucun pays ne doit dissimuler des cas de maladie infectieuse par crainte de répercutions sociales et économiques qui pourraient avoir des conséquences dramatiques. La Chine avait tardé à donner l'alerte en tentant de cacher l'ampleur de l'épidémie. L'OMS précise que les pays doivent « rester extrêmement vigilants » car la pneumopathie atypique a les mêmes symptômes que la grippe et qu'elle se développe plus volontiers l'hiver.

La grippe aviaire

Apparue en mars 2003 en Asie, l'épizootie (ou épidémie animale) de grippe aviaire est responsable début 2006 de 90 cas humains d'infection dont 44 mortels. L'agent causal est le virus H5N1. Depuis, 23 pays ont notifié des foyers aviaires à l'Organisation internationale des épizooties (OIE). Elle a maintenant

atteint plusieurs pays européens (dont la France, l'Italie, la Grèce, l'Allemagne, l'Autriche, la Bulgarie, la Hongrie, la Slovénie), où des oiseaux sauvages ont été trouvés porteurs du virus H5N1.
Si des cas de transmission du virus de l'animal à l'homme (panzootie ou épidémie de l'animal à l'homme) ont été observés (Thaïlande, Vietnâm), aucun cas de transmission de l'homme à l'homme n'a été noté.
La grippe aviaire est une infection qui peut toucher toutes les espèces d'oiseaux, fortement contagieuse chez les poulets, les dindes, les canards. Le virus *Influenza* aviaire peut infecter d'autres espèces animales comme le porc, ce qui signifierait une évolution inquiétante de l'épizootie. Le 28 février 2006, le premier cas de chat porteur du virus et trouvé mort a été signalé en Allemagne.
Le plus préoccupant pour la santé humaine s'avère être le virus H5N1, du fait notamment de sa capacité à s'adapter à l'homme et à se transmettre efficacement et durablement d'une personne à l'autre. Le virus H5N1 peut s'adapter de deux façons : soit en mutant progressivement, soit en se recombinant avec une souche virale humaine. Cette recombinaison pourrait survenir chez un hôte intermédiaire (comme le porc) ou chez l'homme à l'occasion d'une co-infection. Une souche recombinée ou qui aurait muté pourrait acquérir une capacité de transmission interhumaine. Le risque de dissémination deviendrait alors important, compte tenu de l'absence d'immunité de la population mondiale vis-à-vis de cette nouvelle souche.

Prévention

Le risque de pandémie grippale impose des mesures de précaution ainsi que la mise en place d'un circuit d'informations. À ce jour, le contact étroit avec des oiseaux malades ou morts est la principale source d'infection humaine par le virus H5N1. En Asie, l'abattage massif des volailles et leur incinération constituent des mesures permettant de limiter la propagation de la maladie. En France, le confinement des oiseaux et des volailles d'élevage, de même que la vacination sont obligatoires dans plusieurs départements. Malgré son coût, ses difficultés logistiques (2 injections à 1 mois d'intervalle) et ses inconvénients (risque de masquer un foyer infectieux), la vaccination doit être envisagée dès que l'épizootie devient une panzootie.
Des mesures strictes pour les professionnels de santé concernant l'application des règles d'hygiène et d'asepsie (port de masques FFP2, utilisation de gants à usage unique, lunettes de protection, usage de lingettes désinfectantes pour les surfaces) sont d'ores et déjà en vigueur.
La prévention de cette épizootie fait l'objet d'exercices de simulation grandeur nature (en France, en Italie…) afin que la mobilisation des différents acteurs soit efficace face à la pandémie et assure une sécurité sanitaire maximale.

Il n'existe aucun vaccin pandémique à ce jour contre la grippe aviaire car le virus pandémique « humanisé » n'est pas encore apparu. Toutefois un vaccin « prépandémique » est en cours d'élaboration à partir de souches de grippe aviaire isolées au Vietnâm en 2004.

La maladie du Chikungunya

Le virus Chikungunya est la cause d'une épidémie qui sévit actuellement dans l'Île de la Réunion. Depuis février 2005, 157 000 personnes ont été touchées. L'InVs fait état de 77 décès pouvant être liés au virus.
Le vecteur de cette maladie est un moustique appelé *Aedes albopictus*, originaire d'Asie. Ce moustique avait déjà été repéré en France métropolitaine sur des sites de stockage de pneus usés entre 1999 et 2004. Des mesures de contrôle immédiates avaient empêché son installation. Depuis 2005, le moustique a été signalé à Menton et à Nice, mais il n'est pas infecté.
La maladie du Chikungunya provoque de la fièvre et des douleurs articulaires durant 8 à 15 jours, qui peuvent persister plusieurs mois.
En l'absence de vaccin, le traitement est uniquement symptomatique.

Prévention

Elle repose sur la protection et la lutte contre les moustiques. Les seuls cas dépistés en France métropolitaine concernent des voyageurs de retour d'outre-mer. Afin d'éviter l'importation du vecteur infectant, les mesures de démoustication dans les aéroports et les avions ont été renforcées.

Les infections sexuellement transmissibles (IST)

Les IST sont essentiellement la ***syphilis***, les ***infections à gonocoque*** et celles à ***Chlamydiae***.
La syphilis, majoritairement observée chez les homosexuels masculins, est en baisse pour la première fois en 2004, notamment en région Île-de-France, alors que les premiers cas de lymphogranulomatose vénérienne (LGV) rectale ont été dépistés dans cette population cette même année. Le nombre total de cas est de 208 au 31 août 2005, essentiellement chez des homosexuels résidant en Île-de-France.
Les IST en augmentation en 2004 sont :

- les infections à gonocoque (+17 %) ;
- les infections à *Chlamydiae*.

Les gonococcies s'observent chez les hommes de 29 à 34 ans, alors que les infections à *Chlamydiae* sont diagnostiquées chez les femmes jeunes, de 20 à 24 ans (source : InVS).

Les IST ou maladies vénériennes sont une préoccupation de santé publique du fait des conséquences sanitaires et de la gravité de certaines d'entre elles, avec le risque de transmission materno-fœtale et de stérilité féminine induit.

Les pathologies traditionnelles

La syphilis est provoquée par le trépomène. La transmission est toujours directe et sexuelle, toutefois la transmission par la voie placentaire de la mère à l'enfant est possible : c'est la syphilis congénitale. La sous-déclaration ne permet pas d'évaluer précisément l'ampleur de cette contamination. Le traitement antibiotique est efficace et permet d'arrêter le développement de l'infection chez l'individu.

La blennorragie ou ***gonococcie*** est due au gonocoque *Neisseria gonorrhoeae* et la contamination est toujours sexuelle. Le dispositif intra-utérin à usage contraceptif augmente le risque de contamination chez la femme. La gonococcie peut être à l'origine de salpingite chez la femme et d'épididymite chez l'homme et entraîner la stérilité. Les cas nouveaux annuels sont estimés à 500 000, dont une grande partie non déclarée. Le traitement antibiotique est là aussi très efficace.

Les chlamydioses dues à *Chlamydia trachomatis* (comme par exemple la maladie de Nicolas Favre) sont dangereuses : sans symptôme chez la femme, elles peuvent être responsables d'une stérilité tubaire ou de la contamination du nouveau-né.

Les trichomonases s'observent chez 25 % des femmes en période d'activité génitale. La contamination essentiellement sexuelle peut l'être aussi indirectement par des objets de toilette, siège de toilettes, etc.

L'herpès virus, le Candida albicans, les mycoplasmes, l'hépatite B sont aussi transmis par voie sexuelle, surtout si l'individu souffre d'un état immunitaire défaillant.

Le SIDA est devenu rapidement une priorité de santé publique. Cette maladie en règle mortelle s'inscrit dans le groupe des IST ; toutefois, compte tenu de cette entité pathologique d'actualité, nous l'aborderons dans une section à part.

La prophylaxie des IST

Elle concerne tous les individus, et en particulier ceux appartenant à des groupes à risque. Elle fait l'objet d'une large information et de conseils d'hygiène génitale.

La lutte antivénérienne concerne la syphilis, la gonococcie et la maladie de Nicolas Favre. La législation selon le Code de la Santé publique porte sur :

- l'obligation du traitement et la déclaration à l'autorité sanitaire ;

- l'examen des personnes présumées contaminatrices dans le cas de la syphilis (en particulier vérification de l'état de santé des prostituées par des visites médicales régulières) ;
- l'obligation du dépistage systématique de la syphilis lors de l'examen prénuptial et lors du premier examen prénatal, et pour les assistantes maternelles ;
- les contrôles sérologiques VIH, HTLV, hépatites et syphilis avant greffes, transplantations d'organes et dons du sang.

L'organisation médico-administrative comprend :

- des dispensaires antivénériens publics ou privés et ouverts gratuitement aux consultants ;
- des services spécialisés en vénéréologie dans les hôpitaux ;
- un service départemental de lutte antivénérienne sous l'autorité de la DDASS.

La prophylaxie des infections transmissibles

Elle regroupe l'ensemble des moyens de lutte contre les maladies infectieuses. La prophylaxie est passive, ou active selon qu'elle s'exerce sur le milieu extérieur à l'individu exposé. Elle fait appel à des mesures de destruction à la source, d'isolement, d'assainissement.

La destruction

L'agent causal, par exemple dans le réservoir animal, est détruit avant qu'il n'exerce une action pathogène : c'est le cas de destruction de troupeaux de moutons pour la brucellose.
Dans le cas d'un homme malade, la destruction est confondue avec le traitement de la maladie infectieuse.
Dans le cas d'un homme porteur sain, la destruction de l'agent causal dans le réservoir humain évite la diffusion et empêche la maladie chez le porteur.

L'isolement

Il sépare le porteur des autres individus selon différentes procédures et selon la gravité de la maladie : isolement hospitalier ou isolement à domicile par éviction scolaire.

L'assainissement du milieu

Il consiste à supprimer la possibilité de transmission par des mesures d'hygiène spécifique. Ces mesures peuvent être la stérilisation (destruction totale et définitive), ou la désinfection (destruction temporaire).

La destruction des vecteurs vivants est un moyen de prophylaxie passive efficace. Elle passe par la désinsectisation, la dératisation.
La prophylaxie active permet à l'organisme de neutraliser les microbes qui l'agressent soit en lui fournissant les moyens de défense préparés soit en suscitant leur production par l'organisme. Séro-prévention et immunoglobines sont des anticorps d'origine animale ou humaine administrés à l'organisme qui permettent d'obtenir une immunité.

La vaccination

L'antigène bactérien ou viral est administré à l'organisme qui synthétise lui-même les anticorps.
L'immunité vaccinale est active, spécifique et de longue durée. Il existe en France un calendrier vaccinal répertoriant l'ensemble des vaccinations obligatoires ou conseillées. La politique de vaccination est déterminée par le ministère chargé de la Santé à partir du Conseil Supérieur d'Hygiène Publique de France et sur la base de recommandations du Comité Technique des Vaccinations (CTV) créé en 1985 afin de disposer d'une expertise spécialisée dans le domaine de la vaccination.

LE SIDA

Les maladies transmissibles (liées aux infections) qui étaient considérées au second rang après les maladies chroniques (comme les maladies cardiovasculaires ou les cancers) sont, avec l'arrivée de l'infection au VIH provoquant le SIDA au début des années 1980 en France, redevenues une préoccupation de santé publique pour les autorités sanitaires, et plus généralement pour l'ensemble de la population.
Le VIH détruit le système de défense immunitaire en s'incluant au programme génétique des lymphocytes T4. Le rétrovirus VIH (virus de l'immunodéficience humaine) se présente sous deux formes :

- VIH-1 répandu en Europe, aux États-Unis, en Afrique Centrale et de l'Est ;
- VIH-2 isolé en Afrique de l'Ouest.

Le VIH est un rétrovirus dont l'homme est le seul porteur, et qu'il transmet.
On distingue trois catégories de patients :

- ***les malades atteints du SIDA diagnostiqué***. En France, leur nombre est passé de 5 700 en 1994 à environ 1 800 en 1998 et environ 1 500 en 1999. De même, le nombre de décès par SIDA, qui s'élevait à environ 4 100 en 1994, est estimé à 1 016 en 2001 (résultats définitifs INSERM) ;
- ***les séropositifs ou porteurs sains***. L'estimation de séropositivité est de 6 000 en 2003 et 7 000 en 2004 ;

- ***les porteurs contaminés mais non encore séropositifs.*** Le délai de séroconversion (latence) est mal connu, de 15 à 20 jours en cas de transmission par le sang. Il dépend de la fréquence d'exposition, de la réponse de l'hôte et d'autres facteurs, en cas de transmission sexuelle, pour un délai de séroconversion de plusieurs semaines.

L'épidémie de SIDA en France

On estime à 7 000 le nombre de personnes séropositives en 2004, dont environ un quart a été contaminé dans les 6 mois précédant leur diagnostic. Deux sous-groupes restent particulièrement touchés, les homosexuels masculins et les personnes originaires d'Afrique sub-saharienne, alors que la réduction de la transmission chez les usagers de drogues semble se poursuivre (source : InVs).
Les homosexuels masculins représentent 24 % des séropositifs en 2004, pourcentage en augmentation entre le premier semestre 2003 (19 %) et le second semestre 2004 (27 %). Les causes signalées sont une augmentation de la fréquence des rapports non protégés entre 1997 et 2000, la fréquence des partenaires occasionnels, l'importance prise par les sites de rencontre sur Internet.

L'épidémie de SIDA dans le monde

La pandémie de SIDA est d'autant plus inquiétante qu'elle touche tous les continents. Certes l'Afrique sub-saharienne est la plus touchée mais la Fédération de Russie avec des estimations allant de 500 000 à 1 500 000 cas séropositifs, l'Ukraine et les États baltes sont dans des situations tout aussi inquiétantes. L'épidémie n'épargne pas non plus les républiques d'Asie centrale comme le Kirghizstan ou l'Ouzbékistan. On observe une incidence annuelle (nouveaux cas) d'environ 300 000 personnes dont la grande majorité n'a pas accès à la trithérapie pour des raisons strictement économiques.
Il existe des traitements empêchant le passage au stade clinique de SIDA et réduisant les risque de décès, mais seule la fabrication de médicaments génériques peut permettre aux pays en développement de traiter ces malades. Ainsi le Brésil fabrique à bas prix des génériques et 100 000 personnes en reçoivent, réduisant de 50 % le nombre de décès.
Depuis 2002, les pays en développement sont aidés par le Fonds Global de Lutte contre le SIDA, la Tuberculose et la Malaria, qui met à leur disposition des ressources financières pour lutter contre ces maladies. Le fonds est financé par des donations de la communauté internationale, pays et insti-

tutions privées. À partir de 2007 et selon les experts, le fonds aura besoin de 7 milliards par an pour atteindre ses objectifs de lutte.
Une étude de l'organisation nationale de contrôle du SIDA en Inde (NACO) évoquait déjà un nombre de 4,58 millions de séropositifs fin 2002. Il faut pour cette population mettre en place des mesures urgentes et éviter ainsi que l'ampleur de l'épidémie calque celle de l'Afrique. Certaines régions de Chine sont touchées depuis plusieurs années, mais les chiffres souffrent encore d'un manque de transparence. D'autres pays tels que le Cambodge, le Myanmar-Birmanie et la Thaïlande ont dû lutter contre des « épidémies graves sévissant à l'échelle de la nation » selon ONUSIDA.

Les voies de contamination

La plus importante est la ***voie sexuelle***, le virus présent dans le sperme et les sécrétions vaginales est transmis lors des rapports sexuels (hétérosexuels ou homosexuels) ; la contamination n'est pas systématique.
La contamination se fait par ***voie sanguine*** lors de transfusion de sang ou lors d'usage d'aiguilles et seringues souillées chez les usagers de drogues par voie veineuse, ou de façon accidentelle chez les professionnels de santé. La contamination par transfusion sanguine a eu lieu jusqu'en 1985 ; aujourd'hui un risque minime demeure si un don de sang est effectué en période de séroconversion. L'estimation de ce risque est de 1 pour 200 000 dons. Depuis le 1er août 1985, le dépistage systématique des anticorps anti-VIH est pratiqué pour tous les dons de sang.
La ***voie transplacentaire*** peut permettre la contamination de l'enfant par la mère séropositive. Le risque de contamination est estimé dans les pays développés et sans traitement préventif à un sur cinq en moyenne. Le risque le plus grand de contamination pour l'enfant se situe en fin de grossesse, lors des échanges sanguins entre le fœtus et la mère. Les autres risques se situent lors de la phase de l'accouchement et durant l'allaitement maternel. Depuis mai 1994, il est préconisé un traitement par AZT (azidothymidine) au cours de la grossesse et durant l'accouchement pour les femmes souhaitant poursuivre leur grossesse.

Prévention du SIDA

La ***Division SIDA*** est rattachée à la Direction Générale de la Santé (DGS) ; elle définit les orientations en matière de prévention. Elle est devenue le bureau ***Lutte contre le VIH***.

La ***Mission SIDA***, créée en 1987 au sein de la Direction des Hôpitaux, est devenue le bureau ***Qualité et sécurité des soins en établissements de santé*** de la Direction de l'Hospitalisation et de l'Organisation des Soins (DHOS).
Le ***Conseil National du SIDA*** (CNS), créé en 1989, en complémentarité avec l'***Agence Française de Lutte contre le SIDA*** (AFLS) et l'***Agence Nationale de Recherche sur le SIDA*** (ANRS), a pour mission de donner son avis sur l'ensemble des problèmes posés à la société par le SIDA et de faire au gouvernement toute proposition utile.
Plusieurs associations participent à la lutte et des campagnes médiatiques telles que Sidaction participent à son financement au travers des dons des téléspectateurs, lors de journées de mobilisation des personnalités du monde des arts et du spectacle, à l'instar du Téléthon.
La prévention passe par l'usage de préservatifs pour limiter la transmission homo- ou hétérosexuelle, et par l'adoption de comportements sans risque (limitation du nombre de partenaires, refus de partenaires à risque, etc.).
La vente libre des seringues et aiguilles à usage unique (décret du 13 mai 1987) ou l'échange gratuit de ces matériels visent à réduire la contamination chez les toxicomanes.
Les patients séropositifs sont pris en charge à 100 % par l'Assurance maladie. Le traitement par AZT et plus récemment la bi- et trithérapie sont institués pour retarder l'apparition du SIDA avéré chez les séropositifs. À plus long terme, l'élaboration d'un vaccin, en cours de recherche, constituera une avancée considérable. Toutefois, les particularités du VIH dont les mutations sont fréquentes font que ce vaccin reste à l'état d'expérimentation. Il existe une phase d'essais en cours pour tester l'innocuité, la tolérance, la réponse immunitaire. Après cette phase, d'autres essais seront étendus à un plus grand nombre d'individus et sur une période plus longue.
L'avancée actuelle des recherches ne doit pas faire diminuer les efforts de prévention pour empêcher la propagation de l'épidémie. Différentes campagnes financées par l'État ont permis de renforcer la prévention.

Le dépistage

Il est obligatoire pour les dons de sang et ses dérivés, les dons d'organes, de tissus ou de cellules, les dons de sperme. Il est effectué par le médecin ou dans des centres de dépistage gratuits et anonymes mis en place par les départements depuis le décret du 18 janvier 1988. L'assurance maladie le prend en charge à 100 %. Il est proposé dans les consultations prénuptiales, prénatales et postnatales (décret du 17 juillet 1992), ainsi qu'aux patients hospitalisés et effectué seulement après leur consentement.

LES HÉPATITES VIRALES

Les trois hépatites les plus fréquentes (A, B, C) sont transmises essentiellement par le sang et provoquent une maladie chronique du foie. L'infection chronique par hépatites A, B et C entraîne environ 4 000 décès par an en France selon l'INSERM et l'Institut de Veille Sanitaire (InVS).

L'hépatite A

Elle est transmise par la voie oro-fécale soit de personne à personne soit par l'intermédiaire d'aliments contaminés. C'est une affection aiguë qui n'évolue pas vers la chronicité. Cette infection diminue régulièrement grâce aux progrès de l'hygiène.
Cette hépatite aiguë représente par an quelques cas (environ une quinzaine) pour 100 000 habitants. Le facteur de risque principal est lié aux voyages dans les pays du Sud. Le risque infectieux peut être limité par un vaccin inactivé pour les personnes voyageant dans les pays d'endémie.
L'hépatite A est une maladie à déclaration obligatoire (DO).

L'hépatite B

Elle est transmise par le sang, le sperme, les sécrétions vaginales et la salive. Elle est responsable d'infections aiguës parfois mortelles dans les formes fulminantes ou de complications graves à plus long terme.
Par an, elle était estimée à 3 000 nouveaux cas, dont deux tiers chez des hommes de 20 ans et plus. La plupart des modes de transmission de l'infection est la voie intraveineuse dans 20 % des cas et la voie sexuelle dans 35 % des cas, mais pour 30 % des cas aucun facteur de risque n'est identifié.
Environ 100 000 personnes sont porteuses chroniques du virus en France. Un programme de vaccination est mis en place pour l'ensemble des individus et surtout des groupes à risque (adolescents, personnels de santé, toxicomanes,...).

L'hépatite C

Elle est transmise surtout par le sang lors de transfusions sanguines. Le virus s'est aussi répandu chez les toxicomanes par voie intraveineuse.
Les estimations de la population séropositive après enquêtes porteraient sur 500 000 à 650 000 cas en 1994. Cette infection, du fait du nombre d'individus touchés, est une préoccupation de santé publique. Elle évolue vers la chronicité ou vers des lésions hépatiques graves engendrées à long terme.

Il a été recommandé chez les toxicomanes et les individus transfusés avant 1992 un dépistage actif de l'infection grâce aux tests de plus en plus performants, car il existe, bien que dans quelques cas seulement, des traitements efficaces. Il demeure un niveau de transmission non négligeable chez les toxicomanes malgré la politique de réduction des risques ; de même, l'exposition nosocomiale impose le renforcement de la surveillance et l'évaluation du programme de dépistage et de prise en charge mis en place.

LES INFECTIONS NOSOCOMIALES

Définition

C'est une infection contractée dans un établissement de soins. La personne est hospitalisée pour un problème spécifique et en contracte un autre dans le service de soins de l'hôpital d'admission.
Selon l'Académie de médecine, les infections nosocomiales sont « celles scientifiquement prouvées imputables aux soins, quelles que soient la qualité du soignant et la structure de soin, qu'il s'agisse d'un acte de diagnostic, de thérapeutique, de prévention ou de santé publique ».
L'***infection*** (c'est-à-dire la pénétration dans l'organisme d'un agent étranger comme une bactérie, un virus, un champignon, un parasite, capable de s'y multiplier et d'y induire des lésions pathologiques) est qualifiée de ***nosocomiale*** (du grec *nosokomeion* qui signifie « hôpital ») lorsqu'elle est contractée à l'hôpital, généralement lors d'actes thérapeutiques (pose d'une sonde, ponction, intervention chirurgicale, réfection de pansement, etc.).

La situation actuelle

Les infections nosocomiales touchent en particulier les personnes fragilisées sur le plan immunitaire (personnes âgées, malades atteints de pathologies graves telles que le cancer).
Des problèmes d'hygiène sont fréquemment rencontrés, tels que l'hygiène des mains des soignants, de l'environnement (objets et surfaces) car certaines bactéries peuvent survivre pendant plusieurs jours. Ce sont des micro-organismes résistant le plus souvent aux antibiotiques qui provoquent ces infections.
Un délai de 48 à 72 heures entre l'admission et le début de l'infection permet de déduire que l'infection a été contractée au sein de l'établissement. En cas d'intervention chirurgicale, un suivi post-opératoire de 30 jours permet la détection d'une infection nosocomiale. Ce délai peut être porté à 1 an s'il y a eu pose de matériel, par exemple prothèse de hanche.

Les chiffres portent sur des estimations de l'ordre de 5 à 10 % des patients hospitalisés par an qui contractent une infection nosocomiale ; 600 000 à 1 100 000 personnes admises en hospitalisation pour un court séjour développent une infection, ce qui provoquerait 4 000 décès par an.
Selon plusieurs enquêtes, il est estimé que 22 % des malades en service de réanimation, où les actes thérapeutiques sont très invasifs (injection, sondage...), sont porteurs d'une infection nosocomiale.
Les traitements mis en place pour enrayer l'infection augmentent le coût de la prise en charge hospitalière du patient de l'ordre de 1 000 euros pour une antibiothérapie. Les infections nosocomiales augmentent aussi la durée d'hospitalisation de 3 à 13 jours avec, là encore, un surcoût d'environ 1 700 euros par jour en service général et d'environ 2 000 euros par jour en réanimation.
Ces infections sont reconnues comme un problème de santé publique de par leur fréquence, leur coût et leur gravité.

Fréquence des infections nosocomiales

- Les infections urinaires sont les plus fréquentes (bactériurie symptomatique et asymptomatique).
- Les infections de plaies opératoires superficielles ou profondes.
- Les infections respiratoires (pneumonie).
- Les infections sur cathéter.

Les services les plus touchés par ordre décroissant sont la réanimation, la chirurgie, la médecine. Les services à moindre risque sont la pédiatrie et la psychiatrie.
Deux circulaires de 1973 et 1975 mettent en place dans chaque hôpital un ***Comité de Lutte contre l'Infection Nosocomiale*** (CLIN). Ces comités deviennent obligatoires en 1988 dans tout établissement participant au service public hospitalier.
Il s'ensuit une réglementation très contraignante pour protéger le mieux possible le patient entrant dans un établissement de soins. Elle recouvre à la fois la stérilisation des matériels médicaux, l'élimination des déchets, l'obligation de rapports d'activité des CLIN, etc., tout cela s'inscrivant dans une réelle politique de prévention.
À l'échelle mondiale, un programme de lutte contre les infections nosocomiales vient d'être lancé, sous l'égide de l'OMS, par l'Alliance mondiale pour la sécurité des patients, créée en 2004. On estime que 1,4 million de personnes dans le monde souffrent d'infections contractées à l'hôpital. L'hygiène des mains en milieu médical a fait l'objet de directives établies par l'OMS. Il reste à tester l'application de ces directives. Le thème de la propreté (« un soin propre est un soin plus sûr ») vise des objectifs concrets tels que :

- assurer la sécurité transfusionnelle et des injections ;
- assurer la sécurité de la gestion de l'eau et des déchets sanitaires ;
- contrôler les épidémies (SRAS, Ebola, grippe aviaire…) qui pourraient transformer l'hôpital en lieu de diffusion des épidémies.

En France, la loi du 4 mars 2002 portant sur le droit des patients devant la Commission Régionale de Conciliation et d'Indemnisation permet une procédure amiable en cas d'accident médical, avec organisation rapide d'expertise et d'indemnisation. Cette loi instaure une « présomption de faute » à l'encontre de l'établissement de soin public ou privé responsable. L'établissement mis en cause ne peut être disculpé qu'en apportant la preuve d'une cause étrangère, c'est-à-dire extérieure à l'établissement (malade déjà porteur du germe).

SUJETS TYPES

1) SIDA : le risque d'une « épidémie généralisée » menace l'Europe de l'Est (extrait)

Avec la Lettonie, l'Ukraine et l'Estonie, la Fédération de Russie connaît depuis plusieurs années les taux les plus élevés de progression de la maladie. Mais le processus semble s'accélérer dans les autres pays de la région. Le rapport du PNUD (Programme des Nations Unies pour le Développement) considère que « la possibilité d'une croissance significative – sinon d'une épidémie constituée – est très réelle. Pendant ce temps, des milliers de personnes infectées par le VIH sombrent dans les failles des systèmes de santé de la région et ne reçoivent pas les traitements ou les soins que leur maladie nécessite ». Plusieurs États de la région vont devoir vivre durablement avec cette épidémie et ses conséquences.

Paul Benkimoun, Le Monde, 19 février 2004

▲ ***Que vous inspire cet extrait d'article ?***

Propositions de réponse

- En général on parle plutôt de la situation dramatique dans les pays africains. Or, l'article nous informe d'une telle situation en Russie et dans les Pays Baltes.
- Le PNUD démontre la réalité de l'épidémie et dénonce les failles des systèmes de soin. La plupart des malades n'ayant pas accès aux traitements, la situation pandémique ne peut que s'aggraver avec le temps.

- C'est tout le problème des pays confrontés à une insuffisance de la prise en charge qui est mis en avant.
- Il faut rappeler que les traitements sont coûteux et de ce fait non accessibles aux pays économiquement fragiles.

2)

Les radiations ionisantes augmentent le risque de survenue des leucémies et de cancers de la thyroïde. Les rayons ultraviolets sont responsables de l'apparition de tumeurs cutanées, essentiellement des mélanomes. Les expositions professionnelles pourraient expliquer 4 % des décès par cancer. On citera principalement l'amiante et les mésothéliomes, l'arsenic et les cancers primitifs du foie ou les cancers de la peau, les goudrons et le cancer de la vessie et de la peau, le bois et le nickel et les cancers des sinus de la face.

S'il paraît difficile d'agir sur la pollution et les virus en tant que facteurs de risque sur les cancers, il est évident en revanche qu'une action de prévention efficace et ciblée, visant à limiter la consommation d'alcool et de tabac, pourrait obtenir des résultats significatifs. Or, par exemple, malgré le renforcement récent de lutte contre le tabagisme, la cour des comptes relève dans ce rapport que des progrès certains restent à accomplir tant en ce qui concerne le contrôle de l'application actuelle de la réglementation « anti-tabac » que les actions de communication destinées soit au grand public, soit à des populations plus particulièrement exposées.

Rapport de la Cour des comptes, septembre 2000

▲ ***Sur la base de cet extrait, donnez quelques arguments pour expliquer que la lutte contre le cancer reste un combat difficile.***

Propositions de réponse

- Les facteurs de risque du cancer sont multiples, il n'existe pas « un » cancer mais « des » cancers : les cancers en lien avec l'environnement (radiations ionisantes, UVB...), les cancers professionnels (amiante, bois...), les cancers liés aux comportements (alcool, tabac).
- La lutte contre les causes environnementales est particulièrement difficile, voire impossible : « on ne peut pas lutter contre un nuage radioactif » (Tchernobyl), d'autant qu'on découvre depuis peu de plus en plus de cancers liés à des dérives environnementales (sites industriels, stockages non contrôlés...). La priorité de l'emploi et de l'industrie a longtemps pris le dessus sur la prise en compte des risques pour la population.
- Les cancers professionnels liés aux modes de production industrielle ont mis aussi du temps à être reconnus. Il a fallu atteindre des chiffres alarmants

pour que des évolutions notoires aient lieu (suppression de l'amiante par exemple).

- Les cancers liés aux comportements sont a priori mieux connus et une législation encadre déjà l'usage des produits incriminés. Cependant, les lois ne sont pas toujours respectées (on fume encore dans de nombreux lieux publics), et on ne doit pas oublier que les produits en question, licites, en vente libre, créent des phénomènes de dépendance considérables.
- La lutte contre le cancer est devenue une réelle priorité de santé publique.

3)

Une bactérie « multi-résistante » aux antibiotiques qui a sévi dans des établissements de santé du Nord de la France a causé la mort de 18 personnes, sur 112 touchées depuis six mois, mais l'épidémie de cas d'infection semble en régression. La lutte contre la bactérie en cause est difficile. Cependant, la maladie serait en train de diminuer, selon le centre de coordination de lutte contre les infections nosocomiales (CCLIN).

Dépêche AFP, décembre 2003

▲ ***Après avoir rappelé ce qu'est une maladie nosocomiale, commentez cette dépêche de l'AFP.***

Propositions de réponse

- Une maladie nosocomiale est une infection contractée lors d'un séjour hospitalier.
- Les germes sont de plus en plus résistants ; ils peuvent entraîner la mort.
- Pour lutter contre les infections nosocomiales, les mesures d'hygiène hospitalière sont renforcées par des protocoles spécifiques (hygiène des mains, des locaux…) et des commissions de surveillance sont mises en place (ex : les CLIN).

20 ▸ LES HANDICAPS

DÉFINITION

Le handicap est une altération transitoire ou définitive de l'intégrité physique ou mentale, congénitale ou acquise du fait de l'âge, d'une maladie ou d'un accident, et qui peut être préjudiciable à l'autonomie de la personne et à son aptitude à fréquenter l'école ou à travailler. Selon cette définition, le handicap recouvre l'inadaptation, l'inaptitude et l'invalidité :

- ***l'inadaptation*** est l'impossibilité d'exercer des activités de manière temporaire ou définitive ;
- ***l'inaptitude*** est l'état qui correspond à cette impossibilité ; on parle d'inaptitude totale ou partielle au travail ;
- ***l'invalidité*** est la diminution des capacités d'activité professionnelle ou domestique ; elle ouvre droit aux prestations de la Sécurité sociale.

Les concepts les plus retenus sont ceux de l'OMS :

- ***la déficience***, concept clinique, dépend d'une lésion anatomique, physiologique ou psychique de l'organisme ;
- ***l'incapacité***, concept fonctionnel, correspond à la limitation ou la restriction d'activité résultant de la déficience ;
- ***le handicap***, concept social, est un désavantage social résultant des concepts précédents, dans la vie de tous les jours.

ESTIMATION DU NOMBRE DES HANDICAPÉS

En France, on estime à 10 % de la population le nombre de personnes handicapées, soit près de 5 500 000 personnes qui déclarent un handicap ou une gêne dans la vie quotidienne. Parmi elles, 940 000 perçoivent une aide spécifique ; 850 000 sont aptes à travailler, mais seulement 500 000 occupent une activité professionnelle.

Les handicaps constituent un fait social et représentent des coûts financier, social et humain qui traduisent l'ampleur du problème par le biais des allocations d'éducation spéciale, des allocations aux adultes handicapés et des pensions d'invalidité.

LE DÉFICIT SELON LA CAUSE

Trois types de handicaps sont connus :

- *par maladies chroniques* (cardiopathie, épilepsie, psychose...) dans 53 % des cas ;
- *congénitaux*, par exemple certains handicaps mentaux avec les arriérations profondes, des débilités moyennes, des infirmités motrices ou par déficits sensoriels (déficiences visuelles et auditives) dans 31 % des cas ;
- *traumatiques* : handicaps moteurs ayant une origine traumatique dans 16 % des cas.

LA PRÉVENTION

Elle comprend des mesures de dépistage des anomalies congénitales et des maladies héréditaires pour les familles à risque.

La prévention de la prématurité, la surveillance en PMI, l'éducation pour la santé (exemple : lutte contre l'alcoolisme), des mesures législatives accompagnent la protection routière et la sécurité dans le travail, l'amélioration du cadre de vie.

LES MESURES EN FAVEUR DE L'ADULTE HANDICAPÉ

C'est la Commission Technique d'Orientation et de Reclassement Professionnel (COTOREP) qui garantit l'emploi, les ressources et l'hébergement.

Cette commission détermine des secteurs de travail protégé, des centres d'aide par le travail (CAT). Elle garantit des ressources minimales (90 ou 70 % du SMIC) selon les secteurs d'activité, ou l'attribution de l'allocation aux adultes handicapés (AAH). Elle propose une orientation soit en maison d'accueil, soit en foyer d'hébergement, ainsi que des dispositions qui visent à améliorer la vie quotidienne des personnes handicapées, telles que :

- l'aménagement des locaux d'habitation ;
- l'accès aux transports collectifs ;
- l'accessibilité aux lieux publics ;
- les émissions de télévision sous-titrées ;
- la pratique du « handisport », etc.

La réadaptation et la réinsertion des personnes handicapées sont prévues par les lois du 30 juin 1975 et du 1er janvier 1991. Les dispositions portent sur l'éducation, l'emploi et l'intégration sociale des handicapés. Les entreprises de plus de 20 salariés sont tenues d'embaucher un quota de 6 % de handicapés ou de verser une contribution financière de remplacement. On estime qu'un quart seulement des entreprises françaises appliquent la loi, les autres payent des pénalités.

LES MESURES SPÉCIFIQUES À L'ENFANT HANDICAPÉ

C'est la Commission Départementale d'Éducation Spéciale (CDES) qui reconnaît le handicap et oriente l'enfant vers des établissements d'éducation spéciale pour déficients mentaux, établissements pour arriérés profonds ou polyhandicapés, établissements pour déficients sensoriels et moteurs.
La commission attribue une allocation d'éducation spécialisée versée par la Caisse d'allocations familiales.

L'ANNÉE EUROPÉENNE DES PERSONNES HANDICAPÉES EN 2003

Issue de la déclaration de Madrid, l'année européenne a été proclamée par plus de 600 participants de 34 pays lors du congrès européen des personnes handicapées en mars 2002. Durant toute l'année 2003, de nombreuses actions ont eu lieu en Europe pour promouvoir les droits des 37 millions d'Européens handicapés. Les difficultés quotidiennes auxquelles doivent faire face ces personnes ont été évoquées pour sensibiliser le public.
Les handicapés font souvent l'objet de discriminations et d'exclusion sociale, et cette année devait permettre l'intégration, faire des handicapés des citoyens à part entière dans l'esprit de la déclaration de Madrid. Le processus engagé est l'égalité de ces personnes et de leurs familles selon des programmes d'action impliquant les autorités politiques, les médias, les employeurs, les parents et enseignants, les associations, etc.
Pour le président de la République Jacques Chirac, la politique en faveur des personnes handicapées, la lutte contre l'insécurité routière et la recherche contre le cancer sont les trois priorités de son quinquennat. Le budget annuel consacré au handicap est de 24 milliards d'euros.

Une année européenne des personnes handicapées, pour quoi faire ?

Cette année visait à faire émerger de nouvelles politiques, améliorer l'accès à l'emploi mais aussi améliorer l'accès aux transports en commun, aux par-

kings, aux bâtiments publics, aux logements et aux nouvelles technologies. Elle devait permettre une meilleure égalité des chances et des droits entre valides et handicapés, changer notre regard sur le handicap, provoquer « un changement profond des mentalités ».
La loi pour l'égalité des droits et des chances, la participation et la citoyenneté des personnes handicapées a été promulguée le 11 février 2005.

SUJET TYPE

Le combat d'une avocate en fauteuil roulant pour accéder aux tribunaux, son « outil de travail » (extrait)
Le rêve de Marianne Geoffroy Bleitrach peut sembler bien prosaïque. Un jour, se prend-elle parfois à espérer, elle pourra accéder tranquillement à son lieu de travail, sans devoir mobiliser quiconque pour l'aider, ni prévenir de son arrivée à l'avance. Marianne Geoffroy Bleitrach, 54 ans, est avocate depuis vingt-six ans au barreau de Béthune (Pas-de-Calais). Voilà dix ans qu'elle se bat pour pouvoir simplement accéder aux tribunaux du Nord-Pas-de-Calais, dont l'entrée, comme partout en France, se fait souvent par un escalier magistral. De quoi donner toute solennité au lieu. Et interdire Me Geoffroy Bleitrach de plaidoirie. Car l'avocate se déplace en fauteuil roulant. Excédée, elle s'est résolue en septembre à attaquer le ministère de la Justice devant un tribunal administratif. « C'est mon outil de travail, le tribunal ! s'emporte-t-elle. C'est comme si vous ne pouviez vous rendre à votre bureau chaque jour ! »

Pascale Krémer, Le Monde, 15 novembre 2003

▲ ***Quelle est la problématique que soulève cet extrait d'article ?***

Propositions de réponse

- Il s'agit de la question du handicap et de l'insertion des personnes handicapées dans la vie courante.
- Les infrastructures, y compris les infrastructures publiques, ne sont pas adaptées.
- Dans le cas de madame Geoffroy Bleitrach, cela l'empêche de travailler alors que le travail est un garant essentiel de l'intégration sociale.
- L'année 2003 était l'année européenne du handicap.
- Il existe un arsenal de lois qui permettent l'insertion des personnes handicapées mais dans la réalité elles sont très peu souvent appliquées.

21 ▸ SUICIDE ET SANTÉ MENTALE

LE SUICIDE

Il est devenu une préoccupation majeure pour les autorités sanitaires françaises. Sa mortalité et son augmentation croissante, surtout chez les jeunes, en constituent une priorité de santé publique.

L'état de la mortalité

La mortalité liée au suicide (suicide-décès) représentait 11 000 décès en 2000 pour dix fois plus de tentatives, soit environ 130 000 à 160 000 chaque année (une tentative toutes les 40 minutes).
La progression est passée de 8 000 décès en 1974 à environ 12 000 par an, avec une importance relative du suicide maximale vers 30 ans. À cet âge, c'est la première cause de décès qui représente près de 20 % chez les hommes et 15 % chez les femmes.
Le suicide est la deuxième cause de décès, après les accidents, chez les adolescents. En effet chaque jour, 7 personnes de 15 à 34 ans meurent ainsi.
En Europe, la France est très concernée après la Finlande, la Suisse, la Belgique, l'Autriche et le Danemark.
Le suicide-décès est de deux à trois fois plus fréquents chez l'homme que chez la femme, toutefois les tentatives sont trois fois plus fréquentes chez les femmes. Les tranches d'âge les plus concernées chez l'homme se situent entre 40 et 44 ans et après 65 ans. Près de 3 000 personnes de plus de 65 ans se sont suicidées en 1998. C'est un phénomène constamment sous-évalué et banalisé.

Modalités du suicide et facteurs de risque

Les modalités de suicide sont, pour 40 % chez l'homme et 30 % chez la femme, la pendaison. Les suicides par armes à feu représentent le quart des décès essentiellement chez les hommes. L'ingestion de produits toxiques représente environ 13 % des cas, surtout chez les femmes. 10 % environ des suicides se font par noyade. Le gaz est plus rarement utilisé, et il y a probablement un nombre inévaluable de suicides maquillés en accidents.

Il y a, sur le territoire français, une répartition inégale de la fréquence des suicides : ainsi les régions du Nord, de l'Ouest (Bretagne, Normandie et Pas-de-Calais) et surtout les zones rurales sont les plus touchées. Ces régions en ont fait, entre autres, une priorité de santé publique.

Les situations sociales et matrimoniales sont des facteurs de risque à prendre en compte, les célibataires sont plus suicidaires que les veufs(ves) qui eux-mêmes le sont plus que les séparés(es) et divorcés(es), les mariés(es) sans enfant le sont plus que les mariés(es) avec enfants.

La catégorie socioprofessionnelle est également un facteur à prendre en compte, les plus défavorisés (inactifs, ouvriers, agriculteurs...) sont plus exposés. Mais certaines catégories plus favorisées comme les médecins sont également exposées.

De graves événements dans la vie de l'individu peuvent être des facteurs déclenchants de l'acte suicidaire, par exemple le deuil, le divorce, le chômage, la retraite, la détresse sociale (pauvreté, exclusion), l'apparition d'une maladie incurable ou d'un handicap grave, etc.

Des recherches sur les événements associés au risque suicidaire et à sa récidive ont repéré le poids des facteurs psychopathologiques individuels, l'insuffisance de prise en charge médicale après la première tentative et l'importance des facteurs familiaux.

Mais la plus grande probabilité de se suicider découle de la souffrance liée à un trouble mental, avec en particulier un état dépressif. En effet, 45 à 70 % des suicidés sont déprimés avant ou au moment de l'acte et 15 % des déprimés se suicident. Certains troubles psychiatriques sont plus particulièrement à risque :

- l'alcoolisme serait en cause dans 10 à 30 % des cas ;
- la schizophrénie, la toxicomanie, les états névrotiques et psychotiques, la dépression sont des troubles psychiatriques graves qui, d'une manière générale, exposent au risque suicidaire.

La prévention

Elle passe par la lutte contre les principaux facteurs de risque rattachés aux pathologies mentales et l'amélioration de la qualité et du cadre de vie, instituant ainsi une véritable hygiène mentale.

Les groupes à risque tels que les jeunes adultes, les personnes âgées, les malades mentaux, doivent être dépistés ainsi que les facteurs de risque tels que les antécédents de suicide, les difficultés scolaires ou d'insertion sociale, les troubles du caractère ou du comportement, les deuils, etc. Ce dépistage doit s'effectuer dans le cadre de la prévention et de la promotion de la santé en faveur des élèves, dans le système de soins spécialisés en psychiatrie, dans les associations d'aide aux personnes (SOS Amitiés, service d'écoute téléphonique, SOS psychiatrie, Suicide écoute...).

La prévention consiste en la prise en charge des récidives du suicidaire (60 % des personnes qui ont tenté de se suicider récidivent) et de son entourage ainsi que la qualité de la prise en charge sans culpabilisation, que ce soit à l'hôpital ou ailleurs car tous n'ont pas recours à l'hôpital en première intention. Le suivi du patient passe par une surveillance médico-sociale.

Sur décision du secrétaire d'État à la Santé, il a été mis en place un programme national de prévention du suicide chez les adolescents et les jeunes adultes de 1998 à 2000. L'objectif global de ce programme était de « passer en dessous de la barrière symbolique des 10 000 morts dues au suicide par an, en France » (discours de B. Kouchner le 5 février 1998 pour la deuxième journée nationale sur la prévention du suicide).

Plus généralement, la lutte contre toutes les formes d'exclusion (familiale, sociale, professionnelle, etc.) participe à la prévention.

LA MALADIE MENTALE

Les estimations de l'OMS concernant la maladie mentale dans le monde sont les suivantes :

- 52 millions de personnes souffrent de troubles graves comme la schizophrénie ou la dépression grave ;
- 155 millions souffrent de névroses ;
- 120 millions souffrent de troubles affectifs ;
- 50 millions souffrent d'épilepsie ;
- 15 millions souffrent de démences.

Tous les pays sont concernés, quelles que soient l'ethnie et la culture, même si l'expression des symptômes psychiatriques est différente.

La santé mentale est souvent compromise par le mode de vie moderne, les conditions de travail, l'urbanisation, etc. Les pathologies mentales sont variées et souvent graves et invalidantes sur un temps parfois très long, voire durant toute la vie de la personne.

La maladie mentale est considérée par les autorités sanitaires françaises comme la quatrième priorité de santé publique, étant donné l'importance du nombre d'individus concernés. L'ampleur de ce problème de santé se mesure plus en termes de morbidité (maladie) que de mortalité, exception faite pour le suicide.

Les troubles de la santé mentale concernent des milliers de personnes, selon des degrés de gravité variables. L'information diffusée par les professionnels et les médias auprès d'un large public vise à améliorer l'image de la maladie mentale et permettre de reconnaître les problèmes de santé mentale. La dépression, le malaise des jeunes, l'autisme de l'enfant sont des thèmes qui de ce fait deviennent publics. Cependant, la schizophrénie et les problèmes de santé mentale liés à l'alcoolisme, bien que fréquents et graves, sont encore méconnus.

Plus d'un million d'adultes sont suivis chaque année par les secteurs de psychiatrie générale et près de 450 000 enfants par les secteurs infanto-juvéniles.

Les principales pathologies rencontrées sont :

- la schizophrénie ;
- les dépressions ;
- les troubles délirants ;
- les troubles du comportement et de la personnalité ;
- l'alcoolisme.

Il y a une prédominance masculine pour la schizophrénie et l'alcoolisme, et une prédominance féminine pour la dépression.

La mortalité liée aux troubles mentaux

L'estimation du nombre de décès est de 17 000 (INSERM 2000) en excluant ici les décès par suicide. La pathologie mentale est la dixième cause de décès chez l'homme et la huitième chez la femme.

Le suivi pendant deux ans d'une cohorte de patients schizophrènes montre une surmortalité importante :

- la mortalité pour cause naturelle est chez ces patients deux fois moins élevée que celle de la population générale ;
- il existe une forte surreprésentation des décès par suicide des patients schizophrènes, estimée environ vingt fois plus élevée que celle de la population générale.

La protection de la santé mentale

Elle a pour but de favoriser l'épanouissement des individus, permettre l'amélioration du cadre et des conditions de vie, lutter contre la toxicomanie et l'alcoolisme. La prévention passe par la mise en place de structures d'accueil et de soins telles que les Centres Médicaux Psychologiques (CMP) qui comprennent une équipe pluridisciplinaire (psychiatres, infirmiers, travailleurs sociaux, etc.). La prévention comprend le diagnostic précoce et la mise en place du traitement et du suivi psychologique de la personne. Le recours à l'hospitalisation est possible, en particulier durant la phase aiguë du trouble.

Le dispositif de soin en santé mentale est constitué d'un ensemble de structures spécialisées qui peuvent répondre aux besoins des patients souffrant de troubles psychiatriques.
Pour le Haut Comité de la Santé Publique ainsi que pour les usagers et les professionnels, l'objectif est d'améliorer la qualité de vie et l'insertion sociale des malades chroniques, mais il y a encore un travail formidable à accomplir dépendant de « l'hétérogénéité de la réponse de la collectivité dans le traitement social de la réinsertion pour atteindre cet objectif ».

SUJET TYPE

> ***Plus de 3 000 personnes âgées se suicident chaque année en silence*** (extrait)
> Pas facile d'affronter la déchéance d'un parent âgé, de faire la part des choses entre les stigmates de la vieillesse, parfois lourds à supporter et très onéreux à prendre en charge, et la spirale dépressive, entre le droit de son parent vieillissant à « choisir » sa fin de vie, en quelque sorte, et la non-assistance en personne en danger. Le suicide de la personne âgée pose question : est-il une sorte d'euthanasie appliquée à soi-même, un choix légitime de finir dans la dignité ou l'expression d'un non-choix, de l'enfermement dans une souffrance, d'une impasse dont on ne peut sortir ?
>
> *Delphine Saubaber, Le Monde, 7 février 2004*

▲ ***Sur la base de cet extrait d'article, donnez votre point de vue sur le problème du suicide en France et sur celui des personnes âgées en particulier.***

Propositions de réponse

- Le problème du suicide touche majoritairement les personnees âgées bien qu'on parle plus souvent du suicide des jeunes.
- Il est d'ailleurs parfois difficile d'identifier l'acte suicidaire chez les personnes âgées, on le confond parfois avec des accidents domestiques ou avec le fait que les personnes se laissent mourir (syndrome de glissement).
- Cela traduit la grande souffrance psychique liée au vieillissement mais aussi le fait que le suicide des personnes âgées paraît « moins choquant » en raison d'un phénomène d'indifférence de la société (ex : canicule 2003). Le suicide devient un moyen de finir sa vie dans la dignité.

22 ▸ VÉRIFICATION DES CONNAISSANCES

Pour chaque sujet abordé dans cet ouvrage, nous proposons un ensemble de questions permettant au candidat de vérifier ses connaissances. Une à deux questions de cours sont posées, avec réponses. Les candidats devront être capables d'y répondre sans difficulté.
Selon l'importance du problème, figurent aussi une à deux questions de réflexion pour lesquelles nous avons avancé des pistes de réponses. Ces questions ont été choisies en fonction de la pertinence des raisonnements que peuvent être amenés à développer les candidats lors d'un examen. Les réponses proposées ne sont pas exclusives, le lecteur pourra trouver lui-même d'autres éléments d'information et de réflexion. Cela est d'autant plus vrai qu'entre la date d'élaboration de l'ouvrage et sa parution, l'actualité peut toujours évoluer. Nous rappelons aux candidats l'indispensable nécessité d'une attention particulière et régulière à l'information.

LA FAMILLE

Question de cours

▲ *Quelles sont les principales transformations sociologiques que la famille a connues au cours du XXe siècle ?*

Réponse

La famille a connu de nombreuses transformations sociologiques. La famille traditionnelle a d'abord laissé la place à un modèle plus réduit, le modèle nucléaire. Depuis les années 1970, un recul très net de la nuptialité est constaté. De nombreux phénomènes ont contribué à modifier la structure de la famille :

- l'émancipation des femmes qui les a conduites à se forger une fonction sociale et économique dans le ménage alors qu'auparavant le mariage avait souvent pour les filles valeur de substitut à un statut professionnel ;
- l'industrialisation, l'urbanisation et la plus grande mobilité géographique qui ont entraîné l'exode rural et provoqué la séparation d'avec les grands-parents ;
- la libéralisation des mœurs et une plus grande permissivité dans l'éducation qui ont conduit à reformuler les rapports entre les hommes et les femmes ;
- l'augmentation de l'âge moyen au premier mariage ;
- la prolongation de la scolarité et l'entrée plus tardive des jeunes sur le marché du travail contribuant à ce qu'ils restent plus longtemps au sein du foyer familial.

Question de réflexion

▲ ***Suite à la montée de la délinquance des jeunes, certaines personnalités politiques préconisaient de supprimer les allocations familiales aux parents ne remplissant par leurs engagements éducatifs afin de les responsabiliser. Qu'en pensez-vous ?***

Pistes de réponse

Les parents ont un devoir de surveillance et d'éducation, ils doivent assumer la subsistance alimentaire de leurs enfants mais aussi l'entretien matériel et vestimentaire. Ils ont aussi pour obligation de suivre leur parcours scolaire et de leur garantir un minimum d'instruction (celle-ci est obligatoire jusqu'à 16 ans).

Face à la montée de la crise, les familles connaissent de plus en plus de difficultés pour assumer ces charges. Le chômage et la précarité créent des difficultés financières, mais plus globalement c'est tout l'équilibre des repères familiaux qui est remis en cause. Un père au chômage perd de son autorité, l'éclatement familial et l'augmentation du nombre de familles monoparentales (essentiellement des femmes) suppriment aussi des référents indispensables pour les enfants alors qu'en parallèle se développent des phénomènes de délinquance de plus en plus précoce.

Il est nécessaire de savoir que les parents d'enfants mineurs délinquants sont responsables devant la loi et susceptibles d'être condamnés. De plus, il est déjà possible de mettre les allocations sous tutelle lorsque la charge éducative n'est pas remplie par les parents. La suppression des allocations n'est pas souhaitable car majoritairement les problèmes des enfants sont liés à la précarité de leurs parents ; cela reviendrait à aggraver encore plus les situations.

L'ENFANT

Questions de cours

▲ *Qu'est ce que la protection maternelle et infantile (PMI) ?*

Réponse

C'est un système de protection qui assure des mesures de prévention médicale, psychologique et sociale pour la santé de la future mère, de la mère et de ses enfants jusqu'à l'âge de 6 ans. Les PMI sont des services départementaux qui dépendent du Conseil général. Un de leurs objectifs premiers est la diminution du taux de mortalité infantile.
Pour les futurs parents : des consultations prénuptiales sont organisées en vue de la délivrance d'un certificat au moins deux mois avant le mariage.
Pour la femme enceinte : lors de sa grossesse, du troisième mois jusqu'à son terme, la femme passe des examens prénatals pris en charge à 100 % par la Sécurité sociale, permettant une surveillance clinique et échographique. Ces examens, au nombre de 7, sont obligatoires pour la perception de l'allocation pour jeune enfant (APJE). Dans les cas de grossesse à risque ou de familles en difficulté sociale, la mère bénéficiera de visites médico-sociales préventives (sage-femme, assistante sociale).
Pour la mère : dans les deux mois suivant l'accouchement, la mère bénéficie d'examens postnatals pris en charge à 100 % par la Sécurité sociale.
Pour les enfants jusqu'à l'âge de 6 ans : des examens posnatals obligatoires sont organisés afin de surveiller le développement physique, psychomoteur et affectif de l'enfant. On s'assure de la réalisation des vaccinations obligatoires, on détermine d'éventuels handicaps et on consigne l'ensemble de ces informations dans le carnet de santé, obtenu dès la déclaration de naissance à la mairie. L'établissement du certificat de santé est indispensable pour la perception de l'APJE.
Les PMI ont aussi un rôle de détection des mauvais traitements, en conséquence de quoi elles peuvent faire intervenir le service d'aide sociale à l'enfance.

▲ *Quels sont les signes révélateurs de maltraitance ?*

Réponse

La détection des cas de maltraitance relève de la vigilance des personnes en contact avec les enfants à l'hôpital, à l'école, dans les centres de loisirs, les centres de PMI : infirmiers, pédiatres, médecins, instituteurs, professeurs...
Certains indices permettent d'attirer l'attention :
- des marques corporelles ;
- la particularité de certains comportements ;

- le renfermement sur soi ;
- des tremblements sans cause physiologique provoqués par des situations nouvelles ;
- une grande passivité ;
- une agitation régulière ;
- une forte agressivité ;
- les fugues ;
- les tentatives de suicide ;
- la psychose, la dépression ;
- des perturbations graves de la vie affective et sexuelle.

Question de réflexion

▲ *À la suite de « l'affaire Dutroux » qui avait déchaîné la chronique en 1996, les médias français n'ont eu de cesse de dénoncer des cas de pédophilie un peu partout en France. Plus largement, y a-t-il selon vous une recrudescence des maltraitances à enfant ?*

Pistes de réponse

La fréquence des affaires de pédophilie dans les médias traduit plus une meilleure considération des problèmes de l'enfance qu'une recrudescence des maltraitances. Selon la déclaration des droits de l'enfant, adoptée le 20 novembre 1959 par l'assemblée générale des Nations Unies, « l'enfant, en raison de son manque de maturité physique et intellectuelle, a besoin d'une protection spéciale et de soins spéciaux, notamment d'une protection juridique appropriée ».

L'intérêt porté à la condition des enfants n'a cessé de se confirmer. Il a permis de mettre en évidence des comportements d'adultes irrespectueux, voire dangereux envers ceux-ci et de préciser le cadre juridique.

La diffusion d'informations, les campagnes de sensibilisation, les numéros verts à destination d'organismes de protection de l'enfance, le travail préventif en milieu scolaire, ont permis de briser en partie le « mur du silence » et abattu quelques tabous autour de la famille : « se sentir concerné au-delà de ses propres enfants ».

LA SITUATION DES FEMMES

Questions de cours

▲ *De quand date le droit de vote des femmes ?*

Réponse

Le 21 avril 1944, l'ordonnance signée du Général de Gaulle à Alger précise que « les femmes sont électrices et éligibles dans les mêmes conditions que les hommes dès les premières élections après la libération ». Le 29 avril et le 13 mai 1945, les femmes sont appelées à se rendre aux urnes pour la première fois pour les élections municipales.

▲ *En quoi la contraception a-t-elle modifié le paysage social ?*

Réponse

La contraception des femmes est un phénomène important car il a modifié, au-delà du simple aspect de la maîtrise des naissances, le paysage sociologique des sociétés industrialisées. La contraception des femmes a favorisé leur émancipation et permis de les faire sortir de leur seul rôle de mère. Pour bien comprendre l'importance de la contraception chez les femmes, il suffit de rappeler qu'en une année une femme de 25 ans qui a des rapports réguliers sans utiliser de contraceptifs a plus de huit chances sur dix d'être enceinte. À 40 ans elle a encore une chance sur deux.
La pilule contraceptive est apparue sur le marché en 1967, année de la loi Neuwirth qui autorise alors la fabrication et la vente de contraceptifs tout en créant des centres de planification ayant pour but de développer l'éducation familiale en matière de maîtrise de la fécondité.

Question de réflexion

▲ ***Bien qu'elle soit légalisée depuis 1975, l'IVG (interruption volontaire de grossesse) soulève toujours des polémiques et certains parlementaires continuent de réclamer qu'elle ne soit plus remboursée par la sécurité sociale. Commentez.***

Pistes de réponse

De tout temps, lorsque la situation les y poussait, les femmes ont pratiqué l'avortement. Longtemps condamné par la loi, il a été source de souffrances physiques et de mortalité auxquelles s'ajoutaient les souffrances morales liées à la clandestinité des opérations et à la pression morale qui en faisait un acte criminel. (En 1942, les personnes pratiquant l'avortement étaient passibles de la peine de mort ; en 1943 une « avorteuse » fut exécutée.)
L'IVG, autorisée par la loi Veil en 1975, a donc été considérée – et le reste d'ailleurs – par un grand nombre de femmes comme une avancée importante dans l'amélioration de leur qualité de vie.

Cependant, elle est encore contestée par certains courants de pensée qui, d'un point de vue moral ou religieux, considèrent l'avortement comme une dérive du progrès médical. On va jusqu'à considérer l'IVG comme une forme de contraception déguisée. Pour ce faire, on s'interroge sur l'âge du commencement de la vie et on condamne dans les cas les plus extrêmes les « meurtres qui sont commis » légalement (opérations « commando » dans les établissements pratiquant l'IVG). Si l'on ne réclame plus directement l'interdiction de l'IVG, on entend encore certains parlementaires réclamer le non-remboursement de cette intervention. Dans la mesure où l'avortement est souvent lié à des problèmes de précarité et concerne de nombreuses jeunes femmes sans emploi ou en difficulté sociale, le non-remboursement se traduirait souvent en grossesse douloureuse. Cette réclamation est plus ou moins une manière camouflée de remettre en cause la légitimité de cette intervention.

Le progrès que cela constitue pour la qualité de vie des femmes ne permet pas d'envisager en France un retour en arrière. Depuis 1993 et la loi Neiertz, l'entrave à l'IVG est un délit.

LE VIEILLISSEMENT DE LA POPULATION

Questions de cours

▲ ***Quelle est en France la proportion de personnes âgées de 60 ans et plus ? Quelles sont les perspectives pour les vingt ans à venir ?***

Réponse

La population âgée de 60 ans et plus représentera bientôt près de 20 % de la population, soit près de 12 millions d'individus. Les prévisions démographiques de la population âgée de plus de 60 ans sont d'environ 14 millions en 2010 et 17 millions en 2020.

▲ ***Qu'est-ce que la sénescence ?***

Réponse

La sénescence peut être définie comme l'ensemble des processus biologiques qui, avec l'avancée en âge, rendent les individus plus fragiles aux facteurs susceptibles d'entraîner la mort. C'est le déclin des capacités d'adaptation de l'organisme pour maintenir ses fonctions internes face aux agressions extérieures, comme les maladies ou les accidents.

Questions de réflexion

▲ *Quelles transformations sociologiques entraîne le vieillissement de la population ?*

Pistes de réponse

La baisse de la fécondité, l'amélioration de la qualité de vie et la baisse de la mortalité ont entraîné un vieillissement démographique. Plusieurs réflexions s'imposent :

- C'est un problème pour le financement des retraites puisqu'il existe un décalage croissant entre population active et population retraitée. Parmi les recherches de solutions, évoquées dans le chapitre concernant la protection sociale (chapitre 9), on trouve le recul de l'âge de la retraite.
- Le regard sur les populations âgées s'est transformé. Elles constituent par exemple un public consommateur de plus en plus porteur. Les sociétés de loisirs et de voyage développent des produits à destination de ce public, la télévision adapte ses programmes, sans compter l'incitation à la capitalisation qui à la fois constitue une solution pour le financement des retraites, et représente une opportunité pour les assurances privées ou certains circuits financiers (c'est le cas pour les entreprises privées qui sont financées en partie par les fonds de pension). Les personnes âgées voient leur santé s'améliorer et sont donc encore plus fortement amenées à s'interroger sur leur fonction sociale à leur sortie du marché du travail. Valides, elles revendiquent justement que le marché des biens et services s'adapte à l'émergence de ce nouveau public. Le vieillissement de la population devient ainsi source d'emplois. Si la consommation médicale et les dispositifs institutionnels d'hébergement coûtent cher, ils sont aussi – même si cela semble paradoxal – créateurs d'emplois : les services d'aide à domicile, les nombreux établissements (publics ou privés) d'accueil et d'hébergement (hospices-maisons de retraite, hôpitaux, établissements médico-sociaux, unités de long séjour...), l'industrie pharmaceutique...
- Les personnes âgées valides, dans leur recherche de fonction sociale, sont de plus en plus investies dans le tissu associatif. On peut citer l'exemple du soutien scolaire qui montre de surcroît la possibilité d'un rapprochement entre les générations.

▲ ***Outre les soins médicaux, quels éléments peuvent permettre d'améliorer « la qualité de la vieillesse » ?***

Pistes de réponse

Les fonctions intellectuelles, les facultés d'attention, de concentration et de mémoire sont diminuées par le vieillissement. On sait aussi que l'état de santé

des personnes se dégrade davantage lorsque le niveau économique et social est peu élevé. Cela se retrouve d'ailleurs au niveau des personnes actives où il existe un écart significatif de l'espérance de vie entre un ouvrier manœuvre et un cadre supérieur. Les bonnes conditions de travail, l'estime de soi, l'état psycho-affectif jouent un rôle primordial.
Plus l'individu a un niveau d'instruction élevé, plus il fait fonctionner les mécanismes de réflexion ou de mémorisation, et plus ses facultés intellectuelles resteront performantes ; il restera indépendant plus longtemps et vivra mieux sa vieillesse.
On peut penser que l'amélioration de la qualité de vie des personnes âgées passe donc par une amélioration de la qualité de vie des individus pendant leur vie active. Si l'impact des influences liées aux comportements intellectuels reste difficilement quantifiable et modulable, on sait qu'il y a indéniablement des efforts à fournir dans ce sens.
Plus proche des problèmes de santé physique, il y a encore un gros travail à réaliser en termes de prévention des maladies. On connaît l'importance de l'influence des comportements à risque chez les jeunes adultes (tabagisme, alcoolisme, sédentarité...). Il est plus aisé d'intervenir dans ce secteur.

LA CITOYENNETÉ

Question de cours

▲ *Qu'est-ce que la nation ?*

Réponse

Les manuels d'instruction civique donnent la définition suivante : la nation est une communauté d'hommes et de femmes, en principe :
- réunis par une histoire commune ;
- parlant généralement la même langue ;
- habitant le même territoire ;
- ayant une identité de sentiments, d'aspiration qui se traduit par une culture nationale.

Dominique Snapper, directeur d'études à l'École des Hautes Études en Sciences Sociales, propose la définition suivante : « La nation se définit par sa souveraineté qui s'exerce, à l'intérieur, pour intégrer les populations qu'elle inclut et, à l'extérieur, pour s'affirmer en tant que sujet historique dans un ordre mondial fondé sur l'existence et les relations entre nations-unités politiques. Mais sa spécificité est qu'elle intègre les populations en une communauté de citoyens, dont l'existence légitime l'action intérieure et extérieure de l'État. »

Question de réflexion

▲ ***Avec les phénomènes de crise, la notion de citoyenneté revient souvent dans le discours politique. Quelle en est selon vous la raison ?***

Pistes de réponse

La crise économique que traverse la France depuis près de vingt-cinq ans a provoqué des bouleversements dans l'équilibre social. On dénonce de plus en plus les problèmes de violence, d'insécurité, et on parle de la montée des incivilités. La progression constante du chômage et celle de la précarité ont en effet modifié les repères sociaux que détenaient les individus depuis les trente glorieuses. Le monde du travail, la famille, le système éducatif qui sont les principaux pôles d'intégration dans la société de consommation sont en mutation. Cette perte des repères sociaux a provoqué des changements comportementaux importants : perte des valeurs syndicales et politiques (les bureaux de vote sont désertés), peur croissante de l'avenir et augmentation des tensions entre les populations, méfiance accrue à l'égard des institutions... La notion de citoyenneté qui marque l'appartenance des individus et leur participation active à la communauté s'est donc trouvée remise en cause. L'idée citoyenne selon laquelle l'individu peut s'épanouir individuellement en prenant en compte la collectivité perd de son sens lorsque la cohésion sociale n'est plus. Les tensions entre les groupes sociaux ont certes toujours existé, mais dans un modèle de société (société de consommation) qui prend comme axe directeur la capacité de pouvoir d'achat, et duquel un nombre croissant d'individus est exclu, il devient de plus en plus difficile d'obtenir une cohésion sociale.

De plus, à la fin des années 1960, les désirs en faveur de plus de permissivité ont largement contribué à ce que l'enseignement civique à l'école soit un temps mis de côté, comme si cette valeur était devenue obsolète.

On prend conscience aujourd'hui que la plupart des problèmes que connaît la société provient de la perte des valeurs citoyennes et que ce phénomène accentue encore les tensions entre populations et désagrège le climat social déjà fortement atteint par les seuls phénomènes de crise économique. Pour de nombreux sociologues et hommes politiques, il semble important de traiter le problème à la base en réinculquant des valeurs essentielles : les règles de politesse et le respect de l'autre, la compréhension des mécanismes politiques, l'apprentissage du sens civique, l'acceptation de l'autorité permettent la vie en société. L'idée étant, au-delà des solutions économiques, de travailler sur l'ensemble des comportements quotidiens que les membres de la communauté adoptent entre eux. À cette fin, la place de l'éducation civique a été renforcée dans l'enseignement scolaire.

L'IMMIGRATION

Question de cours

▲ *Quels motifs peuvent susciter l'immigration ?*

Réponse

De la part des pays d'accueil, les politiques d'immigration trouvent des causes différentes :

- répondre à un besoin de main-d'œuvre ;
- répondre à un besoin de soldats en cas de conflits guerriers (cela a été le cas dans les deux précédentes guerres mondiales) ;
- répondre à un besoin d'essor démographique et de relance de la natalité.

Du point de vue des populations qui émigrent les causes sont souvent la fuite devant les guerres, les famines, les dictatures, l'absence de travail. Les populations qui émigrent se déracinent dans l'espoir d'une vie meilleure.

Question de réflexion

▲ ***L'immigration, si elle n'est pas accompagnée de mesures d'intégration, est source de conflits sociaux. Commentez.***

Pistes de réponse

L'immigration suscite nécessairement des confrontations culturelles. Outre les différences ethniques apparentes, les immigrés sont porteurs d'une culture qui leur est propre et qui peut être incompatible avec les coutumes locales ou la législation du pays d'accueil. On peut citer l'exemple de l'excision, pratique culturelle courante dans certains pays d'Afrique, qui est formellement interdite en France. On sait que malgré la législation, certaines populations continuent de préserver leurs pratiques culturelles. Il sera donc nécessaire non seulement de rappeler ce que la loi proscrit, mais cette démarche n'aura de sens que si elle s'accompagne d'une démarche éducative relevant de l'intégration. Au-delà de cet exemple très significatif, il existe bien d'autres nécessités en termes d'intégration : l'apprentissage de la langue et l'ensemble des mesures éducatives, l'explication des règles de société, les mesures en direction de l'emploi…

Très souvent, pour des raisons économiques et sociales, les populations immigrées se regroupent ou sont regroupées sous forme communautaire. S'il est légitime que ces populations se retrouvent et préservent entre elles des usages et des pratiques culturelles (chaque groupe humain a besoin d'avoir

des repères sociaux qui lui permettent de modeler son identité), cela suscite parfois des tensions avec les populations locales pouvant engendrer, dans les cas les plus extrêmes, le racisme et la xénophobie.
Pour que l'intégration puisse se faire sans douleur, il importe que des mesures soient prises pour favoriser, au même titre que les autres citoyens et en tenant compte des difficultés particulières qu'elles connaissent, l'entrée sur le marché du travail, la réussite scolaire, l'accès aux loisirs, etc., des populations immigrées. Il peut être bénéfique que les populations locales s'informent aussi sur les pratiques culturelles des étrangers afin d'augmenter le champ de tolérance et de compréhension. Les apports culturels de l'immigration sont d'ailleurs de moins en moins contestés.

LE RACISME

Questions de cours

▲ ***Définissez le terme de racisme.***

Réponse

Le racisme est avant tout une expression de la peur de l'autre (la xénophobie), des préjugés, de l'ignorance, des sentiments souvent exacerbés par les bouleversements géopolitiques qui font resurgir les sentiments nationalistes, les crises économiques qui font de l'étranger un bouc émissaire responsable de tous les maux de la société.
L'anthropologue Claude Lévi-Strauss en donne cette définition : « Le racisme est une doctrine qui prétend voir dans les caractères intellectuels et moraux attribués à un ensemble d'individus, de quelque façon qu'on le définisse, l'effet nécessaire d'un commun patrimoine génétique. » (*Le regard éloigné*, Paris, Plon, 1983.)

▲ ***Donnez différents exemples de manifestations du racisme.***

Réponse

Les exemples qui peuvent illustrer le racisme sont nombreux. On peut citer l'esclavage des Noirs, le massacre des Indiens d'Amérique, le génocide des juifs de la Seconde Guerre mondiale, le génocide des Arméniens en Turquie entre 1915 et 1917 ou, plus proche de nous encore, l'apartheid en Afrique du Sud, le massacre des Cambodgiens par les Khmers rouges, la purification ethnique en Bosnie, les déplacements de populations au Kosovo, l'affronte-

ment entre Hutus et Tutsis au Rwanda et au Burundi, l'anéantissement du peuple tibétain par le gouvernement chinois.
Il ne faut pas oublier l'ensemble des événements moins marquants qui fourmillent dans l'actualité quotidienne, les faits divers, les meurtres, les agressions multiples, ni occulter les expressions plus sournoises du racisme comme la discrimination devant l'emploi ou le logement, les incivilités, les insultes qui contribuent à alimenter un climat de méfiance et de haine.

Question de réflexion

▲ ***La lutte contre le racisme est rendue difficile parce que c'est un phénomène complexe qui soulève des problématiques de différents ordres. Commentez.***

Pistes de réponse

Les causes du racisme et de la xénophobie sont multiples. On peut trouver des justifications d'ordre génétique, culturel, économique ou historique. Dans le parcours de chaque individu il existe un bagage éducatif qui lui est propre et qui lui permet de plus ou moins bien appréhender la confrontation à l'étranger. Le racisme, qui trouve une grande part de ses origines dans la méconnaissance de l'autre, va donc dépendre du parcours passé des individus et de leur situation présente. Un contexte de crise économique, une situation de chômage peuvent par exemple engendrer des sentiments de haine, de méfiance et de rejet. Certains mettront en cause la différence ethnique pour prouver la responsabilité des étrangers dans la crise, d'autres invoqueront la différence culturelle et y verront une incompatibilité avec leur propre culture... Il y a autant de formes de racisme qu'il y a de spécificités individuelles, et il est souvent difficile de mettre en place des lois pour lutter contre le racisme tellement celui-ci est profondément ancré dans les comportements de certaines personnes.

L'ÉCOLE

Questions de cours

▲ *Que signifie enseignement laïc ?*

Réponse

L'école de la République, dont les origines remontent au siècle des Lumières, a été largement consacrée par Jules Ferry qui en reste incontestablement le père fondateur. L'école laïque, en se distinguant alors de l'enseignement de l'église, s'est constituée à la fin du XIXe siècle en tant qu'instrument politique. La vocation de l'école est double :

- instruire ;
- former des citoyens.

L'instruction obligatoire traduit la volonté d'égalité devant l'école, mais c'est avant tout l'égalité des citoyens. L'enseignement laïc a pour objet d'éduquer pour socialiser l'individu en corrélation avec les principes de la République.

▲ ***Quel rôle sanitaire peut jouer l'école ?***

Réponse

L'école travaille sur l'apprentissage des règles d'hygiène élémentaire pour les plus jeunes (se laver, se brosser les dents...). Elle joue un rôle primordial dans la détection et la prévention des maltraitances à enfant. De plus en plus, les enseignants sont formés pour une meilleure identification des troubles révélateurs de sévices.
La médecine scolaire garantit un minimum de suivi de la santé des enfants. L'une de ses principales fonctions est la prévention au niveau :

- des IST en général, du SIDA en particulier ;
- de la toxicomanie ;
- de la délinquance.

La médecine scolaire donne également des informations sur la contraception. L'affichage de documents et la présence visible de « numéros verts », la distribution de brochures d'information, l'installation de distributeurs de préservatifs, l'organisation de conférences et de débats avec des professionnels de la santé ou de la justice, l'intervention des enseignants eux-mêmes, sont autant d'outils qui peuvent servir à la prévention et à la sensibilisation des jeunes.

Question de réflexion

▲ ***En quoi peut-on dire que l'école joue un rôle d'intégration ? Pourquoi ce rôle est-il d'autant plus important en période de crise ?***

Pistes de réponse

L'école est le lieu de vie principal des enfants, de l'école maternelle au lycée, voire jusqu'à l'enseignement supérieur. Le temps passé à l'école est donc très important ; de plus, l'école intervient au moment où l'individu est le plus malléable, au moment où il se forge son identité.
L'école a plusieurs missions :

- l'apprentissage de la langue et plus globalement celui des connaissances ;
- l'apprentissage de la vie en communauté et de la citoyenneté ;
- le développement de l'éveil des sens et du corps.

Au cours de la période scolaire, l'enfant va donc recevoir la majeure partie du bagage qui lui sera nécessaire à son entrée dans la vie adulte. La pratique de la vie commune, la découverte de la confrontation à la différence, lui permettent de développer son rapport aux autres. La formation lui garantit un niveau d'études et de qualification qui détermine son introduction sur le marché du travail.

L'école n'est pas le seul pôle d'intégration en société. La famille en est un, tout aussi important pour les jeunes et on aspire souvent à une étroite collaboration entre l'univers familial et l'univers scolaire. Mais avec les phénomènes de crise, la famille est de plus en plus déstructurée. Le chômage, la précarité, l'éclatement de la famille contribuent à supprimer des repères pour des jeunes qui, de plus en plus nombreux, sombrent dans la délinquance, les rapports de violence, l'incivilité... On entend souvent parler de la démission des parents en matière d'éducation. L'école, dont l'un des principes fondamentaux est celui de l'égalité des chances, a donc un rôle essentiel à jouer, tant au niveau de la lutte contre l'échec scolaire qu'au niveau du renforcement de la sensibilisation à la pratique citoyenne (acceptation de l'autorité, respect de l'autre, conduites civiques quotidiennes...). Ce rôle n'est pas toujours facile à remplir car, localement, les problèmes que rencontrent certaines populations de jeunes sont parfois très lourds et nécessitent un traitement particulier. L'Éducation nationale a d'ailleurs dû réfléchir à la pertinence de transformations au sein de son système pour le rendre plus adéquat (création des ZEP, développement de l'enseignement différencié, limitation des effectifs de certaines classes...).

LA PROTECTION SOCIALE

Questions de cours

▲ ***En dehors du régime général de la Sécurité sociale, citez les principaux régimes existants.***

Réponse

La Sécurité sociale est constituée de 144 régimes de base que l'on peut résumer à quatre régimes principaux :

- le régime général ;
- le régime agricole ;

- le régime des travailleurs non salariés, non agricoles, appelé aussi régime des « non-non » ;
- les régimes spéciaux.

▲ *Citez les différentes branches de la Sécurité sociale.*

Réponse

Le régime général couvre les risques de près de 80 % de la population. L'organisation de ce régime repose sur une division en quatre branches :
- la branche maladie, maternité, invalidité et décès ;
- la branche vieillesse qui s'occupe de la gestion des retraites ;
- la branche famille ;
- la branche accidents du travail et maladies professionnelles.

Questions de réflexion

▲ *Depuis 2005, le système de protection sociale connaît des difficultés supplémentaires. Dites pourquoi et citez les solutions préconisées.*

Pistes de réponse

Depuis 2005, les générations issues du « baby boom » atteignent l'âge de la retraite. Cela pose un problème pour le financement et augmente le déficit de la caisse d'Assurance vieillesse. Ce phénomène est d'autant plus préoccupant que le vieillissement de la population prolonge le nombre d'années de droit à la retraite et que le niveau élevé du chômage diminue l'assiette des cotisations de la population active.
Plusieurs solutions sont préconisées :
- le recul de l'âge de la retraite ;
- le recours aux retraites complémentaires ou aux assurances privées ;
- la création d'un fonds de réserve ponctionné sur les caisses d'épargne ;
- la substitution du système de répartition par un système de capitalisation avec, par exemple, le recours aux fonds de pension.

▲ *En quoi les phénomènes d'exclusion rendent-ils problématique la lutte contre le déficit de la Sécurité sociale ?*

Pistes de réponse

Plusieurs facteurs tendent à déséquilibrer les comptes de la Sécurité sociale. D'un côté l'assiette des cotisations diminue, de l'autre les besoins en prestations continuent d'augmenter :

- l'exclusion favorise les phénomènes de précarité et augmente les besoins en soins de santé. Les individus souffrant d'un haut degré de précarité et n'ayant pas de mutuelle échappent souvent au système de soins, provoquant des situations sanitaires parfois dramatiques. La gravité des pathologies rend alors les soins plus coûteux. Il est à noter que la création de la CMU a eu pour but de traiter en amont la santé des plus démunis et de limiter les dépenses de santé ;
- les phénomènes de chômage réduisent l'assiette des cotisations de la part des actifs ; de plus, la lutte contre le chômage se traduit souvent par des politiques d'exonérations patronales ayant pour but de favoriser l'emploi dans le secteur privé des entreprises.

L'ENVIRONNEMENT

Questions de cours

▲ *Citez les différents types de problèmes environnementaux répertoriés.*

Réponse

Les dégradations que subit notre environnement sont variées :
- dégradation des milieux physiques (pollution des mers et des rivières, des sous-sols, de l'atmosphère...) ;
- problème de gestion des déchets (déchets radioactifs, matières plastiques, huiles de vidanges...) ;
- problème de gestion de l'urbanisme à outrance (absence d'espaces verts, milieu urbain dégradé et non réhabilité...) ;
- dégradation des milieux naturels (déforestation excessive, transformation des paysages, dysfonctionnement des écosystèmes) ;
- émergence de problèmes liés à la vie quotidienne (pollution sonore, pollution de l'air ambiant...).

Les progrès scientifiques ont permis d'observer les dégradations de l'environnement et d'identifier les sources de pollution, mais ils ont aussi fait apparaître les dommages sanitaires :
- les problèmes liés à la consommation d'eau et alimentaire (nitrates, vache folle...) ;
- les maladies professionnelles liées à des expositions sans précaution à des produits dangereux (amiante, irradiations...) ;
- les risques de cancer de la peau liés à l'affaiblissement de la couche d'ozone ;
- les problèmes respiratoires liés à la pollution urbaine ou industrielle.

▲ ***Quelles sont les mesures prises pour lutter contre la pollution en milieu urbain ?***

Réponse

L'extension des activités humaines s'accompagne fréquemment d'une extension du milieu urbain. Une forte concentration de population sur un même milieu pose alors de nombreux problèmes. La vigilance environnementale repose ainsi sur :

- la gestion des ordures ménagères ;
- la gestion des installations sanitaires (égouts, fosses septiques…) ;
- la gestion de l'énergie nécessaire au fonctionnement de l'ensemble des infrastructures ;
- la gestion du réseau routier interne et du réseau routier d'accès ;
- la gestion de l'urbanisme (architecture, espaces verts, circulation, activité économique…) ;
- la gestion du bruit.

Parce que ces paramètres ont été très souvent insuffisamment pris en compte, le milieu urbain connaît un ensemble important de dysfonctionnements :

- pollution de l'air importante liée au cumul des pollutions industrielles et de la circulation automobile. On a pu mettre en évidence qu'elle engendrait des difficultés respiratoires (principalement chez les enfants, les asthmatiques et les personnes âgées) et des états de fatigue. En France un grand nombre de mesures ont été prises en direction de l'automobile, principal vecteur de pollution de l'air en milieu urbain. On peut citer par exemple : les pots catalytiques, la circulation alternée, les voitures électriques, le GPL, l'utilisation de la bicyclette et l'augmentation des espaces réservés aux « deux roues », le développement des transports en commun ;
- pollution sonore pouvant avoir des conséquences graves chez les individus (troubles du sommeil, troubles psychologiques…). Elle tend à augmenter la tension des rapports entre les individus.

On a mis aussi en évidence l'influence des conditions de vie quotidienne sur l'humeur et la santé des individus. La gestion de l'urbanisme fait partie des nouvelles préoccupations environnementales car elle a pu être mise en corrélation avec certains dysfonctionnements sociaux. On considère aujourd'hui, et d'autant plus dans un contexte de crise sociale, que certains facteurs augmentent les tensions entre les individus et influencent les troubles de l'humeur :

- le problème des grands ensembles trop souvent éloignés du centre ville, avec une forte densité de population (souvent des populations défavorisées) ; des grands ensembles dont certains, apparus entre les années 1960 et 1970, souffrent aujourd'hui de vétusté et d'une image parfois non contestable de lieu de précarité et de violences ;

- le problème du bruit lié à un manque d'isolation dans l'habitat ou autour des réseaux routiers, ferroviaires ou aériens ;
- le manque ou l'absence totale d'espaces verts.

Travailler sur l'urbanisme revient à travailler sur le cadre de vie ; c'est l'environnement le plus immédiat pour une population très fortement urbanisée. Les principales mesures reposent alors sur la réhabilitation des « quartiers dégradés », sur la limitation du nombre d'étages des habitations, sur la prise en compte des effets de l'isolement des populations défavorisées, sur le développement des espaces verts, etc.

Question de réflexion

▲ ***Les mesures environnementales, longtemps considérées comme contradictoires avec les intérêts de l'économie, offrent aujourd'hui à cette dernière de nouveaux créneaux porteurs. Commentez.***

Pistes de réponse

Les mesures environnementales ont longtemps été considérées comme des contraintes par les entreprises. En obligeant ces dernières à modifier leur appareil productif ou à adapter leurs infrastructures à de nouvelles normes écologiques, ces mesures apparaissaient souvent comme responsables d'une hausse des coûts.

Mais depuis quelques années, la notion de respect de l'environnement est devenue pour les entreprises un argument commercial supplémentaire. Plus largement, on a vu apparaître sur les marchés, des biens dont l'une des caractéristiques est de prendre en compte les problèmes environnementaux : bombes aérosol ne dégradant pas la couche d'ozone, produits « bio » évitant l'utilisation d'engrais chimiques, poulets fermiers, voitures électriques ou au GPL, etc. Ce marché se développe d'ailleurs de plus en plus parce que le public consommateur est plus vigilant à la qualité de son alimentation ou aux problèmes de son environnement.

L'ACTION HUMANITAIRE

Questions de cours

▲ *Qu'est-ce qu'une ONG ?*

Réponse

Les ONG (organisations non gouvernementales) sont des associations sans but lucratif, c'est-à-dire sans intention de gain financier, constituées généra-

lement de bénévoles collaborant et travaillant dans le domaine sanitaire et social ou du développement. Le terme de « non gouvernementale » tient au fait qu'elles déterminent leurs stratégies indépendamment de celles des gouvernements car elles mobilisent leurs propres ressources financières.
On distingue les ONG de l'urgence qui interviennent lors des guerres ou des cataclysmes, des organisations de solidarité internationale (qui restent des ONG) dont la mission est plus spécifiquement liée à la coopération et au développement et dont le travail est fixé à plus long terme.
Toutes font preuve d'un grand mouvement de solidarité dans l'action humanitaire.

▲ *Donnez des exemples d'ONG.*

Réponse

Médecins sans frontières (MSF), Médecins du monde (MDM), ATD Quart-Monde, La Croix-Rouge et le Croissant-Rouge, Amnesty International, Handicap International...

Question de réflexion

▲ ***Le concept d'ingérence est parfois contesté et rend le travail des ONG difficile. Commentez.***

Pistes de réponse

De nombreuses organisations revendiquent le « sans-frontiérisme » et le « devoir d'ingérence ». Ne se réclamant d'aucun parti politique et ayant une indépendance financière, elles considèrent leurs interventions, auprès des victimes des catastrophes et des conflits, légitimes et obligatoires quel que soit le lieu sur la planète. Par ces interventions, elles révèlent cependant une « conscience politique » qui peut poser problème en termes de relations diplomatiques et économiques. En alarmant l'opinion, en réclamant par exemple la présence des forces militaires de l'ONU pour garantir la paix ou empêcher les massacres, les ONG ont malgré elles une dimension politique.
Au-delà de l'aide apportée aux populations victimes, selon les principes d'humanité, d'impartialité, de neutralité, d'indépendance et d'universalité, l'ingérence des ONG soulève le problème de la souveraineté des États et s'inscrit très souvent dans la sphère complexe des relations internationales qui se base, quant à elle, sur les principes d'accords commerciaux ou de stratégie militaire.
L'ingérence est souvent, si ce n'est contestée, du moins rendue difficile parce qu'elle remet en cause les équilibres géopolitiques. Cependant en mettant

l'accent sur les problèmes causés par la guerre, ou l'extrême pauvreté, les ONG garantissent une vigilance permanente de la part des hautes autorités internationales (ONU, OTAN...) face aux catastrophes humanitaires.

L'ÉTHIQUE

Questions de cours

▲ ***En France, quelle institution se penche sur les problèmes d'éthique ?***

Réponse

En 1983 la France s'est dotée d'un Comité Consultatif National d'Éthique (CCNE) pour les sciences de la vie et de la santé. Depuis le 20 décembre 1988, c'est la loi Huriet-Sérusclat qui définit, sur le plan juridique, le cadre des recherches biomédicales chez l'homme.

▲ ***Qu'est-ce que le Code de Nuremberg ?***

Réponse

Le Code de Nuremberg est un code d'éthique médicale né le 19 août 1947 à l'issue du procès des criminels nazis, et énonçant dix principes régissant les pratiques en cas d'expérimentations effectuées chez l'homme.

Question de réflexion

▲ ***Quels sont les principaux problèmes éthiques rencontrés aujourd'hui ? Commentez.***

Pistes de réponse

On peut citer les problèmes liés à la procréation médicalement assistée (la fécondation in vitro, l'insémination artificielle...), les problèmes liés à l'avortement et plus globalement les travaux de recherche portant sur la génétique tels que la thérapie génique ou les recherches sur le clonage, les problèmes liés à l'euthanasie...

Les pratiques médicales et scientifiques en cours constituent un progrès considérable pour l'humanité, dans la lutte pour l'amélioration de la condition des femmes, dans la lutte contre les maladies génétiques, dans la lutte pour la préservation de la dignité en fin de vie, mais elles laissent toujours la porte ouverte à certaines dérives. À force de se prémunir, au nom de la prévention, de l'apparition de maladies, on en arrive à créer des normes sélectives qui échappent au cadre naturel de la reproduction sexuée. Il est bien évident que le progrès n'est pas contestable, peu de personnes refusent la chimiothérapie pour se soigner du cancer sous prétexte que la science connaît des dérives, mais les objectifs qui visent à améliorer la santé et les conditions de vie de la personne ne doivent pas se transformer en objectifs visant à améliorer physiquement l'espèce humaine (eugénisme). Il importe que les sociétés restent vigilantes à ce que la dignité humaine soit préservée et que l'acceptation de la différence ne soit pas entachée d'une volonté d'uniformisation des caractéristiques physiques de l'homme. L'éthique et les comités dont elle s'est dotée sur la base de référents divers (la philosophie, la théologie, l'histoire, la sociologie...) ont donc un rôle primordial à jouer pour garantir l'absence de dérives.

LES SECTES

Question de cours

▲ *Quelles sont les techniques utilisées par les sectes pour recruter leurs adeptes ?*

Réponse

On n'entre pas dans une secte, on est happé par un mouvement dont les structures manipulatrices sont soigneusement préparées. Généralement, on rencontre les gens les plus amicaux qu'on n'ait jamais côtoyés, des gens chaleureux, attentionnés, pleins de compassion et de compréhension. On peut parler de quatre étapes : séduire, annihiler l'esprit critique, favoriser les ruptures, rendre le retour impossible.
Séduire. On accueille les nouveaux adeptes, on les familiarise à de nouvelles formes de pensée, à de nouvelles alternatives de société. On met en avant l'importance du mouvement pour mieux justifier sa validité, on présente les possibilités d'épanouissement personnel au sein de la secte qui n'est d'ailleurs jamais qualifiée en tant que telle. Le gourou a un rôle important dans le processus de séduction, il se présente comme un personnage de confiance mais il se défend d'être un médecin, un professeur ou un modèle ; il reste « accessible » et ne prétend vouloir que s'adresser à « l'intériorité » de la personne. Le groupe joue un rôle capital dans la séduction. On utilise les sentiments d'amour, d'amitié, on rassure et on fait passer l'intérêt du groupe avant l'intérêt individuel. On présente d'abord le caractère harmonieux des centres et les organisations de

façade (humanitaires, écologiques, religieuses). Tout est fait pour que le nouvel adepte ne ressente pas qu'il sera conduit à « changer sa vie ». Les vrais objectifs ne seront dévoilés que plus tard. On n'hésite pas pour cela à adapter les écrits saints, à redéfinir les mots, à utiliser des arguments scientifiques...
Annihiler l'esprit critique. L'adepte doit être contrôlé par le groupe et doit se sentir incapable de retourner dans le monde. On surmène alors l'adepte : la fatigue, le manque de sommeil le rendent plus malléable. Cela se fait par le cumul d'activités quotidiennes : conférences, démarchage à domicile, stages, prières, chants... Pour affaiblir l'adepte et annihiler son sens critique, on conseille une alimentation carencée, des périodes de jeûne, on remplace les soins classiques par des pratiques médicales illégales, le médecin étant jugé indésirable. L'exemple le plus flagrant est celui des Témoins de Jéhovah qui, refusant la transfusion, préfèrent voir mourir leurs adeptes. L'adepte finit par régresser. On interdit les pratiques sexuelles (ou elles sont réservées au seul gourou), on anéantit l'amour conjugal dont l'intimité détourne l'adepte de la secte.
Favoriser les ruptures. On conseille à l'adepte de rompre totalement avec le monde extérieur hormis pour le prosélytisme : le monde extérieur est fondamentalement mauvais (« monde de Satan, hypocrite, insignifiant et criminel »). Toute préoccupation personnelle est condamnée, l'adepte doit régulièrement se confesser, s'autoanalyser. Au bout du compte l'adepte est sans affectivité vis-à-vis du monde extérieur, il n'a plus de sens critique, plus d'humanité. Les enfants n'échappent pas à ces méthodes, plus on est jeune, plus la manipulation est facilitée. On n'hésite pas pour cela a avoir recours à la violence physique et sexuelle.
Rendre le retour impossible. Débarrassé de sa propre conscience, l'adepte se voit offrir deux possibilités : mourir dans le cas le plus extrême, ou être pleinement dévoué à la secte, parfois les deux. Les suicides collectifs ordonnés par les gourous en attestent. Quoi qu'il en soit, le retour à la société est devenu très difficile, que l'adepte soit exclu de la secte ou qu'il s'en retire de lui-même. Souvent dépossédé de son argent, déstructuré socialement, le retour de l'adepte à la réalité est problématique d'autant que les institutions ne comprennent pas toujours ce que peut être la manipulation mentale, et il devient alors difficile d'expliquer pourquoi on a arrêté de travailler, pourquoi on a rompu avec la famille... Cette difficulté du « retour » incite donc de nombreux adeptes à se réfugier totalement dans le mouvement sectaire et à rechercher son « sens » dans l'idéologie de la secte.

Question de réflexion

▲ ***Pourquoi le phénomène des sectes est-il de plus en plus important et préoccupant ?***

Pistes de réponse

On a observé dans les sociétés industrialisées un déclin des religions traditionnelles. Il est en partie lié au progrès des sciences qui a démystifié certaines approches faites par les courants religieux classiques concernant les origines de l'homme et son évolution, qui a creusé le fossé entre les préoccupations du temple et celles des individus (la sexualité, la fécondation, la lutte contre la maladie...).
Pourtant l'individu reste en quête de spiritualité. Même si l'on recule l'âge de la mort, les questions autour de celle-ci, du sens à donner à sa vie, le conduisent à rechercher une tentative d'explication au travers de mouvements d'inspiration religieuse plus en phase avec la modernité.
La plupart des sectes prétendent répondre aux grands problèmes de société tout en conservant les préoccupations mystiques de l'homme. Leur mode de fonctionnement tourne autour de la quête affective et spirituelle des individus. Les sectes proposent à leurs adeptes :

- un perfectionnement individuel ;
- un esprit de solidarité ;
- des moyens de lutte contre la solitude ;
- des réponses à l'angoisse existentielle.

Les sectes profitent de la crise des institutions politiques, sociales et économiques pour attirer un nombre croissant d'adeptes qui ne trouvent plus dans les schémas traditionnels de réponses à leurs interrogations. Elles exploitent ainsi souvent la crédulité des membres du groupe pour commettre un ensemble d'exactions considérables :

- déstabilisation mentale ;
- exigences financières exorbitantes ;
- rupture avec l'environnement d'origine ;
- atteinte à l'intégrité physique...

À cela s'ajoute le caractère expansionniste des sectes qui veulent toucher tous les milieux sociaux et qui, dans leur recherche de développement, tentent d'infiltrer les pouvoirs publics, les milieux professionnels.

LE CHÔMAGE ET L'EXCLUSION

Questions de cours

▲ *Quels sont les phénomènes qui peuvent expliquer la montée du chômage depuis ces vingt-cinq dernières années ?*

Réponse

La crise. La crise économique a connu ses débuts avec le choc pétrolier du 17 octobre 1973. L'augmentation concertée du prix du baril de pétrole par les pays de l'OPEP (Organisation des pays exportateurs de pétrole) a provoqué alors de véritables poussées inflationnistes (augmentation du niveau des prix) provoquant du même coup une montée alarmante du chômage qui, depuis cette période, n'a cessé d'augmenter.

Le progrès technologique. La mécanisation et la robotisation, en permettant la diminution des coûts de production, se sont très fortement développées engendrant le chômage des populations les moins qualifiées car les plus facilement substituables. Le développement de nouvelles technologies a eu aussi pour conséquence de provoquer le déclin de certains secteurs industriels (métallurgie, industrie minière...).

La mondialisation : l'internationalisation des marchés. Depuis quelques années on parle des phénomènes de mondialisation pour expliquer une partie des dysfonctionnements du marché du travail. On constate en effet que l'économie ne peut plus être considérée uniquement au niveau national mais à l'échelle de la planète. Cela s'explique par :

- le progrès des systèmes de communication (informatique, fax, télécommunications, Internet...) ;
- le développement industriel des pays en voie de développement et l'émergence des PNI (pays nouvellement industrialisés) ;
- la possibilité par le biais des accords internationaux de délocaliser les productions.

Pour certains la mondialisation, en permettant la délocalisation des entreprises dans les pays ou la main d'œuvre est moins chère, tend à augmenter le chômage des moins qualifiés dans les pays industriels. Pour d'autres, elle permet de relancer l'économie en ouvrant de nouveaux marchés et influe une nouvelle dynamique dans le secteur de la haute technologie, apanage des pays industriels.

Le travail féminin. L'évolution des mœurs, les progrès en matière de contraception ont permis aux femmes de s'émanciper mais cela a aussi eu pour effet d'augmenter la part de la population active et donc de participer à l'évolution du chômage.

L'auto-alimentation du chômage et le chômage de longue durée. En perdurant, le chômage a lui-même fini par détériorer les conditions d'entrée sur le marché du travail d'un plus grand nombre d'individus. Il engendre :

- la dégradation des conditions financières et sociales ;
- l'échec scolaire ;
- le manque de formation ;
- la perte de mobilité ;

- la perte de motivation ;
- l'obsolescence des qualifications dans un contexte d'évolution technologique systématique.

Tous ces éléments conduisent à rendre plus difficile et plus longue l'entrée, ou le retour, sur le marché du travail. On parlera alors de chômage de longue durée. On peut dire pour illustrer ce point que « le chômage génère son propre chômage ».

▲ *Faites un récapitulatif des différentes formes d'exclusion.*

Réponse

On peut identifier différentes formes d'exclusion :
- exclusion par rapport au monde du travail ;
- exclusion due au handicap physique ou mental ;
- exclusion due à l'illettrisme ou l'analphabétisme ;
- exclusion due aux phénomènes de racisme et de xénophobie.

Tous ces phénomènes d'exclusion, en désocialisant l'individu, entraînent des situations de précarité, de pauvreté et d'extrême pauvreté.

Questions de réflexion

▲ *Expliquez comment le chômage peut conduire à l'exclusion.*

Pistes de réponse

Dans les sociétés modernes occidentales qui ont développé la sphère de consommation, le travail est devenu un élément incontournable de l'intégration sociale. On travaille pour se loger, se nourrir, consommer, et le bien-être dépend pour un grand nombre de la capacité de pouvoir d'achat. Cette sacralisation du travail rend plus délicate la situation de ceux qui sont écartés du marché de l'emploi. L'absence de travail a donc un double effet :
- elle prive l'individu de moyens de subsistance suffisants pour une bonne qualité de vie ;
- elle participe à la désocialisation de l'individu qui, privé de travail, perd l'un des référents essentiels de l'intégration en société.

Lorsque ces situations se prolongent (chômage de longue durée), la désinsertion sociale s'aggrave et conduit l'individu vers des situations d'exclusion (on perd son logement, on subit les difficultés familiales...).

Le problème est d'autant plus préoccupant que s'ajoutent des complications liées à la difficulté de vivre cette perte d'identité. On a recours à des conduites toxicomaniaques ou d'alcoolisation pour oublier « l'échec », on a recours à des délits, on perd la motivation et l'espoir et on s'enferme de plus en plus dans les processus d'exclusion.

Plus le temps passe, moins les compétences professionnelles sont en phase avec les exigences du marché du travail, le chômage étant souvent considéré par les employeurs comme un indice de faible employabilité. C'est d'autant plus vrai pour les individus ayant dépassé un certain âge.

On peut aussi parler du caractère reproductif du chômage, on observe parfois des situations dramatiques touchant des familles sur plusieurs générations et contribuant à augmenter les phénomènes de désocialisation, y compris chez les jeunes. Faute de moyens, les enfants qui vivent dans des milieux touchés par le chômage n'ont pas toujours la possibilité d'accéder à une qualification professionnelle leur permettant d'inverser cette tendance. Même s'il existe des aides, même si l'école défend le principe de l'égalité des chances pour tous, on sait que la précarité sociale est un facteur de risque important dans l'échec scolaire.

▲ ***Quelles difficultés rencontrent les exclus pour accéder au système sanitaire ?***

Pistes de réponse

Les phénomènes d'exclusion rendent, pour une partie de la population, les messages informatifs plus difficiles d'accès. Les campagnes de prévention qui sont mises en place dans les différents secteurs sociaux et institutionnels ne touchent pas les groupes d'individus exclus.

Les difficultés sociales de plus en plus importantes conduisent à limiter les perspectives d'avenir (on ne voit pas d'issue à ses problèmes, la sortie du chômage et les chances de retrouver un emploi s'amenuisent avec le temps et changent le niveau des préoccupations), l'idée de prendre soin de sa santé se désagrège alors au fur et à mesure que les situations sociales se dégradent et on s'écarte de plus en plus du système de soin. Cela devient un cercle vicieux, parce que les situations de santé ne font que s'aggraver. Les exclus qui finissent par arriver tardivement aux urgences des hôpitaux sont souvent dans un très mauvais état de santé.

Les individus exclus ont droit à une prise en charge au titre de l'aide médicale gratuite ou de tout autre système d'aide, mais le problème se pose pour les individus ne connaissant pas encore les situations d'extrême pauvreté et en cours de marginalisation. Nombreux sont ceux qui n'ont pas la possibilité de consulter faute d'avoir une mutuelle permettant un remboursement presque total des dépenses engagées pour se soigner, leur état de santé (somatique et psychique) se détériorant en même temps que leur situation sociale.

LES ADDICTIONS ET LE DOPAGE

Question de cours

▲ *Donnez une définition de la toxicomanie.*

Réponse

Selon l'OMS, la toxicomanie est définie comme « l'absorption volontaire, abusive, périodique ou chronique, nuisible à l'individu et à la société, d'une drogue (naturelle ou synthétique) ». Cette absorption entraîne un état de dépendance physique et psychique qui peut conduire à des accidents de sevrage. Le toxicomane est un malade qui présente des problèmes de santé consécutifs à la prise régulière de drogue.

Question de réflexion

▲ ***Le débat autour de la dépénalisation du cannabis traduit plus un échec de nos sociétés modernes dans la lutte contre les toxicomanies qu'une atténuation des dangers de ce produit. Commentez.***

Pistes de réponse

Selon le rapport Rocques, le cannabis, drogue illicite, est considéré comme un produit moins dangereux dans la nouvelle classification des drogues. Cependant si d'un point de vue physiologique les dangers du cannabis sont fortement relativisés, il n'en reste pas moins aux yeux de nombreux spécialistes (médecins, psychologues…) un produit non dénué de conséquences.
D'un point de vue sanitaire :

- il est mis en cause dans l'échec scolaire des jeunes consommateurs ;
- il accentue les troubles psychologiques chez des individus déjà fragilisés (les tendances dépressives, suicidaires…) ;
- il reste un produit d'initiation à des formes de toxicomanie plus graves ;
- associé à du tabac et à une consommation d'alcool, il peut être responsable de troubles respiratoires, voire de cancers.

D'un point de vue social :

- la consommation entraîne le trafic et la délinquance pour un grand nombre de jeunes en difficulté sociale, en leur permettant d'assurer un minimum de subsistance dans un contexte de chômage ;
- l'ampleur du trafic de drogue à l'échelle internationale (il permet aux pays pauvres d'obtenir des ressources financières, alimente les ventes d'armes,

fait travailler les paysans...) rend la lutte contre les toxicomanies extrêmement difficile d'autant que le marché dégage une manne financière considérable et difficilement contrôlable.

L'ALCOOLISME

Questions de cours

▲ *Donnez une définition de l'alcoolisme.*

Réponse

L'impossibilité pour un individu donné de s'abstenir de boire en permanence caractérise l'alcoolisme chronique. Le besoin irrépressible de boire périodiquement de l'alcool jusqu'à l'ivresse constitue l'alcoolisme aigu.

▲ *Citez les principales maladies induites par l'alcoolisme.*

Réponse

Les principaux troubles portent sur l'appareil digestif (les cancers de l'œsophage, les cancers du pancréas, les cirrhoses du foie) et le système nerveux central. Les enfants nés de mères alcooliques risquent de souffrir de malformations, de prématurité et de retard de croissance.

Questions de réflexion

▲ *Pourquoi peut-on dire de l'alcoolisme qu'il est un fléau ?*

Pistes de réponse

Les conséquences sanitaires sont du point de vue de la morbidité et de la mortalité extrêmement importantes : 2 millions de personnes dépendantes de l'alcool, 5 millions dont la consommation expose à des difficultés d'ordre médical, psychologique, social et familial.
Ce phénomène est d'autant plus important que les conduites d'alcoolisation sont inscrites dans un processus culturel. L'alcool est présent lors des célébrations (anniversaire, mariage, pot de départ...), il est un symbole de convivialité et n'est que très rarement perçu comme un danger. Il représente pour les jeunes une étape dans le parcours initiatique qui conduit à la vie d'adulte (on boit pour s'affirmer), il facilite l'intégration au groupe (l'alcool désinhibe).

Il ne faut pas oublier les dommages causés indirectement par les conduites d'alcoolisation : accidents de la route (40 % des accidents), hospitalisations en psychiatrie (environ 37 %), accidents du travail, suicides, coups et blessures, homicides...

▲ *Quels facteurs peuvent induire des conduites d'alcoolisation ?*

Pistes de réponse

Il est important de considérer que l'ensemble de la population est concerné par le problème de l'alcoolisme, qu'aucun milieu social n'échappe à ce fléau. Cependant, des facteurs particuliers tendent à fragiliser certains groupes d'individus. En dehors des facteurs énoncés par la suite on peut prendre en considération la sensibilité individuelle et la particularité du parcours de chaque personne vis-à-vis de l'alcool.

Facteurs de fragilisation :

- les facteurs culturels en général évoqués dans la réponse précédente ;
- l'influence des habitudes familiales ; certains milieux consomment de l'alcool plus couramment que d'autres et tendent à ce que les conduites d'alcoolisation se transmettent d'une génération à l'autre ;
- l'environnement professionnel ; certaines activités sont plus exposées que d'autres : les activités ouvrières, les VRP (vendeurs représentants placiers) et l'ensemble des professions qui multiplient les repas d'affaires, les professions durement exposées aux difficultés sociales (la police, les travailleurs sociaux...) ;
- les phénomènes de précarité et d'exclusion ; certaines populations ont recours à la toxicomanie et en l'occurrence à l'alcoolisme pour oublier « les difficultés de vivre » (on boit pour oublier les problèmes de chômage, les problèmes familiaux, la dureté de la vie dans la rue, on fréquente les cafés pour lutter contre l'isolement...).

LE TABAGISME

Questions de cours

▲ *Quels sont les dangers du tabac sur la santé ?*

Réponse

Le nombre de décès annuels dans le monde liés au tabac est estimé à près de 5 millions. En Europe, on estime à 550 000 le nombre de décès par an. Mais

les prévisions des décès pour 2010-2020 sont d'environ 10 millions par an dans le monde, dont les deux tiers dans les pays en développement.
Une progression importante devrait toucher les femmes et placer le cancer du poumon avant le cancer du sein, qui est actuellement le premier cancer chez la femme. Les prévisions pour 2025 en fonction des tendances actuelles de consommation en France envisagent 160 000 morts dont 50 000 chez les femmes.
Depuis 1950, la relation cancer du poumon et consommation de tabac est démontrée, ce type de cancer est 10 fois supérieur chez le fumeur de 20 cigarettes par jour que chez le non-fumeur. Le fumeur est d'autant plus exposé qu'il fume depuis plusieurs années et qu'il inhale la fumée.
Les cancers des voies aérodigestives supérieures sont fréquents, surtout s'il y a association tabac/alcool. Certaines maladies cardiovasculaires sont soumises à l'influence du tabac comme facteur de risque. On peut aussi parler des cancers de la vessie et du pancréas.
Le tabagisme de la femme enceinte augmente le risque de prématurité et d'hypotrophie avec retard de croissance. Les effets néfastes peuvent également être observés chez les non-fumeurs : c'est le tabagisme passif, provoquant souvent des conjonctivites et des problèmes respiratoires surtout chez les enfants.

▲ ***Qu'est-ce que le tabagisme « passif » ?***

Réponse

Il s'agit de la consommation involontaire de tabac par des non-fumeurs. Ce phénomène se produit lorsque les non-fumeurs se retrouvent exposés à la tabagie des fumeurs. Depuis les lois Veil et Evin, la consommation de tabac dans les lieux publics est réglementée et interdite en dehors de zones réservées. À titre collectif, l'information depuis 1976 (loi Veil) stipule que l'usage de tabac dans les locaux à usage collectif est interdit, de même que la publicité et la propagande en faveur du tabac. La loi Evin du 10 janvier 1991 et le décret du 29 mai 1992 renforcent ces mesures, précisant les teneurs maximales en goudrons, la réglementation des locaux réservés aux fumeurs, l'interdiction de fumer dans les lieux publics, et préconisent l'information scolaire.

Question de réflexion

▲ ***Citez des exemples de mesures préventives contre le tabagisme.***

Pistes de réponse

- L'application des lois : loi Veil et loi Evin qui réglementent l'usage du tabac dans les lieux publics, prônent l'information à destination des jeunes et encadrent les conditions de diffusion publicitaire.

- L'augmentation du prix du tabac, conséquente sur plusieurs années.
- Le traitement du tabagisme en consultation spécialisée en milieu hospitalier.
- Les mesures européennes tendant à réduire et limiter, par cigarette, la teneur en goudron, nicotine...
- Le renforcement des politiques de prévention.

LES MALADIES CARDIOVASCULAIRES

Questions de cours

▲ *Quelles sont les maladies cardiovasculaires les plus courantes ?*

Réponse

On peut citer les infarctus du myocarde et les accidents vasculaires cérébraux. La principale cause, l'athérosclérose, est l'altération dégénératrice de la paroi artérielle qui réduit le calibre des vaisseaux.

▲ *Quels sont les principaux facteurs de risque ?*

Réponse

Les facteurs environnementaux et comportementaux peuvent être des facteurs de risque dans le déclenchement d'une pathologie vasculaire. Les principaux facteurs de risque en termes de comportement sont le tabagisme, l'alcoolisme, le faible niveau socio-culturel qui restreint l'accès aux messages préventifs, le bas niveau scolaire, la pauvreté et l'exclusion... mais aussi le stress et le manque de recours aux soins.
La dégénérescence des artères par athérosclérose découle souvent de l'excès de cholestérol (hypercholestérolémie) dont l'augmentation fait croître le risque d'un accident vasculaire, surtout avec l'avancée en âge du sujet. Le cholestérol en excès provient des aliments riches en graisses saturées.
L'hypertension artérielle constitue également un facteur de risque pour l'ensemble des artères du corps humain (artères coronaires, cérébrales, des membres inférieurs).

Question de réflexion

▲ ***Quel rôle la prévention peut-elle jouer pour limiter la mortalité afférente aux maladies cardiovasculaires ?***

Pistes de réponse

- Privilégier les règles hygiéno-diététiques : une alimentation équilibrée sans excès de graisse, une consommation d'alcool et de tabac modérée, une activité physique et sportive régulière pour lutter contre la sédentarité...
- Dépistages systématiques par les examens médicaux : mesure de la pression artérielle (traitement de l'hypertension), mesure du taux de cholestérol sérique (dans le sang)...
- Repérer dans la population les groupes ou familles à risque : facteurs génétiques.

LES CANCERS

Questions de cours

▲ ***Quels sont les principaux cancers impliqués dans la mortalité ?***

Réponse

Les cancers les plus fréquents sont d'abord ceux des voies respiratoires et des poumons, ensuite de l'intestin et du sein. Mais on peut aussi parler des cancers de la vessie et du pancréas chez l'homme principalement, de l'utérus et des ovaires chez la femme.

▲ ***Quels sont les principaux facteurs de risque des cancers ?***

Réponse

Des études par enquêtes mettent en évidence deux types de facteurs de risque :

- les facteurs endogènes, spécifiques à l'individu ;
- les facteurs exogènes, se rapportant aux comportements et à l'environnement.

La plupart du temps, ce sont les facteurs associés qui déclenchent la maladie.
On peut parler des cancers liés à la consommation de tabac et d'alcool.
Il existe des cancers chimiques professionnels caractéristiques de certaines pathologies professionnelles responsables de plusieurs milliers de décès annuels. Les plus connus sont liés à l'industrie du caoutchouc, du cuir, de la métallurgie, du bois, la chimie provoquant de nombreuses leucémies.
L'eau et l'air (pollution atmosphérique) contenant des agents chimiques cancérogènes semblent en cause dans les cancers bronchiques.
L'environnement favorise l'apparition de certains cancers (risque physique) :

- la surexposition au soleil avec un excès d'ultraviolets entraînant des cancers cutanés ;
- l'exposition aux rayonnements ionisants ;
- l'exposition professionnelle pouvant générer des cancers professionnels reconnus, par exemple des cancers pulmonaires dus à l'amiante, etc. ;
- l'exposition accidentelle par accidents de centrales nucléaires (Tchernobyl) ;
- l'exposition médicale par irradiation provoquée par des traitements radiothérapeutiques.

Un grand nombre de cancers se développent sous l'influence de certains virus cancérogènes (risque biologique) et d'autres facteurs associés.

Question de réflexion

▲ ***Sur quels types de facteurs peut-on intervenir pour diminuer l'ampleur de ce fléau ?***

Pistes de réponse

- Facteurs liés aux comportements : limiter la consommation de tabac et d'alcool, surveiller l'alimentation, les modes de consommation, de cuisson et de conservation...
- Facteurs de risque familiaux : identification des familles à risque (ex : les cancers du sein, les cancers du côlon, de la peau...).
- Facteurs de risque professionnels : identification des métiers à risque (ex : les expositions aux produits chimiques, à l'amiante, au plastique, au mercure, aux produits radioactifs...).
- Facteurs environnementaux : même si le rapport de cause à effet entre les conditions environnementales et certains types de cancers n'est pas formellement prouvé, on suppose qu'elles peuvent avoir une influence sur la santé et favoriser, chez des individus fragilisés, l'apparition de maladies et en l'occurrence de cancers. On peut citer : la pollution atmosphérique, l'exposition aux ultraviolets (rayonnements ionisants) aggravée par le trou dans la couche d'ozone, les accidents liés aux catastrophes écologiques (ex : Tchernobyl), l'exposition au plomb (en entreprise ou dans le lieu d'habitat).

LES INSUFFISANCES RESPIRATOIRES CHRONIQUES

Questions de cours

▲ ***Citez les maladies respiratoires les plus fréquentes.***

Réponse

Les maladies respiratoires sont appelées broncho-pneumopathies chroniques. Elles regroupent l'asthme, les pneumoconioses (silicose, asbestose, etc.), l'emphysème, la dilatation des bronches, la mucoviscidose, la bronchite chronique.

▲ ***Citez les principaux facteurs de risque.***

Réponse

Parmi les principaux facteurs de risque exogènes, le plus important est le tabagisme, proportionnel au nombre de cigarettes fumées. La pollution de l'air est probablement en cause dans beaucoup de broncho-pneumopathies chroniques bien qu'aucune certitude l'atteste. L'excès de polluants à la faveur d'inversion du gradient de température au sol (smog acide) ou en altitude (smog oxydant) constitue la pollution aiguë et serait à l'origine d'insuffisance respiratoire aiguë ou d'asthme bronchique chez les individus prédisposés (personnes âgées). Dans le milieu professionnel, on trouve des poussières minérales dans les aciéries, les cimenteries, les mines, des poussières végétales dans les usines de textile, divers corps chimiques et gaz dans l'industrie automobile, du plastique, etc., mais aussi en milieu domestique avec des produits détergents, des appareils ménagers mal utilisés, le contact avec des animaux domestiques, la présence d'acariens dans les logements insuffisamment aérés. Tout ceci constitue une pollution chronique.
Les facteurs de risque endogènes constitutionnels prédisposent aux broncho-pneumopathies chroniques. Certains sont génétiques et la maladie bronchique est repérée dans les lignées familiales. Les facteurs acquis tels que les bronchoalvéolites virales de l'enfant et l'asthme sont graves et causent de nombreuses hospitalisations en pédiatrie.

Question de réflexion

▲ ***Quelles mesures environnementales peut-on prendre pour limiter les risques ?***

Pistes de réponse

Les mesures visent principalement à limiter les pollutions atmosphériques :
- surveiller les dégagements gazeux des usines ;
- contrôler les dégagements gazeux du parc automobile (pots catalytiques, circulation alternée, recours à de nouveaux carburants moins polluants tels que le GPL, voitures électriques, circulation alternée, limitation de la vitesse automobile, développement des transports en commun…).

Certaines mesures visent à surveiller des comportements individuels au quotidien :

- éviter de sortir les enfants en bas âge en milieu urbain les jours de forte pollution ;
- aérer les lieux d'habitation.

LES MALADIES TRANSMISSIBLES

Questions de cours

▲ *Donnez la définition d'une maladie transmissible.*

Réponse

Il s'agit d'une maladie dont la diffusion se définit en termes d'épidémie, c'est-à-dire d'extension rapide à une partie de la population (par exemple la grippe ou la rougeole).
La pandémie est l'extension massive et à l'ensemble de tous les pays (par exemple le choléra).
La transmission part toujours d'un micro-organisme : c'est l'agent causal (bactérie, virus, champignon). La transmission est effectuée de manière directe en mettant en cause un être humain malade qui transmet à un autre être humain sain les micro-organismes qu'il recèle (porteur de micro-organismes, non malade sur le plan clinique, ou porteur sain avec le staphylocoque par exemple).
La transmission directe devient contagion par l'intermédiaire de l'air expiré (diphtérie, coqueluche), par la peau desquamée (varicelle), par les déjections (choléra, poliomyélite, typhoïde), par contact sexuel (MST ou IST), par le sang (hépatite B, SIDA).
La transmission indirecte se fait par un agent animé ou inanimé.

Questions de réflexion

▲ *Quelles sont les populations les plus exposées à la tuberculose ? Expliquez pourquoi.*

Pistes de réponse

Les populations les plus exposées sont les plus vulnérables socialement : les exclus (les individus vivant dans une grande précarité), les étrangers non intégrés, les malades du SIDA, les individus fragilisés sur le plan sanitaire (sous-alimentés, alcooliques...). Cela s'explique par :

- le manque de suivi médical, de dépistage principalement pour les personnes échappant au système de soins ;
- le manque de vigilance par rapport aux vaccinations (le BCG) ;
- les immunodépressions comme chez les malades du SIDA, les patients sous traitement.

LE SIDA

Questions de cours

▲ ***Quelle différence y a-t-il entre séropositivité et SIDA déclaré ?***

Réponse

Les séropositifs sont des porteurs sains, c'est-à-dire des sujets contaminés qui n'ont pas encore développé la maladie. Ils se distinguent des malades du SIDA qui ont quant à eux développé la maladie et pour lesquels on parle de SIDA déclaré.

▲ ***Quels sont les deux types de « rétrovirus » que l'on trouve ?***

Réponse

Le rétrovirus VIH (virus de l'immunodéficience humaine) se présente sous deux formes :
- VIH-1, répandu en Europe, aux États-Unis, en Afrique Centrale et de l'Est ;
- VIH-2, isolé en Afrique de l'Ouest.

Question de réflexion

▲ ***Pourquoi peut-on dire que les préoccupations en matière de lutte contre le SIDA diffèrent entre les pays industrialisés et les pays en développement ?***

Pistes de réponse

Pays industrialisés :
- l'avancée des recherches ;
- l'impact de la prévention facilité par l'importance des médias (télévision, radio, presse...) et du système éducatif (milieu scolaire dans lequel les prérogatives concernant la prévention sont devenues incontournables) ;
- l'accès au traitement, bi- ou trithérapie ;

- le système de protection sanitaire et sociale (gratuité des soins, importance des structures spécialisées) ;
- le rôle essentiel des associations de lutte contre le SIDA (Act-up, AIDES, Sidaction...).

Pays en développement :

- l'aspect culturel en matière de comportement sexuel : la polygamie est courante dans certaines régions du monde (principalement en Afrique subsaharienne), le principe de filiation est plus fort et conduit à avoir de nombreux enfants, la religion très présente freine l'accès à la science et en l'occurrence aux moyens de contraception dans les pratiques sexuelles ;
- l'aspect socio-économique : absence ou retard de développement des infrastructures socio-sanitaires (manque d'hôpitaux, d'équipements et de personnels suffisamment formés...). Pour ces pays et au regard de leur développement économique, les thérapies modernes disponibles dans les pays industrialisés s'avèrent trop prohibitives ce qui limite, voire en occulte, leur utilisation.
- l'aspect éducatif : lacunes de la prévention, manque d'éducation en santé d'autant que les barrières culturelles et socio-économiques sont prégnantes ;
- l'aspect géo-démographique : l'étendue des territoires est vaste (à l'échelle d'un continent) et le faible niveau de développement des réseaux routiers et de communication rend difficiles à la fois les politiques de prévention et la politique sanitaire. Cela est d'autant plus problématique que le nombre d'individus touchés par l'infection est alarmant.

Si l'ensemble des pays en développement est plus touché que le reste du monde, on peut aussi faire une distinction entre les pays en développement eux-mêmes et rappeler que le continent Africain est plus largement concerné que des continents comme l'Asie ou l'Amérique Centrale.

LES HÉPATITES

Question de cours

▲ *Citez et définissez les différents types d'hépatites.*

Réponse

Les trois hépatites les plus fréquentes (A, B, C) sont transmises essentiellement par le sang et provoquent une maladie chronique du foie. L'interaction de l'infection chronique par hépatites A et B et l'absorption d'alcool entraîne la cirrhose du foie, avec environ 10 000 décès par an en France.

L'hépatite A est transmise par la voie oro-fécale soit de personne à personne, soit par l'intermédiaire d'aliments contaminés. C'est une affection aiguë qui n'évolue pas vers la chronicité. Cette infection diminue régulièrement grâce aux progrès de l'hygiène.
L'hépatite B est transmise par le sang, le sperme, les sécrétions vaginales et la salive. Elle est responsable d'infections aiguës parfois mortelles dans les formes fulminantes ou de complications graves à plus long terme.
L'hépatite C est transmise surtout par le sang lors de transfusions sanguines. Elle évolue vers la chronicité ou vers des lésions hépatiques graves engendrées à long terme.

Question de réflexion

▲ ***En 1998, Bernard Kouchner, secrétaire d'État à la santé, avait décidé de supprimer la vaccination systématique contre l'hépatite B en milieu scolaire. Commentez.***

Pistes de réponse

Des travaux avaient laissé entendre qu'un lien pouvait être fait entre la vaccination et l'apparition de troubles neurologiques entraînant la sclérose en plaques. Il n'est pas prouvé, voire même il est contesté, que cela soit vrai mais au nom du « principe de précaution », parce que cela touche les enfants et alarme les parents, il avait été décidé l'arrêt de cette vaccination. On peut penser que « l'affaire du sang contaminé » mettant en cause le retard des décisions politiques en matière de prévention constituait un précédent. Pour se prémunir d'un éventuel nouveau drame sanitaire, les pouvoirs publics ont préféré stopper la campagne de vaccination des enfants dans l'attente de données scientifiques fiables et irréfutables.

LES HANDICAPS

Question de cours

▲ *Qu'est-ce que le handicap ?*

Réponse

C'est une altération transitoire ou définitive de l'intégrité physique ou mentale, congénitale ou acquise du fait de l'âge, d'une maladie ou d'un accident, et qui peut être préjudiciable à l'autonomie de la personne et à son aptitude à fréquenter l'école ou à travailler.

Selon cette définition, le handicap recouvre l'inadaptation, l'inaptitude et l'invalidité :

- l'inadaptation est l'impossibilité d'exercer des activités de manière temporaire ou définitive ;
- l'inaptitude est l'état qui correspond à cette impossibilité ; on parle d'inaptitude totale ou partielle au travail ;
- l'invalidité est la diminution des capacités d'activité professionnelle ou domestique ; elle ouvre droit aux prestations de la Sécurité sociale.

Les concepts les plus retenus sont ceux de l'OMS :

- la déficience, concept clinique, dépend d'une lésion anatomique, physiologique ou psychique de l'organisme ;
- l'incapacité, concept fonctionnel, correspond à la limitation ou la restriction d'activité résultant de la déficience ;
- le handicap, concept social, est un désavantage social résultant des concepts précédents dans la vie de tous les jours.

Question de réflexion

▲ *Quelles sont les principales difficultés d'insertion liées au handicap ?*

Pistes de réponse

Insertion dans la vie quotidienne : inaccessibilité à certaines infrastructures de transport, logements, lieux publics, loisirs et sports. Selon le type de handicap, cette inaccessibilité diffère. Entre le non-voyant et le paraplégique, il est certain que les difficultés rencontrées ne seront pas les mêmes. Depuis quelques années de nombreuses mesures ont été prises dans le sens d'une plus grande accessibilité à l'ensemble de ces infrastructures, mais il demeure encore beaucoup de lieux publics qui ne sont pas aménagés (vieux immeubles, infrastructures datant d'avant les réformes visant à l'insertion...). Il est à noter que le civisme en la matière n'agit pas toujours dans le sens de l'intégration de tous comme l'atteste le non-respect des places de stationnement réservées aux handicapés.

Insertion dans le monde du travail : impossibilité d'accéder à certains types de postes, impossibilité de conduire un bus pour un non-voyant, impossibilité de travailler dans la mobilité pour quelqu'un en fauteuil roulant... les exemples ne manquent pas ! Malgré les postes réservés aux personnels handicapés dans les entreprises et les administrations, de grandes difficultés demeurent car la capacité d'accueil est insuffisante au regard du nombre de handicapés.

À cela s'ajoutent de nombreux préjugés qui affectent le handicapé par rapport au regard qu'il perçoit chez l'autre et tendent à ralentir les initiatives en sa faveur par crainte d'une trop grande inadaptation : on aura tendance à penser qu'un handicapé, diminué, ne peut rien faire. Cela est d'autant plus marqué que les sociétés industrialisées privilégient de plus en plus la performance, la rentabilité et la vitesse d'exécution des tâches.

SUICIDE ET SANTÉ MENTALE

Question de cours

▲ *Qu'est-ce que la pédospychiatrie ?*

Réponse

La pédopsychiatrie est la psychiatrie des enfants.

Question de réflexion

▲ *Quel lien faites-vous entre pathologie mentale et suicide ?*

Pistes de réponse

Les pathologies mentales ne sont pas directement causes de mortalité mais elles influencent des comportements qui peuvent conduire à la mort. Le suicide reste le seul comportement qui induise directement la mort. Les pathologies le plus fréquemment à l'origine d'actes suicidaires (suicide par pendaison, noyade, gaz, arme à feu, ingestion de médicaments) sont :

- la dépression ;
- l'alcoolisme ;
- la schizophrénie ;
- la toxicomanie.

Certaines pathologies mentales entraînent des comportements considérés comme des « équivalents suicidaires », c'est-à-dire des comportements provoquant la mort à plus ou moins long terme. On peut citer :

- l'anorexie mentale qui entraîne le décès par l'altération de l'état général (absence d'apport alimentaire) ;
- les conduites d'alcoolisation et toxicomaniaques qui dégradent le corps et l'esprit.

23 ▸ PRÉPARATION À L'ÉPREUVE ORALE

Les candidats admissibles au concours sont autorisés à se présenter à une épreuve d'admission qui consiste en un entretien avec trois personnes membres du jury. Il s'agit d'un exposé suivi d'une discussion. Cet entretien relatif à un thème sanitaire et social est destiné à apprécier l'aptitude du candidat à suivre la formation, ses motivations et son projet personnel.

LE STRESS

Le stress est naturel, et il est également nécessaire. Le stress est au candidat ce que le trac est au comédien, au chanteur. Il crée des tensions, des peurs qui se traduisent dans les cas les plus extrêmes par des manifestations extérieures (problèmes digestifs, irruption cutanées, tremblement...), mais il rend exigeant, concentré et parfois brillant. Le stress peut ainsi être très utile en galvanisant le candidat, en lui donnant de l'énergie. Physiologiquement cela s'explique très bien par les mécanismes de sécrétions hormonales à l'image de l'adrénaline du sportif.

Pour que le stress soit positif, il importe de le maîtriser. Il existe des outils que les candidats peuvent essayer s'ils se sentent particulièrement anxieux à l'idée de passer l'oral. Il faut apprendre à se décontracter et à faire la part des choses. On peut pratiquer le yoga, un sport ou faire l'expérience de la sophrologie si l'on souffre d'un stress insurmontable. Pourtant, un candidat qui a réussi l'épreuve écrite a toutes les chances de ne pas rencontrer de difficultés à l'oral. Les jurys ne sont pas des tribunaux. Ils sont là pour évaluer le profil, pour éviter que des candidats qui n'auraient pas bien cerné les impératifs et les difficultés de ce métier ne se retrouvent engagés dans une filière qui ne leur correspondrait pas.

Nous rappelons que c'est un métier de contact, de communication et c'est aussi cela que les jurys évaluent. Un candidat paralysé, renfermé, pas souriant

ne montre pas l'image positive de la personne qui devra s'adresser plus tard à des patients souvent en situation de détresse.
Il faut « s'ouvrir ». Cela ne signifie pas s'exalter, ou raconter sa vie, cela signifie « donner avec sincérité les raisons de son choix d'orientation professionnelle ».

LES MOTIVATIONS

Elles ne figurent pas sur une fiche technique à apprendre par cœur. Les motivations sont propres à chacun et chacune en fonction de son parcours. Il faut avant tout bien savoir ce que représente le métier choisi, connaître ses avantages, ses inconvénients, ses difficultés. Là encore les craintes des uns ne sont pas celles des autres. En général reviennent les questions des horaires, des congés, de la pénurie de soignants, de la confrontation à la mort, de la souffrance... Tout candidat doit rechercher clairement ce qui lui plaît dans ce métier, ce qu'il en attend, le secteur dans lequel éventuellement il souhaiterait se spécialiser. Il faut lire des revues spécialisées, faire des stages, des visites quand cela est possible, mais on peut aussi se renseigner auprès d'un ami, un proche, un parent soignant. Il s'agit de montrer au jury que l'idée que vous avez de ce métier n'est pas illusoire ou hasardeuse. Il ne faut pas « apprendre le métier avant de l'apprendre », il faut que vous sachiez ce que vous voulez apprendre. Il n'y a pas de recette, mais il est nécessaire de s'informer un minimum.

LA QUESTION ELLE-MÊME

Les candidats doivent bien lire les questions qui leur sont posées dans leur globalité. Cela est vrai aussi pour l'écrit mais devient encore plus primordial à l'oral dans la mesure où la question est unique et que le hors-sujet est à éviter.
Il est impératif de formuler sa réponse en l'organisant : faire un plan n'est pas superflu. Ainsi le jury comprendra mieux ce que le candidat veut dire. En dix minutes on n'a pas le temps de tout écrire. Le candidat notera le plan et les idées qu'il souhaite développer mais il n'écrira pas de phrases toutes faites qu'il aura tendance à vouloir lire. Le nez dans votre brouillon, vous n'êtes plus en communication avec le jury. Il faut lever les yeux.

QUELQUES SUJETS POUR VOUS ENTRAÎNER

Sujets avec pistes de réponse

Sujet 1

▲ *Malgré les progrès scientifiques, la lutte contre le cancer reste un combat difficile. Qu'en pensez-vous ?*

Pistes de réponse

Les progrès : scanner, IRM, chimiothérapie, plus de dépistages (cancer du sein, du côlon), plus de prévention (meilleure connaissance des facteurs de risque : tabagisme, alcoolisme...).

Les problèmes : le tabagisme est important y compris chez les jeunes, l'alcoolisme reste encore un problème majeur de santé publique en raison du caractère très culturel des vins et liqueurs ; la population est vieillissante (plus de cancers liés à l'âge tels que le cancer de la prostate) ; de nouveaux cancers apparaissent en raison de la dégradation de l'environnement et de l'alimentation...

Sujet 2

▲ *Qu'évoque pour vous la notion de solidarité ?*

Pistes de réponse

On attendra que les candidats abordent les notions d'aide à autrui, d'entraide, de conscience de l'autre, d'assistance.

La notion s'oppose particulièrement à celle de l'individualisme.

Les exemples dont peut se servir un candidat : la protection sociale, l'assurance chômage, l'aide humanitaire, les associations caritatives, l'aide aux plus démunis...

Sujet 3

▲ *L'eau sera l'or de demain. Que pensez-vous de cette affirmation ?*

Pistes de réponse

Le candidat peut donner un avis sur la formulation. L'or est rare et c'est en grande partie – mais pas seulement – ce qui détermine sa valeur. Affirmer que l'eau sera l'or de demain revient donc à dire que l'eau va devenir rare. Or, sans eau l'homme ne peut pas vivre.

Dans les faits il existe déjà de nombreux pays où l'eau manque cruellement aux populations. En Afrique, le manque d'eau entraîne des famines et des conflits guerriers.

On sait que l'eau, en raison des changements climatiques et de la croissance des populations, devient un vrai problème y compris dans les pays industrialisés. Son retraitement coûte cher et les prix ne cessent d'augmenter. Il y a en l'occurrence beaucoup de dégradations des eaux (pollution) et de gaspillage. En période de sécheresse, les gens sont invités à ne pas arroser leur jardin, à ne pas laver leur voiture, à ne pas remplir leur piscine. Il existe des moyens pour lutter contre la pénurie : éviter les fuites, recueillir les eaux de pluie, chasse d'eau à double débit, douche plutôt que bain...
En un sens, l'eau est déjà l'or d'aujourd'hui.

Sujet 4

▲ ***Que signifie pour vous rétablir le lien intergénérationnel ?***

Pistes de réponse
Littéralement cela signifie rétablir un lien entre les générations, c'est-à-dire entre les plus jeunes et les plus vieux d'une population.
Le candidat pourra donner son avis sur la place de la personne âgée dans la société : parfois considérée comme inutile, dépassée, encombrante, la personne âgée est isolée, exclue, oubliée, voire maltraitée.
Rétablir le lien c'est redonner un sens à la notion de solidarité entre les générations et cela revient à considérer que la personne âgée peut trouver sa place parmi les plus jeunes, partager son expérience, son histoire. Il faut rétablir l'idée du respect que nous devons à ceux qui ont permis aux jeunes générations de grandir, de faire des études, d'être socialement protégés, ce même respect que chacun d'entre nous souhaitera pour lui-même demain.
De manière concrète : soutien scolaire ou programme d'alphabétisation par des retraités, garde d'enfants, crèches intergénérationnelles, rétablir la parole en famille, lutter contre l'isolement...

Sujet 5

▲ ***Je mange bien, je vis bien. Que pensez-vous de cette affirmation ?***

Pistes de réponse
L'idée principale est d'établir un lien entre la qualité alimentaire et la santé. Que mangeons-nous et comment mangeons-nous ?
Tout d'abord, manger est essentiel pour la vie : l'organisme a besoin de protides, de lipides, de glucides, de vitamines, de sels minéraux... La carence alimentaire peut dégrader les conditions de la croissance et peut être mortelle dans les situations extrêmes (famines des pays du tiers monde).

Le candidat pourra parler des problèmes liés à la production alimentaire (vache folle, dioxines, grippe aviaire, polémiques autour des OGM...) et évoquer l'émergence du « bio ».
Les pays riches n'ont pas a priori de carence, mais l'opulence crée des situations sanitaires dramatiques : alimentation trop riche en graisses, en sucre, qui entraîne des problèmes d'obésité, de cholestérol, de maladies cardiovasculaires...
Des questions que le candidat peut aborder : Qu'est-ce qu'un repas équilibré ? Une hygiène de vie ? Comment retrouver le goût ?

Sujet 6

▲ ***Que recouvre pour vous la notion d'écoute ?***

Pistes de réponse
On pourra apprécier comment le candidat définit ce terme : l'attention qu'on porte à l'autre, la sensibilité face à la parole de l'autre mais aussi aux gestes, aux sentiments, aux regards de l'autre, la patience face à la douleur.
Exemples : être à l'écoute d'un enfant, d'un proche, d'un ami, d'un patient, d'un élève...

Sujet 7

▲ ***La solitude est-elle selon vous un problème majeur de société ?***

Pistes de réponse
La solitude peut relever d'un choix individuel : on se retire pour mieux se retrouver (on parle de retraite spirituelle par exemple), faire un bilan, se reposer. Certains vivent bien leur solitude car elle leur offre une totale liberté de choix, une indépendance.
Cependant la solitude est souvent subie par les gens et peut avoir des conséquences dramatiques d'un point de vue psychologique. La solitude peut entraîner l'isolement, l'ennui, la perte d'estime de soi, la dépression, le suicide dans les cas les plus graves. De nombreuses personnes sont victimes de la solitude y compris en milieu urbain où les populations sont nombreuses et concentrées, et pourtant souvent anonymes. Très souvent la solitude frappe des personnes fragilisées qui, plus que toutes autres, auraient besoin de soutien et d'écoute.
Exemples : solitude des personnes âgées, des exclus, des chômeurs, des personnes malades (mentaux, SIDA...), des handicapés, ou même des personnes sortant des normes physiques habituelles définissant la beauté (notion d'ailleurs purement théorique car variable selon l'origine ethnique, l'époque, la mode).

Sujet 8

▲ ***La notion de « repos bien mérité » vous semble-t-elle accessoire ?***

Pistes de réponse

Cette notion peut sembler accessoire dans des pays où des enfants de 5 ans travaillent dans les mines ou des industries du textile, mais dans les pays industrialisés comme la France la notion de repos est sacralisée et défendue comme un progrès social incontestable.

Le repos est indispensable pour la santé mentale et physique. Il permet à l'individu de « récupérer », de se ressourcer, de « recharger les batteries », de se régénérer. Après l'effort physique, après l'effort intellectuel, l'organisme a besoin d'un temps de repos. C'est vrai pour l'enfant qui fait la sieste, pour l'élève, l'étudiant qui part en vacances, le sportif qui doit récupérer après l'effort, le travailleur qui attend son congé, le malade après une intervention. Le repos n'est pas un luxe, il est vital.

Dans le cadre du travail une législation est mise en place, on parle du droit du travail : congés annuels, congé maladie, congé maternité (et paternité depuis peu), retraite. Un salarié doit pouvoir se reposer sans quoi sa santé est menacée (surmenage, dépression, stress...) et il peut même devenir dangereux pour lui-même et pour les autres (ouvriers sur machine, pilotes, chauffeurs routiers...).

Sujet 9

▲ ***Le silence en dit parfois long. Commentez.***

Pistes de réponse

Définir ce qu'est le silence : absence de bruit, absence de langage verbal.

Le silence ne signifie pas absence de communication : le silence peut signifier l'indifférence, le mépris (ne pas répondre à l'autre, nier l'autre), le respect, le recueillement (faire une minute de silence, silence lors d'un enterrement).

La communication peut aussi passer par les gestes, le toucher, les yeux, la seule présence (on parle de réconfort auprès d'un malade, d'une personne âgée).

Quelques expressions : « le silence est d'or », « tourner sept fois sa langue dans sa bouche ».

Sujet 10

▲ ***La violence peut-elle être considérée comme une forme d'expression ?***

Pistes de réponse

La violence traduit souvent une impossibilité de communiquer autrement. On use de la force parce qu'on ne peut se servir des mots ou parce que les mots ne permettent pas d'être entendu. Mais la violence n'est pas uniquement physique, elle peut être aussi verbale (insultes, injures) ou institutionnelle.

Elle exprime souvent un mal-être. On parle par exemple de la violence des jeunes en échec scolaire, livrés à eux-mêmes, sans support affectif et éducatif. La violence devient un langage quotidien car les repères sont basés sur le principe de la domination du plus fort.
On peut évoquer les violences qu'on s'applique à soi-même : les tentatives de suicide en sont un bon exemple, elles traduisent un mal-être, un appel au secours.
La violence peut traduire la peur après un choc, un accident, une injustice.
La violence peut s'exprimer de manière collective dans certains contextes: hooliganisme lors de rencontres sportives, guerres tribales…

Autres sujets

▲ *Que pensez-vous du slogan : « Attention votre maison est pleine de dangers » ?*
▲ *Sur la base d'exemples, établissez le lien qui peut être fait entre environnement et santé.*
▲ *Selon vous, les médias ont-ils une influence sur les comportements en société ?*
▲ *Que signifie pour vous la notion de « déremboursement des médicaments » et quel est son objectif ?*
▲ *Que pensez-vous de la légalisation de l'euthanasie aux Pays-Bas et en Belgique ?*
▲ *L'obésité est devenue un problème majeur de santé publique. Commentez.*
▲ *Après avoir défini le terme d'eugénisme, donnez un exemple pour lequel il s'applique.*
▲ *Internet est un espace de liberté qui ouvre sur l'extérieur, une véritable révolution. Peut-il aussi présenter des inconvénients majeurs ?*
▲ *Les animaux domestiques ont pris dans notre société une place considérable. Ils sont devenus pour certains individus des compagnons de vie indispensables.*
▲ *L'organisation Médecins du Monde est présente lors des rassemblements technos pour tester les drogues. Peut-on considérer cette action comme une incitation à la consommation de drogues ?*
▲ *Peut-on dire de l'adolescence qu'elle est une période de vie difficile ?*

LA PROFESSION D'INFIRMIER

C'est une profession ***polyvalente***. Chacun peut avoir recours à l'infirmier, qu'il soit malade ou en bonne santé. Elle s'exerce :

- à l'hôpital, dans une clinique, dans un centre de Santé, à domicile ;
- à l'école, sur le lieu de travail ;
- dans des structures d'accueil spécialisées (pour enfants, personnes âgées...).

Les activités sont d'ordre :

- technique ;
- relationnel ;
- éducatif ;
- humanitaire ;
- préventif.

C'est également une profession ***exigeante*** : elle requiert des qualités relationnelles, humaines, des aptitudes à communiquer et à prendre des initiatives, des capacités d'habileté gestuelle, d'organisation, de travail en équipe et le sens des responsabilités, de l'engagement.

Elle a des contraintes, mais aussi des satisfactions.

La profession d'infirmier fait partie des professions paramédicales. La durée totale des études est de 37 mois et demi. À nos yeux, quatre concepts définissent cette profession :

- ***la dignité*** : respect que mérite quelqu'un. La loi n° 94-653 du 29 juillet 1994, relative au respect du corps humain, spécifie : « La loi assure la primauté de la personne, interdit toute atteinte à la dignité de celle-ci et garantit le respect de l'être humain dès le commencement de la vie. » C'est soigner sans tenir compte de l'origine, de l'âge, du sexe, de la situation personnelle et professionnelle de la personne ;
- ***le respect*** : sentiment qui porte à traiter quelqu'un avec de grands égards. Le respect de la vie est une obligation universelle, consacrée par la loi. Cette obligation indique à l'infirmier que tous les soins sont prodigués au malade, en préservant l'intimité et la pudeur ;
- ***la confidentialité*** : communication de ses plus secrètes pensées. La confidentialité concerne les soins eux-mêmes et les conditions de leur accomplissement, ainsi que leur retranscription ;

- *l'assistance* : action de seconder, de venir en aide. Deux formes d'assistance existent : agir personnellement ou provoquer un secours.

Ces concepts sont de nature juridique, éthique et déontologique.

LES ÉTUDES D'INFIRMIER

L'arrêté du 23 mars 1992 modifié stipule que la finalité de la formation est de permettre à l'infirmier d'assumer chacun de ses rôles en tenant compte notamment des aspects éthiques et juridiques de son engagement professionnel.
Le décret n° 2002-194 du 11 février 2002 relatif aux actes professionnels et à l'exercice de la profession d'infirmier stipule en son article 1er : « L'exercice de la profession d'infirmier comporte l'analyse, l'organisation, la réalisation des soins infirmiers et leur évaluation, la contribution au recueil de données cliniques et épidémiologiques, et la participation à des actions de prévention, de dépistage, de formation et d'éducation à la santé. Dans l'ensemble de ces activités, les infirmiers sont soumis au respect des règles professionnelles et notamment au secret professionnel. Ils exercent leur activité avec les autres professsionnels du secteur de la santé, du secteur social et médico-social et du secteur éducatif. »

LES DIFFÉRENTES SPÉCIALISATIONS DE L'INFIRMIER DIPLÔMÉ D'ÉTAT

IBODE (infirmier de bloc opératoire diplômé d'État)

- Formation : 18 mois.
- Conditions : titulaire du DE, 2 ans d'expérience professionnelle au minimum.

Puéricultrice diplômé d'État

- Formation : 12 mois.
- Conditions : titulaire du DE, pas d'expérience professionnelle exigée.

IADE (infirmier anesthésiste diplômé d'État)

- Formation : 24 mois.
- Conditions : titulaire du DE, 2 ans d'expérience professionnelle au minimum.

Cadre de santé (infirmier diplômé d'État et spécialisé)

- Formation : 10 mois.
- Conditions : 4 ans au minimum d'exercice.

Cadre supérieur de santé

Issu de l'une des trois filières : infirmier, rééducation, médico-technique.

- Conditions : 3 ans au minimum d'exercice en qualité de cadre de santé.
- Concours sur titre.

Directeur de soins

- Conditions : 10 ans d'exercice dont 5 en qualité de cadre supérieur de santé.
- Concours national sur épreuves.
- Formation : 9 mois à l'École nationale de santé publique.

LES RELATIONS HIÉRARCHIQUES DE L'INFIRMIER

Le cadre de santé infirmier assure la gestion d'une unité de soins, suite à une formation de 10 mois et à la validation du diplôme de cadre de santé. Il travaille soit en service de soins, soit en IFSI.
Le cadre supérieur de santé gère plusieurs services.
Le directeur de soins est responsable du personnel soignant d'un établissement de santé public ou privé, ou directeur d'un IFSI.

LA DISCRÉTION ET LE SECRET PROFESSIONNEL

En référence au décret n° 93-221 du 16 février 1993, relatif aux règles professionnelles des infirmiers :

- les informations concernant une personne et sa maladie ne concernent qu'elle ;
- les informations données sans précaution peuvent avoir des effets graves ;
- certaines personnes ne souhaitent pas que leur entourage soit informé de leur état ;
- il ne peut y avoir de confiance entre les soignants et les soignés que si le secret professionnel est respecté ;
- le secret professionnel couvre non seulement ce qui lui a été confié (à l'infirmier), mais aussi ce qu'il a vu, lu, entendu, constaté ou compris.

De la bonne compréhension de ce décret dépendent la santé et la sécurité du malade ainsi que le respect de sa dignité, de son intimité et de ceux de ses proches.
Ce que prévoit la loi :

- art. 226-13 du Code pénal : « La révélation d'une information à caractère secret par une personne qui en est dépositaire soit par état ou par profession, soit en raison d'une fonction ou d'une mission temporaire, est punie d'un emprisonnement et de 15 000 euros d'amende. »

- art. 481 du Code de la Santé publique : « Les infirmières ou infirmiers et les élèves des écoles préparant à l'exercice de la profession sont tenus au secret professionnel dans les conditions et sous les réserves énoncées aux articles 226-13 et 226-14 du Code pénal. »

ALTRUISME ET CHARISME

Altruisme : mot créé par Auguste Comte pour désigner les sentiments désintéressés qui s'opposent à l'égoïsme. Références philosophiques et morales de chaque sujet. L'idée maîtresse est : « soyons en rapport avec les hommes pour travailler à l'amélioration de leur sort ».
Charisme : terme issu du droit canon qui signifie « touché par la grâce ».
Le soignant est impliqué dans une relation de confiance, fondement des soins infirmiers. Pour travailler auprès de malades, il est nécessaire :

- ***de respecter tout être humain***, en particulier viser à la conservation ou au recouvrement de son autonomie physique et psychique ;
- ***d'apprécier les échanges humains*** ; c'est un métier de relation et de communication : échanges sociaux adaptés aux situations et de nature verbale ou non verbale, en rapport avec vos valeurs ;
- ***de faire preuve d'empathie*** : faculté de s'identifier à l'autre, de le comprendre totalement.

LE SOIN

- Notion de savoir infirmier, légiféré par la loi n° 78-615 du 31 mai 1978.
- Article 2 du décret n° 2002-194 du 11 février 2002 relatif aux actes professionnels et à l'exercice de la profession d'infirmier :

  « Les soins infirmiers, préventifs, curatifs ou palliatifs, intègrent qualité technique et qualité des relations avec le malade. Ils sont réalisés en tenant compte de l'évolution des sciences et des techniques. Ils ont pour objet, dans le respect des droits de la personne, dans le souci de son éducation à la santé et en tenant compte de la personnalité de celle-ci dans ses composantes physiologique, psychologique, économique, sociale et culturelle :

  1. de protéger, maintenir, restaurer et promouvoir la santé physique et mentale des personnes ou l'autonomie de leurs fonctions vitales physiques et psychiques en vue de favoriser leur maintien, leur insertion ou leur réinsertion dans leur cadre de vie familial ou social ;

2. de concourir à la mise en place de méthodes et au recueil des informations utiles aux autres professionnels, et notamment aux médecins pour poser leur diagnostic et évaluer l'effet de leurs prescriptions ;
3. de participer à l'évaluation du degré de dépendance des personnes ;
4. de contribuer à la mise en œuvre des traitements en particulier à la surveillance clinique et à l'application des prescriptions médicales contenues, le cas échéant, dans des protocoles établis à l'initiative du ou des médecins prescripteurs ;
5. de participer à la prévention, à l'évaluation et au soulagement de la douleur et de la détresse physique ou psychique des personnes, particulièrement en fin de vie au moyen des soins palliatifs, et d'accompagner, en tant que de besoin, leur entourage. »

- Coexistence et complémentarité des différentes professions en santé.
- Droits et devoirs envers les patients.
- Programme de formation du 23 mars 1992 conforme aux principes de l'Union européenne.

BIBLIOGRAPHIE

ARIES Paul. Les sectes à l'assaut de la santé : le pluralisme thérapeutique en danger. Vileurbanne, Editions Golias, 2000.

BOURGEOIS René, TERRONE Patrice. La France des institutions : le citoyen dans la nation, 2e ed. Grenoble, Presses Universitaires de Grenoble, coll. Français langue étrangère et maternelle, 2004, 119 pages.

BROWN Lester R. L'état de la planète. Paris, Economica, 1996.

BRÜCKER G, PIERQUIN J, HENRY P. Paradoxe de l'aide humanitaire dans les pays riches. *In :* J. Lebas, F. Veber, G. Brücker. Médecine humanitaire. Paris, Flammarion Médecine-Sciences, 1994.

EMMANUELLI Xavier. Dernier avis avant la fin du monde. Paris, Albin Michel, 1994.

ETIENNE Bruno. La France face aux sectes. Paris, Hachette Littératures, 2002, 318 pages.

INSEE. Les immigrés en France. Paris, coll. Référence INSEE, 2005, 161 pages.

INSERM. Précarisation, risque et santé. Paris, coll. Questions en santé publique, 2001, 474 pages.

LATOUR Patricia. Femmes et citoyennes – Du droit de vote à l'exercice du pouvoir. Le Temps des Cerises, Paris, Les éditions de l'Atelier, 1995.

Observatoire de l'enfance en France de la Fédération des pupilles de l'enseignement public (sous la direction scientifique de Gabriel Langouët). L'état de l'enfance en France. Paris, Hachette, 1997.

PROLONGEAU Hubert. Sans domicile fixe. Paris, Intervention Hachette, 1993.

Rapport de l'Observatoire national de la pauvreté et de l'exclusion sociale. Rapport ADM 2003-2004. Paris, La Documentation Française, 2004.

Rapport du Premier ministre. Les dérives sectaires. Monts, La Documentation Française, 2003, 120 pages.

REA Andrea. Sociologie de l'immigration. Paris, La Découverte, coll. Repères, 2003, 122 pages.

TRONQUOY Philippe. Les nouvelles dimensions de la citoyenneté. Paris, La Documentation Française, coll. Cahiers français, 2003, 94 pages.

La France et sa population. Paris, La Documentation Française, coll. Cahiers français, janvier-février 1993, n° 259.

Les sectes en France. Paris, Les Documents d'information de l'Assemblée Nationale/Rapport n° 2468 (Alain Gest, Président ; Jacques Guyard, Rapporteur). Rapport mis en circulation le 10 janvier 1996.

Revue trimestrielle du Haut Comité de la Santé Publique. Actualité et dossier en Santé Publique, Santé et Précarité, septembre 1995, n° 12.

ANNEXES

ANNEXE 1
LISTE DES INSTITUTS DE FORMATION EN SOINS INFIRMIERS

Cette annexe présente, pour chaque région, classée par ordre alphabétique, la liste des villes ayant un IFSI et le numéro de téléphone de celui-ci.

Alsace

Brumath (03 88 64 61 56)
Colmar (03 89 80 43 21)
Haguenau (03 88 06 30 81)
Mulhouse (03 89 64 62 55)
Rouffac (03 89 78 70 63)
Saverne (03 88 71 65 56)
Sélestat (03 88 57 55 45)
Strasbourg
– CHU (03 88 11 55 80)
– Saint-Vincent (03 88 21 70 45)

Antilles-Guyane

Cayenne (05 94 31 97 47)
Fort-de-France (05 96 55 23 70)
Pointe-à-Pitre (05 90 89 18 42)

Aquitaine

Agen (05 53 69 70 71)
Bayonne (05 59 44 35 37)
Bordeaux
– Charles Perrens (05 56 56 34 31)
– Pellegrin (05 56 79 54 37)
– Pasteur (05 57 87 64 66)
– Pessac (05 56 55 50 98)
– Talence (05 57 12 40 40)
Dax (05 58 91 49 56)
Libourne (05 57 25 49 16)
Marmande (05 53 20 30 40)
Mont de Marsan (05 58 05 11 80)
Orthez (05 59 69 70 26)
Pau (05 59 92 47 75)
Périgueux (05 53 07 71 62)
Villeneuve-sur-Lot (05 53 40 53 05)

Auvergne

Aurillac (04 71 46 56 22)
Clermont-Ferrand (04 73 75 13 60)
Le Puy-en-Velay (04 71 04 33 67)
Montluçon (04 70 02 30 89)
Moulins (04 70 20 76 01)
Vichy (04 70 97 33 31)

Basse-Normandie

Alençon (02 33 31 67 03)
Caen (02 31 06 50 75)
Cherbourg (02 33 20 76 36)
Falaise (02 31 40 40 40)
Flers (02 33 62 62 80)
Granville (02 33 91 50 87)

L'Aigle (02 33 24 95 70)
Lisieux (02 31 61 31 31)
Saint-Lô (02 33 06 33 33)
Vire (02 31 67 47 47)

Bourgogne

Auxerre (03 86 48 47 17)
Beaune (03 80 24 44 49)
Chalon-sur-Saône (03 85 64 65 72)
Dijon (03 80 29 35 02)
Le Creusot (03 85 77 24 88)
Macon (03 85 20 30 48)
Nevers (03 86 71 84 20)
Paray-Le-Monial (03 85 88 60 09)
Semur-en-Auxois (03 80 89 64 42)
Sens (03 86 96 16 40)

Bretagne

Auray (02 97 56 42 42)
Brest (02 96 44 27 65)
Brest-Bohars (02 98 03 06 77)
Dinan (02 96 85 72 14)
Fougères (02 99 94 70 94)
Lannion (02 96 05 71 96)
Lorient (02 97 64 91 61)
Morlaix (02 98 62 61 98)
Pontivy (02 97 28 40 27)
Quimper (02 98 98 66 82)
Rennes
– Guillaume Régnier (02 99 33 39 07)
– Pontchaillou (02 99 28 43 79)
Saint-Brieuc (02 96 01 70 28)
Saint-Malo (02 99 21 20 89)
Vannes (02 97 01 40 41)

Centre

Amboise (02 47 23 30 00)
Blois (02 54 55 64 08)
Bourges (02 48 24 16 77)
Chartres (02 37 30 30 86)
Châteauroux (02 54 29 60 31)
Châteaudun (02 37 44 40 40)
Dreux (02 37 46 82 43)
Le Blanc (02 54 28 28 06)
Montargis-Chalette-sur-Loing (02 38 95 95 95)
Orléans (02 38 78 00 00)
Tours
– Mansart (02 47 47 81 01)
– Colombier (02 47 88 43 43)
Vierzon (02 48 52 90 50)

Champagne-Ardenne

Chalons-en-Champagne (03 26 64 60 53)
Charleville-Mézières (03 24 58 71 79)
Chaumont (03 25 30 70 09)
Épernay (03 26 58 70 23)
Reims (03 26 78 74 56)
Saint-Dizier (03 25 56 85 25)
Troyes (03 25 49 49 99)

Corse

Ajaccio (04 95 29 90 38)
Bastia (04 95 59 10 16)

Franche-Comté

Belfort (03 84 57 45 00)
Besançon (03 81 53 40 77)
Dole (03 84 79 41 40)
Lons-Le-Saunier (03 84 47 28 87)
Montbéliard (03 81 91 61 59)
Pontarlier (03 81 38 53 29)
Vesoul (03 84 75 80 44)

Haute-Normandie

Bois-Guillaume (02 35 59 40 28)
Dieppe (02 35 06 75 23)
Évreux (02 32 33 80 00)
Fécamp (02 35 28 61 00)

Le Havre (02 32 73 38 30)
Rouen (02 32 88 85 99)
Sotteville-lès-Rouen (02 35 95 11 98)

Île de France

Assistance Publique – Hôpitaux de Paris

Ambroise Paré – Boulogne (01 49 09 57 45)
Antoine Béclère – Clamart (01 45 37 45 12)
Avicenne – Bobigny (01 48 95 57 61)
Bicêtre – Le Kremlin-Bicêtre (01 45 21 24 78)
Bichat – Paris (01 44 85 28 00)
Charles Foix – Ivry (01 49 59 42 30)
Cochin – La Rochefoucault (01 43 27 74 86)
Émile Roux – Limeil Brévannes (01 45 95 80 87)
Henri Mondor – Créteil (01 48 98 51 11)
Jean Verdier – Bondy (01 48 02 65 00)
Louis Mourier – Colombes (01 47 60 63 01)
Necker – Paris (01 44 49 49 02)
Paul Brousse – Villejuif (01 45 59 32 64)
Raymond Poincaré – Garches (01 47 41 28 67)
Rothschild – Paris (01 40 19 32 50)
Saint-Antoine – Paris (01 49 28 27 10)
Saint-Louis – Paris (01 42 49 99 71)
Salpétrière – Paris (01 42 16 07 10)
Tenon – Paris (01 43 79 92 00)

Autres instituts

Argenteuil (01 34 23 27 01)
Aulnay-sous-Bois (01 49 36 71 10)
Aubervilliers (01 48 11 26 86)
Beaumont sur Oise (01 39 37 17 21)
Bon Secours – Paris (01 40 52 40 27)
Bures-sur-Yvette-Orsay (01 69 29 75 75)
Coulommiers (01 64 65 37 46)
Corbeil Essonnes (01 64 96 36 48)
Croix Saint-Simon – Paris (01 44 64 17 06)
Diaconesses – Paris (01 43 41 41 41)
Eaubonne (01 34 16 55 20)
Épinay-sur-Orge – EPS Perray Vaucluse (01 69 25 42 00)
Étampes (01 69 92 52 52)
Fontainebleau (01 60 74 10 29)
Gonesse (01 34 53 20 13)
Lagny-sur-Marne (01 64 30 71 91)
La-Queue-en-Brie – CHS Les Murets (01 45 93 71 71)
Le Mesnil – Institut Marcel Rivière (01 39 38 79 60)
Les Mureaux (01 30 91 85 35)
Les Peupliers (Croix Rouge Française) (01 45 88 04 45)
Levallois-Perret (01 47 59 59 11)
Longjumeau (01 64 54 32 89)
Lycée Rabelais – Paris (01 53 09 13 08)
Mantes-La-Jolie (Croix Rouge Française) (01 30 33 59 49)
Meaux (01 64 35 39 66)
Melun (01 64 71 62 37)
Moiselle (01 39 35 65 88)
Montereau (01 64 31 64 25)
Nanterre (01 47 69 66 52)
Neuilly-sur-Marne
– IFITS Théodore Simon (01 49 44 36 00)
– EPS Ville Evrard (01 43 09 31 27)
Poissy (01 39 27 51 02)
Pontoise (01 30 75 43 43)
Provins (01 64 60 40 80)
Rambouillet (01 34 83 78 78)
Rueil-Malmaison (01 47 16 95 31)
Sainte-Anne – Paris (01 45 65 88 36)
Saint-Cyr-L'École (01 30 79 26 00)

Saint-Denis (01 42 35 60 31)
Saint-Germain-en-Laye (01 39 27 42 90)
Saint-Joseph – Paris (01 44 12 33 12)
Saint-Maurice (01 43 96 61 61)
Sarcelles (01 39 90 58 45)
Suresnes (01 46 25 21 82)
Suzanne Pérouse (Croix Rouge Française) (01 40 32 34 34)
Versailles (01 39 63 93 38)
Villejuif – CHS Paul Guiraud (01 42 11 70 61)
Villeneuve Saint-Georges (01 43 86 20 00)

Languedoc-Roussillon

Ales (04 66 78 30 31)
Roussillon – Bagnols-sur-Cèze (04 66 79 11 87)
Béziers (04 67 09 21 62)
Carcassonne (04 68 24 27 90)
Castelnau-le-Nez (04 67 33 18 00)
Mende (04 66 49 48 32)
Montpellier
– Charles Flahaut (04 67 54 16 40)
– Père Soulas (04 67 33 88 45)
Narbonne (04 68 42 60 00)
Nîmes
– Turgot (04 66 29 50 25)
– Kléber (04 66 68 69 10)
Perpignan (04 68 61 66 33)
Sète (04 67 46 57 77)

Limousin

Brive (05 55 92 79 55)
Guéret (05 55 51 70 60)
Limoges
– François Perrin (05 55 50 96 85)
– Cruveilhier (05 55 77 53 70)
Tulle (05 55 29 80 51)
Ussel (05 55 96 40 23)

Lorraine

Bar-le-Duc (03 29 45 88 09)
Briey-en-Forêt (03 82 47 16 70)
Épinal (03 29 68 74 11)
Forbach (03 87 87 70 40)
Laxou Nancy (03 83 92 50 50)
Metz
– Barres (03 87 75 60 20)
– CHU (03 87 55 38 90)
– Jury-les-Metz (03 87 56 39 56)
Nancy (03 83 85 13 34)
Neuf Château (03 29 94 83 00)
Remiremont (03 29 23 41 24)
Saint-Avold (03 87 29 50 11)
Saint-Die (03 29 52 83 60)
Sarrebourg (03 87 23 23 50)
Sarreguemines (03 87 5 88 30)
Thionville (03 82 55 85 26)
Vandœuvre-les-Nancy (03 83 92 51 50)
Verdun (03 29 83 84 85)

Midi-Pyrénées

Albi
– CHU Trois Tarn (05 63 77 36 77)
– Bon Sauveur (05 83 48 48 48)
Auch (05 62 81 31 51)
Cahors (05 65 20 50 14)
Castres (05 63 71 60 50)
Millau (05 65 60 39 30)
Montauban (05 63 92 80 32)
Pamiers (05 61 60 90 96)
Rodez (05 65 75 11 80)
Tarbes (05 62 51 50 65)
Toulouse
– Rangeuil (05 61 32 25 45)
– G. Marchand (05 61 43 77 26)
– Les Capelles (05 61 31 56 52)

Nord-Pas-de-Calais

Armentières (03 20 48 33 13)
Arras
– Péage (03 21 23 05 90)

– Winston Churchill (03 21 24 45 86)
Berck (03 21 09 05 47)
Béthune (03 21 01 26 79)
Boulogne-sur-Mer (03 21 99 30 61)
Calais (03 21 96 79 36)
Cambrai (03 27 37 67 30)
Dechy-Douai (03 27 88 94 00)
Dunkerque (03 28 28 56 80)
La Madeleine
– Ambroise Paré (03 20 06 49 52)
– Valentine Labbé (03 20 63 02 63)
Lens (03 21 69 10 52)
Lille (03 20 44 41 58)
– Santélys (03 20 16 03 60)
– Institut Catholique (03 28 36 10 10)
– Gernez-Rieux (03 20 44 59 62)
Maubeuge (03 27 69 43 31)
Roubaix – Victor Provo (03 20 99 30 61)
Saint-Omer (03 21 38 01 56)
Tourcoing-Roubaix (03 20 25 34 03)
Valenciennes (03 27 14 36 36)

Picardie

Abbeville (03 22 25 52 85)
Beauvais (03 44 11 24 51)
Chauny (03 23 38 54 46)
Compiègne (03 44 23 61 80)
Dury (03 22 53 46 64)
Fitz-James (03 44 77 50 00)
Laon (03 23 23 11 31)
Premontre (03 23 23 66 91)
Saint-Quentin (03 23 06 73 38)
Salouel (03 22 45 60 00)
Soissons (03 23 75 70 70)

Poitou-Charentes

La Couronne (05 45 91 36 00)
La Rochelle (05 46 45 51 30)
Niort (05 49 78 25 02)
Poitiers (05 49 44 44 68)
Rochefort (05 46 82 20 44)
Saintes (05 46 92 76 80)
Thouars (05 49 66 41 70)

Pays de la Loire

Allonnes (02 43 43 51 51)
Angers (02 41 35 34 34)
Châteaubriant (02 40 55 88 25)
Cholet (02 41 49 66 57)
La Flèche (02 43 48 56 61)
Laval (02 43 66 12 12)
Le Mans
– Notre-Dame (02 43 81 06 52)
– Rubillard (02 43 43 43 30)
La Roche sur Yon
– Les Oudairies (02 51 44 61 10)
– G. Mazurelle (02 51 09 72 72)
Mayenne (02 43 08 22 49)
Nantes (02 40 84 67 51)
Saint-Nazaire (02 40 70 08 11)
Saumur (02 41 53 30 30)

Provence-Alpes-Côte-d'Azur

Aix-en-Provence (04 42 33 50 19)
Arles (04 90 49 29 17)
Aubagne (04 42 84 71 55)
Avignon (04 90 13 17 30)
Briançon (04 92 25 36 80)
Cannes (04 93 69 70 06)
Digne (04 92 30 16 15)
Fréjus (04 94 40 26 95)
Gap (04 92 40 61 15)
Hyères (04 94 38 24 00)
Marseille
– La Capelette (04 91 38 60 42)
– Sud-Est (04 91 34 20 48)
– Les Flamants (04 91 02 39 22)
– Nord Marseille (04 91 96 89 85)
– Sainte-Marguerite (04 91 74 47 05)

– Saint-Joseph (04 91 80 65 84)
– Le Camas (04 91 47 28 02)
Martigues (04 42 43 24 91)
Nice
– De Vallombrosse (04 92 03 76 42)
– Cap De Croix (04 93 81 09 23)
Salon de Provence (04 90 44 93 04)
Toulon
– Colonel Picot (04 94 61 61 61)
– Lazare Carnot (04 94 92 27 89)

Réunion

Saint-Denis (02 62 90 51 40)
Saint-Pierre (02 62 35 99 82)

Rhône-Alpes

Annecy (04 50 88 32 55)
Annonay (04 75 67 35 00)
Aubenas (04 75 35 60 64)
Bourgoin-Jallieu (04 74 43 96 48)
Chambéry (04 79 96 51 12)
Grenoble (04 76 49 01 63)
Hauteville (04 74 40 47 00)
La Tronche (04 76 76 75 75)
Lyon
– D'Inkermann (04 72 74 62 00)
– Sud Est (04 78 83 40 88)
– Esquirol (04 72 11 79 02)
– Rockefeller (04 78 76 52 22)
– Lepercq (04 78 61 81 23)
Montbrison (04 77 96 71 30)
Montélimar (04 75 01 51 62)
Oyonnax-Nantua (04 74 73 11 21)
Roanne (04 77 44 31 34)
Saint-Chamond (04 77 22 07 15)
Saint-Égrève (04 76 56 42 34)
Saint-Étienne
– Bellevue (04 77 42 78 16)
– Lafayette (04 77 81 02 02)
Saint-Genis-Laval (04 78 86 30 00)
Thonon-les-Bains (04 50 83 37 98)
Valence (04 75 43 20 03)
Vienne (04 74 31 33 39)
Villefranche-sur-Saône (04 74 09 26 81)

ANNEXE 2
LISTE DES DIRECTIONS DÉPARTEMENTALES DES AFFAIRES SANITAIRES ET SOCIALES

Cette annexe donne, par département, les adresses des DDASS ainsi que leurs coordonnés téléphoniques et de fax.

01 – Ain
33, avenue du Mail
01012 Bourg-en-Bresse
Tél. : 04 74 32 80 60
Fax : 04 74 32 07 30

02 – Aisne
28, rue Fernand-Christ
02011 Laon Cedex
Tél. : 03 23 21 52 00
Fax : 03 23 79 10 31

03 – Allier
4, rue de Refembre
03000 Moulins
Tél. : 04 70 48 10 00
Fax : 04 70 48 10 10

04 – Alpes-de-Haute-Provence
Places des Recollets BP 229
04013 Digne-les-Bains
Tél. : 04 92 30 88 00
Fax : 04 92 31 46 13

05 – Hautes-Alpes
Centre administratif
Desmichels
BP 157
05004 Gap Cedex
Tél. : 04 92 52 54 54
Fax : 04 92 53 78 26

06 – Alpes-Maritimes
Centre administratif
départemental
Route de Grenoble
BP 3061
06202 Nice Cedex 3
Tél. : 04 93 72 20 00
Fax : 04 93 21 67 18

07 – Ardèche
2 bis, rue de la Recluse
BP 715
07007 Privas Cedex
Tél. : 04 75 66 78 06
Fax : 04 75 64 50 03

08 – Ardennes
18, rue de Montjoly
BP 329
08105 Charleville-Mézières
Tél. : 03 24 59 72 00
Fax : 03 24 59 06 97

09 – Ariège
9, rue du Lieutenant-Paul-Delpech
BP 76
09008 Foix Cedex
Tél. : 05 61 02 95 30
Fax : 05 61 02 98 15

10 – Aube
Cité administrative
des Vassaules
BP 763
10025 Troyes Cedex
Tél. : 03 25 76 21 00
Fax : 03 25 80 20 58

11 – Aude
14, rue du 4-Septembre
BP 48
11021 Carcassonne Cedex
Tél. : 04 68 11 55 11
Fax : 04 68 11 55 10

12 – Aveyron
4, rue de Paraire
12031 Rodez Cedex
Tél. : 05 65 73 69 00
Fax : 05 65 73 69 40

13 – Bouches-du-Rhône
66 A, rue Saint-Sébastien
13281 Marseille
Cedex 6
Tél. : 04 91 00 57 00
Fax : 04 91 37 96 07

14 – Calvados
14, rue du Clos-Herbert
BP 537
14036 Caen Cedex
Tél. : 02 31 45 82 82
Fax : 02 31 45 82 52

15 – Cantal
1, rue du Rieu
15000 Aurillac
Tél. : 04 71 46 83 00
Fax : 04 71 46 83 53

16 – Charente
8, rue du Père-Joseph-
Wresinski
BP 1408
16017 Angoulême Cedex
Tél. : 05 45 97 46 00
Fax : 05 45 97 46 46

17 – Charente-Maritime
Centre administratif
2, avenue de Fétilly
17021 La Rochelle Cedex
Tél. : 05 46 68 49 00
Fax : 05 46 34 25 30

18 – Cher
4, boulevard de l'Avenir
BP 606
18016 Bourges Cedex
Tél. : 02 48 23 71 00
Fax : 02 48 20 57 57

19 – Corrèze
6, avenue Raymond-
Poincaré
19012 Tulle Cedex
Tél. : 05 55 20 18 83
Fax : 05 55 26 52 16

2A – Corse du Sud
2, rue Rossi
BP 413
20305 Ajaccio Cedex
Tél. : 04 95 51 40 40
Fax : 04 95 21 16 45

2B – Haute-Corse
Maison des affaires sociales-
Le Forum du Sango
BP 67
20289 Bastia Cedex
Tél. : 04 95 32 98 00
Fax : 04 95 32 98 45

21 – Côte-d'Or
16/18, rue Nodot
BP 1541
21035 Dijon Cedex
Tél. : 03 80 45 81 51
Fax : 03 80 41 30 94

22 – Côtes-d'Armor
1, rue du Parc
BP 52
22021 Saint-Brieuc Cedex
Tél. : 02 96 62 08 09
Fax : 02 96 33 77 07

23 – Creuse
Rue Alexandre-Guillon
BP 309
23006 Guéret Cedex
Tél. : 05 55 51 81 00
Fax : 05 55 52 79 09

24 – Dordogne
Cité administrative
24016 Périgueux Cedex
Tél. : 05 53 02 27 27
Fax : 05 53 08 00 73

25 – Doubs
18, rue de la Préfecture
25043 Besançon
Cedex
Tél. : 03 81 65 58 00
Fax : 03 81 81 54 92

26 – Drome
13, avenue Maurice-Faure
BP 1126
26011 Valence Cedex
Tél. : 04 75 40 93 22
Fax : 04 75 44 13 74

27 – Eure
Préfecture
Boulevard Georges-Chauvin
27023 Évreux Cedex
Tél. : 02 32 78 29 29
Fax : 02 32 78 29 23

28 – Eure-et-Loire
15, place de la République
28019 Chartres
Cedex
Tél. : 02 37 20 51 70
Fax : 02 37 36 29 93

29 – Finistère
Cité administrative de
Kerfeunten
29324 Quimper
Cedex
Tél. : 02 98 64 50 50
Fax : 02 98 95 19 25

30 – Gard
6, rue du Mail
30906 Nîmes Cedex
Tél. : 04 66 76 80 00
Fax : 04 66 76 09 10

31 – Haute-Garonne
ZAC Compans-Gaffarelli
1, place Alphonse-Jourdain
31066 Toulouse Cedex
Tél. : 05 61 58 91 00
Fax : 05 61 58 91 03

32 – Gers
Cité administrative
Place de l'Ancien-Foirail
32020 Auch Cedex 9
Tél. : 05 62 61 55 55
Fax : 05 62 61 55 50

33 – Gironde
Quartier de l'Hôtel-de-Ville-Terrasse Maréchal-Koenig
BP 922
33062 Bordeaux Cedex
Tél. : 05 56 90 88 88
Fax : 05 56 96 29 31

34 – Hérault
85, avenue d'Assas
34967 Montpellier Cedex 2
Tél. : 04 67 14 19 00
Fax : 04 67 14 19 09

35 – Ille-et-Vilaine
13, avenue de Cucillé
35031 Rennes Cedex
Tél. : 02 99 02 10 35
Fax : 02 99 02 19 09

36 – Indre
Cité administrative
BP 587
36019 Châteauroux Cedex
Tél. : 02 54 53 80 00
Fax : 02 54 35 02 00

37 – Indre-et-Loire
Centre administratif
38, rue Édouard-Vailland
BP 4214
37042 Tours Cedex 1
Tél. : 02 47 60 44 44
Fax : 02 47 61 32 91

38 – Isère
17/19, rue du Commandant L'Herminier
38032 Grenoble Cedex
Tél. : 04 76 63 64 29
Fax : 04 76 51 36 28

39 – Jura
355, boulevard Jules-Ferry
BP 348
39015 Lons-Le-Saunier Cedex
Tél. : 03 84 35 84 35
Fax : 03 84 24 67 64

40 – Landes
Cité Galliane
BP 329
40011 Mont-De-Marsan Cedex
Tél. : 02 54 55 78 79
Fax : 02 54 74 29 20

41 – Loir-et-Cher
41, rue d'Auvergne
41011 Blois Cedex
Tél. : 02 54 55 78 79
Fax : 02 54 74 29 20

42 – Loire
4, rue des Trois-Meules
BP 219
42013 Saint-Étienne Cedex 2
Tél. : 04 77 81 80 00
Fax : 04 77 81 80 01

43 – Haute-Loire
8, rue de Vienne
BP 315
43011 Le-Puy-en-Velay Cedex
Tél. : 04 71 07 24 00
Fax : 04 71 02 91 25

44 – Loire-Atlantique
Maison de l'Administration nouvelle
Île Beaulieu-Rue René-Viviani
BP 96219
44262 Nantes Cedex 02
Tél. : 02 40 12 80 00
Fax : 02 40 12 82 25

45 – Loiret
Cité administrative Coligny
131, Faubourg Bannier
45042 Orléans Cedex
Tél. : 02 38 42 42 42
Fax : 02 38 62 54 12

46 – Lot
Cité sociale
304, rue Victor-Hugo
46010 Cahors Cedex
Tél. : 05 65 20 56 00
Fax : 05 65 20 56 20

47 – Lot-et-Garonne
Centre administratif Saint-Jacques
1633, avenue du Maréchal-Leclerc
47913 Agen Cedex 9
Tél. : 05 53 69 39 39
Fax : 05 53 69 39 05

48 – Lozère
Faubourg Montbel BP 136
48005 Mende Cedex
Tél. : 04 66 65 35 25
Fax : 04 66 49 03 07

49 – Maine-et-Loire
Cité administrative
26 ter, rue de Brissac
49047 Angers Cedex 01
Tél. : 02 41 88 91 24
Fax : 02 41 88 04 47

50 – Manche
Place de la Préfecture
50008 Saint-Lô Cedex
Tél. : 02 33 06 56 56
Fax : 02 33 06 56 03

51 – Marne
4, rue de Vinetz
51038 Châlons-en-Champagne
Cedex
Tél. : 03 26 66 77 00
Fax : 03 26 65 38 49

52 – Haute-Marne
Nouvelle Cité administrative
6, cour Marcel-Baron
BP 569
52012 Chaumont Cedex
Tél. : 03 25 30 62 00
Fax : 03 25 32 51 50

53 – Mayenne
2, boulevard Murat
BP 3840
53030 Laval Cedex 9
Tél. : 02 43 67 20 00
Fax : 02 43 67 19 04

54 – Meurthe-et-Moselle
4, rue Bénit
Case officielle n° 11
54035 Nancy Cedex
Tél. : 03 83 17 44 44
Fax : 03 83 17 44 00

55 – Meuse
24, avenue du 94e-Régiment
55013 Bar-le-Duc
Cedex
Tél. : 03 29 76 84 00
Fax : 03 29 79 17 03

56 – Morbihan
32, boulevard de la Résistance
BP 514
56019 Vannes Cedex
Tél. : 02 97 54 77 00
Fax : 02 97 63 69 49

57 – Moselle
27, place Saint-Thiébault
57045 Metz Cedex 1
Tél. : 03 87 37 56 00
Fax : 03 87 37 56 56

58 – Nièvre
Maison des affaires sociales et de l'emploi
11, rue Pierre-Émile-Gaspard
Case 49
58019 Nevers Cedex
Tél. : 03 86 60 52 00
Fax : 03 86 60 52 49

59 – Nord
Cité administrative
BP 2008
59011 Lille Cedex
Tél. : 03 20 18 33 33
Fax : 03 20 85 08 26

60 – Oise
13, rue Biot
60022 Beauvais Cedex
Tél. : 03 44 06 48 00
Fax : 03 44 06 48 01

61 – Orne
13, rue Marchand-Sailland
BP 539
61016 Alençon Cedex
Tél. : 02 33 80 83 00
Fax : 02 33 27 43 70

62 – Pas-de-Calais
Résidence Saint-Pol
14, voie Bossuet
62016 Arras Cedex
Tél. : 03 21 60 30 30
Fax : 03 21 60 30 04

63 – Puy-de-Dôme
1, rue d'Assas
63033 Clermont-Ferrand Cedex
Tél. : 04 73 98 63 63
Fax : 04 73 34 09 97

64 – Pyrénées-Atlantiques
Cité administrative
Boulevard Tourasse –
BP 1604
64016 Pau Cedex
Tél. : 05 59 92 51 79
Fax : 05 59 92 51 11

65 – Hautes-Pyrénées
Centre de Santé
Place Ferré – BP 1336
65013 Tarbes Cedex
Tél. : 05 62 51 79 79
Fax : 05 62 93 94 83

66 – Pyrénées-Orientales
5, rue Bardou-Job
BP 928
66020 Perpignan Cedex
Tél. : 04 68 35 87 00
Fax : 04 68 51 12 08

67 – Bas-Rhin
Cité administrative
2, rue de l'Hôpital Militaire
67084 Strasbourg
Cedex
Tél. : 03 88 76 79 54
Fax : 03 88 76 79 75

68 – Haut-Rhin
Cité administrative-Bâtiment C
3, rue Fleischlauer
68026 Colmar Cedex
Tél. : 03 89 24 81 37
Fax : 03 89 24 82 30

69 – Rhône
245, rue Garibaldi
69442 Lyon Cedex 03
Tél. : 04 72 61 39 11
Fax : 04 78 61 03 87

70 – Haute-Saône
3, rue Leblond
BP 412
70014 Vesoul Cedex
Tél. : 03 84 78 53 00
Fax : 03 84 76 38 05

71 – Saône-et-Loire
Cité administrative
Boulevard Henri-Dunant
71025 Mâcon
Cedex
Tél. : 03 85 39 55 55
Fax : 03 85 38 23 97

72 – Sarthe
97, avenue Bollée
72070 Le Mans Cedex 9
Tél. : 02 43 40 20 20
Fax : 02 43 72 97 41

73 – Savoie
Carré Curial-
Place François-Mitterand
BP 1804
73018 Chambéry Cedex
Tél. : 04 79 60 28 28
Fax : 04 79 85 34 67

74 – Haute-Savoie
Cité administrative
7, rue Dupanloup
74040 Annecy Cedex
Tél. : 04 50 88 41 11
Fax : 04 50 88 42 88

75 – Paris
23, boulevard Jules-Ferry
75537 Paris Cedex 11
Tél. : 01 43 14 11 00
Fax : 01 43 14 11 76

76 – Seine-Maritime
Immeuble Hastings
rue du 74e-Régiment-
d'Infanterie
BP 2032 X
76040 Rouen Cedex
Tél. : 02 35 58 81 00
Fax : 02 35 58 81 81

77 – Seine-et-Marne
Centre Thiers-Galliéni
49/51, avenue Thiers
77011 Melun Cedex
Tél. : 01 64 87 62 00
Fax : 01 64 87 62 01

78 – Yvelines
11, rue des Réservoirs
78007 Versailles Cedex
Tél. : 01 39 49 78 00
Fax : 01 30 21 15 16

79 – Deux-Sèvres
30, rue Thiers
BP 9104
79061 Niort Cedex 9
Tél. : 05 49 06 70 00
Fax : 05 49 24 75 42

80 – Somme
3, boulevard Guyencourt
BP 2704
80027 Amiens Cedex 1
Tél. : 03 22 89 42 22
Fax : 03 22 45 08 39

81 – Tarn
69, avenue du Maréchal-Foch
81013 Albi Cedex 9
Tél. : 05 63 49 24 24
Fax : 05 63 49 24 21

82 – Tarn-et-Garonne
7, allée de Mortarieu
BP 768
82013 Montauban Cedex
Tél. : 05 63 21 18 00
Fax : 05 63 66 41 67

83 – Var
Cité sanitaire –
Avenue Lazare-Carnot
BP 1302
83076 Toulon Cedex
Tél. : 04 94 09 84 00
Fax : 04 94 09 84 05

84 – Vaucluse
Cité administrative
Cours Jean-Jaurès
84044 Avignon Cedex 9
Tél. : 04 90 27 70 00
Fax : 04 90 86 64 00

85 – Vendée
29, rue Delille
85023 La Roche-sur-Yon
Cedex
Tél. : 02 51 36 75 00
Fax : 02 51 07 00 06

86 – Vienne
39, rue de Beaulieu
BP 562
86034 Poitiers
Cedex
Tél. : 05 49 44 83 50
Fax : 04 49 44 83 89

87 – Haute-Vienne
44, cours Gay-Lussac
87031 Limoges Cedex
Tél. : 05 55 11 54 11
Fax : 05 55 79 83 81

88 – Vosges
Quartier de la Madeleine
Rue du Général-Haxo
88026 Épinal Cedex
Tél. : 03 29 64 66 68
Fax : 03 29 64 66 92

89 – Yonne
25, avenue Pasteur
BP 49
89011 Auxerre Cedex
Tél. : 03 86 51 80 00
Fax : 03 86 51 44 48

90 – Territoire de Belfort
8, rue Heim
90020 Belfort
Cedex
Tél. : 03 84 58 82 00
Fax : 03 84 28 71 38

91 – Essonne
Immeuble France Évry-
Tour Malte
Boulevard de France
91035 Évry Cedex
Tél. : 01 69 36 71 71
Fax : 01 69 77 78 48

92 – Hauts-de-Seine
130, rue du 8-Mai-1945
92021 Nanterre Cedex
Tél. : 01 40 97 97 97
Fax : 01 47 21 45 36

93 – Seine-Saint-Denis
8/22, rue du Chemin-Vert
93016 Bobigny Cedex
Tél. : 01 41 60 70 00
Fax : 01 41 60 70 01

94 – Val-de-Marne
38/40, rue Saint-Simon
94010 Créteil Cedex
Tél. : 01 49 81 86 04
Fax : 01 48 98 09 39

95 – Val-d'Oise
2, avenue de la Palette
95011 Cergy-Pontoise Cedex
Tél. : 01 34 25 25 25
Fax : 01 30 32 47 38

971 – Guadeloupe
Parc de la Préfecture
Rue Lardenoy
97109 Basse-Terre
Tél. : 0590 81 13 73
Fax : 0590 81 57 39

972 – Martinique
37, avenue Pasteur
BP 658
97263 Fort-de-France Cedex
Tél. : 0596 60 60 08
Fax : 0596 60 60 12

973 – Guyanne
19, rue Schoelder
BP 5001
97305 Cayenne Cedex
Tél. : 0594 30 32 20
Fax : 0594 60 52 67

974 – Île de la Réunion
2, avenue Georges-Brassens
BP 9
97408 Saint-Denis Messad
Cedex 9
Tél. : 02 62 93 94 95
Fax : 02 62 93 95 95

ANNEXE 3
LISTE DES DIRECTIONS RÉGIONALES DES AFFAIRES SANITAIRES ET SOCIALES

Cette annexe donne, pour chaque région classée par ordre alphabétique, les adresses des DRASS ainsi que leurs coordonnés téléphoniques et de fax.

Alsace
Cité Administrative
14, rue du Maréchal Juin
67084 Strasbourg Cedex
Tél. : 03 88 76 76 81
Fax : 03 88 76 77 05

Aquitaine
Espace Rodesse
103bis, rue Belleville BP 952
33063 Bordeaux Cedex
Tél. : 05 57 01 95 00
Fax : 05 57 01 96 83

Auvergne
60, avenue de l'Union Soviétique
63057 Clermont-Ferrand Cedex 01
Tél. : 04 73 74 49 00
Fax : 04 73 90 16 05

Bourgogne
11, rue de l'hôpital
BP 1535
21035 Dijon Cedex
Tél. : 03 80 44 30 30
Fax : 03 80 44 31 02

Bretagne
20, rue d'Isly
35042 Rennes Cedex
Tél. : 02 99 35 29 00
Fax : 02 99 30 59 03

Centre
25, boulevard Jean Jaurès
45044 Orléans Cedex 1
Tél. : 02 38 77 47 00
Fax : 02 38 54 46 03

Champagne-Ardenne
7, boulevard Kennedy
Quartier Verbeau
51037 Châlons-en-Champagne Cedex
Tél. : 03 26 66 78 78
Fax : 03 26 65 57 46

Franche-Comté
La City
3, avenue Louise Michel
25044 Besançon Cedex
Tél. : 03 81 47 88 00
Fax : 03 81 80 74 69

Île-de-France
58-62, rue de Mouzaïa
75935 Paris Cedex 19
Tél. : 01 44 84 22 22
Fax : 01 44 84 20 88

Languedoc-Roussillon
615, boulevard d'Antigone
34064 Montpellier Cedex 2
Tél. : 04 67 22 89 00
Fax : 04 67 64 15 98

Limousin
24, rue Donzelot
87037 Limoges Cedex
Tél. : 05 55 45 80 80
Fax : 05 55 45 80 50

Lorraine
Immeuble Les Thiers
4, rue Piroux
Case officielle 071
54036 Nancy Cedex
Tél. : 03 83 39 29 29
Fax : 03 83 39 29 44

Midi-Pyrénées
71bis, allées Jean Jaurès
31050 Toulouse Cedex
Tél. : 05 62 73 93 00
Fax : 05 62 73 93 03

Nord-Pas-de-Calais
62, boulevard de Belfort
BP 605
59024 Lille Cedex
Tél. : 03 20 62 66 00
Fax : 03 20 62 66 62

Basse-Normandie
La Folie Couvrechef
27, rue des Compagnons
14050 Caen Cedex 4
Tél. : 02 31 46 54 54
Fax : 02 31 44 18 99 ou 02 31 46 54 05

Haute-Normandie
Immeuble Le Mail
31, rue Malouet
BP 2061
76040 Rouen Cedex
Tél. : 02 32 18 32 18
Fax : 02 35 62 53 18

Pays-de-la-Loire
Maison de l'administration nouvelle
6, rue Viviani
BP 86218
44262 Nantes Cedex 2
Tél. : 02 40 12 80 00
Fax : 02 40 12 80 77

Picardie
52, rue Daire
80037 Amiens Cedex
Tél. : 03 22 82 30 00
Fax : 03 22 82 30 01

Poitou-Charentes
28, rue Gay Lussac
BP 559
86020 Poitiers Cedex
Tél. : 05 49 42 30 00
Fax : 05 49 44 27 23

Provence-Alpes-Côte-d'Azur
23-25, rue Borde
13285 Marseille Cedex 08
Tél. : 04 91 29 99 99
Fax : 04 91 78 43 82

Rhône-Alpes
107, rue Servient
69418 Lyon Cedex 3
Tél. : 04 72 34 31 32
Fax : 04 78 95 18 77

La Réunion
2 bis, avenue Georges-Brassens
BP 9
97408 Saint Denis Messag Cedex 9
Tél. : 02 62 93 94 95
Fax : 02 62 93 95 95

Direction de la Solidarité et de la Santé de Corse et de Corse-du-Sud (DSS Corse)
1, rue Colomba
BP 413
20305 Ajaccio Cedex 1
Tél. : 04 95 51 40 40
Fax : 04 95 51 99 00 ou 04 95 51 99 45

ANNEXE 4
LISTE DES TITRES ADMIS EN DISPENSE DU BACCALAURÉAT

Cette liste est établie en application de l'arrêté du 25 août 1969, modifié.

Pour les candidats titulaires d'un titre français

- École Spéciale Militaire (Saint-Cyr)
- École de l'Air
- École Militaire de l'Air
- École Supérieure de l'Intendance
- École du Commissariat de l'Air
- École Nationale Supérieure de Police (anciens élèves commissaires de police)
- École Nationale Supérieure de PTT
- Diplôme universitaire d'études littéraires
- Diplôme universitaire d'études scientifiques
- Diplômes universitaires de technologie
- Diplôme d'études juridiques générales
- Diplôme de bachelier en théologie catholique ou en théologie protestante délivré par les facultés de théologie de l'université de Strasbourg
- Brevet de pilote de ligne
- Brevet de capitaine au long cours
- Diplôme de l'École pratique des hautes études (4e, 5e et 6e section)
- Diplôme de l'École nationale des langues orientales vivantes, à condition qu'il ne porte pas sur la langue maternelle du candidat
- Diplôme de l'Institut des hautes études d'Outre-mer ou du Centre de formation des fonctionnaires et des magistrats algériens rattachés à l'Institut des hautes études d'Outre-mer
- Diplôme d'études supérieures commerciales, administratives et financières délivré par les Écoles supérieures de commerce et d'administration des entreprises
- Diplôme d'ingénieur commercial de l'université de Grenoble et de l'université de Nancy

- Certificat de capacité en droit avec une note moyenne au moins égale à 10/20 à l'ensemble des deux examens
- Diplôme d'études supérieures économiques délivré par le Conservatoire national des Arts et Métiers
- Diplôme d'études comptables et supérieures
- Brevet supérieur d'études commerciales
- Brevet de fin de premier cycle obtenu à l'Institut international d'Administration publique
- Certificat de succès à l'examen de fin de première année d'études à l'Institut des sciences sociales du travail de l'université Paris-I
- Admissibilité aux épreuves orales du deuxième concours d'entrée à l'École nationale d'administration
- Certificat d'études administratives et financières délivré par l'université de Nancy-II et obtenu avec une note moyenne au moins égale à 10/20 à l'ensemble des épreuves
- Diplôme d'études administratives municipales délivré conjointement par un centre universitaire régional d'études municipales et une université et obtenu avec une note moyenne au moins égale à 12/20 à l'ensemble des épreuves
- Diplôme d'expertise comptable (ancien diplôme d'expert comptable)
- Diplôme d'ingénieur figurant sur la liste dressée par la Commission des titres d'ingénieurs en application de la loi du 10 juillet 1934
- Diplôme d'études supérieures techniques d'université ou du Conservatoire national des arts et métiers
- Admission au concours d'entrée à l'École normale supérieure de l'enseignement technique (section A1, A2, A2B, E, F, G)
- Brevet d'officier mécanicien de première classe de la marine marchande
- Diplôme du gouvernement de géomètre expert foncier
- Diplôme de l'École nationale technique des mines de Douai
- Brevet de technicien supérieur délivré par le ministère de l'Éducation nationale (art. 35 du décret N° 59-57 du 6 janvier 1959)
- Brevet de technicien supérieur agricole délivré par le ministère de l'Agriculture
- Baccalauréat de technicien
- Diplôme de licencié ou de docteur délivré par les universités
- Certificat d'aptitude au professorat de l'enseignement technique
- Certificat d'aptitude à l'inspection de l'enseignement technique
- Diplôme d'élève breveté des lycées techniques d'État (anciennement écoles nationales professionnelles)
- Brevets de technicien créés en application du décret du 19 février 1952 ou du décret N° 59-57 du 6 janvier 1959 (art. 34)

- Brevet de technicien agricole et brevet de technicien agricole féminin délivré par le ministère de l'Agriculture
- Diplôme d'État de sage-femme
- Diplôme d'État d'infirmier
- Diplôme d'État d'assistant(e) de service social
- Diplôme d'État de masseur-kinésithérapeute
- Certificat de capacité d'aide-orthoptiste interarmées
- Titre d'ancien élève de l'école militaire interarmées de Coëtquidan admis aux examens de sortie
- Diplôme d'État de laborantin d'analyses médicales
- Diplôme d'État de manipulateur d'électroradiologie médicale
- Titre d'ancien élève de l'école militaire de la flotte admis aux examens de sortie
- Certificat d'aptitude pédagogique des instituteurs
- Diplôme d'État d'éducateur spécialisé
- Diplôme d'État d'éducateur de jeunes enfants
- Diplôme d'État de psychomotricien
- Diplôme d'État de fin d'études de l'Institut d'études économiques et juridiques appliquées à la construction et à l'habitation (ICH) rattaché au Conservatoire national des arts et métiers
- Brevet de navigateur aérien
- Brevet de pilote professionnel de première classe d'avion
- Brevet de mécanicien navigant
- Certificat de la section technique délivré par l'Institut de droit appliqué de Paris
- Certificat d'aptitude à la promotion des activités socio-éducatives et à l'exercice des professions socio-éducatives (CAPASE)
- Certificat d'études architecturales de premier cycle
- Diplôme de conseiller en économie familiale et sociale
- Titre d'ancien élève de l'école militaire du corps technique et administratif de Coëtquidan admis aux examens de sortie
- Admission dans les centres de formation préparant au diplôme d'État d'assistant(e) de service social à compter du 1er janvier 1981
- Bac international
- Diplôme d'État de pédicure-podologue
- Diplôme d'État d'ergothérapeute
- Diplôme d'infirmier de secteur psychiatrique
- Admission au diplôme d'accès aux études universitaires (DAEU)
- Admission à l'examen spécial d'entrée à l'université (ESEU)
- Diplôme de premier cycle économique du Conservatoire national des arts et métiers (DPCE)

- Grade d'ingénieur des travaux publics de l'État ou des travaux ruraux
- Tout autre titre admis en dispense du baccalauréat pour l'accès aux universités

Pour les candidats titulaires d'un titre étranger

Conformément au décret N° 81-1221 du 31 décembre 1981 applicable à l'accueil dans les universités, sont admis en dispense du baccalauréat et de l'examen de niveau les titres étrangers ouvrant droit à l'accès à l'université dans le pays où ils ont été obtenus.
En règle générale, tout titre permettant l'accès à l'université en dispense du baccalauréat.

ANNEXE 5
DIPLÔME ÉTRANGER D'INFIRMIER

Extraits de l'arrêté du 5 janvier 2004 relatif aux dispenses de scolarité susceptibles d'être accordées aux candidats titulaires d'un diplôme étranger d'infirmier sollicitant l'autorisation d'exercice de la profession en France en vue de la préparation du diplôme français d'État d'infirmier (*Journal Officiel* n° 44 du 21 février 2004).

Article 1

Les titulaires d'un titre ou diplôme étranger d'infirmier qui ne sont pas susceptibles de bénéficier des dispositions applicables aux ressortissants d'un État membre de l'Union européenne ou d'un autre État partie à l'accord sur l'Espace économique européen ou de la Principauté d'Andorre ou de la Confédération suisse et qui souhaitent exercer en France doivent se présenter à des épreuves de sélection pour entrer dans un institut de formation en soins infirmiers en vue de l'obtention du diplôme d'État d'infirmier. Ces épreuves sont organisées simultanément à celles du concours de droit commun prévu par l'arrêté du 23 mars 1992 modifié et sont évaluées par le même jury.
[...]

Article 3

Pour se présenter aux épreuves visées à l'article 1er du présent arrêté, les candidats doivent adresser à l'institut de formation en soins infirmiers de leur choix un dossier d'inscription comportant :
– la photocopie certifiée conforme de leur diplôme d'infirmier (l'original sera fourni lors de l'admission en formation) ;
– le relevé détaillé du programme des études suivies, précisant le nombre d'heures de cours par matière et par année de formation, la durée et le contenu des stages cliniques effectués au cours de la formation ainsi que le dossier d'évaluation continue, le tout délivré et attesté par une autorité compétente du pays qui a délivré le diplôme ;
– le curriculum vitae du candidat ;
– une lettre de motivation ;

– la traduction en français par un traducteur assermenté de l'ensemble de ces documents.

Article 4

Les épreuves de sélection visées à l'article 1er sont au nombre de trois :
– une épreuve d'admissibilité ;
– deux épreuves d'admission.

Article 5

L'épreuve d'admissibilité consiste en une épreuve écrite et anonyme comportant cinq questions de culture générale permettant en particulier d'apprécier la maîtrise de la langue française par le candidat, ainsi que ses connaissances, prioritairement dans le domaine sanitaire et social.
Cette épreuve d'une durée d'une heure et trente minutes est notée sur 20 points.
Pour être admissible, le candidat doit obtenir à cette épreuve une note au moins égale à 10 sur 20.

Article 6

Les candidats déclarés admissibles par le jury sont autorisés à se présenter aux épreuves d'admission consistant en une épreuve orale et une mise en situation pratique, organisées au cours d'une même séance.
L'épreuve orale d'une durée de trente minutes au maximum consiste en un entretien en langue française avec deux personnes, membres du jury :
– un infirmier cadre de santé exerçant dans un institut de formation en soins infirmiers ;
– un infirmier cadre de santé exerçant dans un établissement, ou un service à domicile, à caractère sanitaire, social ou médico-social.
Cette épreuve doit permettre d'apprécier le parcours professionnel et les motivations du candidat à partir de son dossier d'inscription. Elle est notée sur 20 points.
L'épreuve de mise en situation pratique porte sur :
– l'étude d'un cas clinique en rapport avec l'exercice professionnel infirmier dont le sujet est tiré au sort par le candidat parmi les questions préparées par le jury ;
– la réalisation de deux actes de soins, en lien avec le cas clinique, en salle de travaux pratiques, l'un relevant de l'article 5 et l'autre de l'article 6 du décret du 11 février 2002 susvisé.
Cette épreuve doit permettre au jury d'apprécier les capacités de compréhension et d'analyse d'une situation de soins donnée ainsi que les aptitudes techniques du candidat.

D'une durée d'une heure et trente minutes au maximum, dont trente minutes de préparation, cette épreuve est notée sur 20 points et est évaluée par les mêmes membres du jury que l'épreuve orale. Une note inférieure à 10 sur 20 est éliminatoire.

Pour pouvoir être admis dans un institut de formation en soins infirmiers, les candidats doivent obtenir un total de points au moins égal à 30 sur 60 aux trois épreuves de sélection.

[...]

Composition : Nord Compo

IMPRESSION, BROCHAGE

imprimerie CHIRAT

42540 ST-JUST-LA-PENDUE
SEPTEMBRE 2006
DÉPÔT LÉGAL SEPTEMBRE 2006 N° 1777
N° ÉDITEUR : 10873

IMPRIMÉ EN FRANCE